W0257795

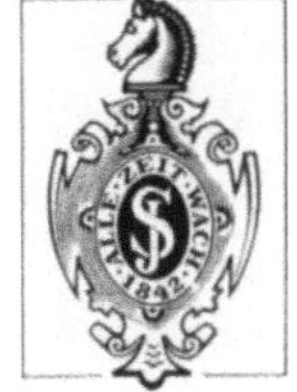

Henning Bartels

Uro-Sonographie

Ein Leitfaden für die praktische Anwendung

Mit einem Geleitwort von K. F. Albrecht

Mit 102 Abbildungen in 289 Teilfiguren

Springer-Verlag
Berlin · Heidelberg · New York 1981

Dr. Henning Bartels
Evangelisches Krankenhaus, Urologische Abteilung,
An der Lutter 24, D-3400 Göttingen

ISBN-13: 978-3-642-81481-5   e-ISBN-13: 978-3-642-81480-8
DOI: 10.1007/978-3-642-81480-8

CIP-Kurztitelaufnahme der Deutschen Bibliothek
Bartels, Henning:
Uro-Sonographie : e. Leitf. für d. prakt. Anwendung / Henning Bartels. – Berlin, Heidelberg, New York : Springer, 1981.

Meiner Frau und meinen Kindern

Geleitwort

Die Sonographie hat das Spektrum der urologischen Untersuchungsmethoden im letzten Jahrzehnt wesentlich erweitert. Nach den unverzichtbaren Basisuntersuchungen kommt in Praxis und Klinik der nichtinvasiven Ultraschalldiagnostik ein schnell zunehmender Stellenwert zu. Oftmals kann erst nach der Sonographie das weitere diagnostische Vorgehen festgelegt werden. Die urologische Untersuchung mit Ultraschallwellen konzentrierte sich zunächst auf die Differentialdiagnose Nierencyste – Nierentumor. Mit zunehmender Erfahrung erhielt die Sonographie auch für weitere urologische Fragestellungen einen besonderen Wert, wie z. B. bei der Differentialdiagnose pararenaler Prozesse, stummer Nieren, Harnabflußbehinderungen nach Operationen, der retroperitonealen Lymphknotendiagnostik und bei Verdacht auf röntgennegative Steinbildungen oder Aussparungen innerhalb des Nierenbeckenkelchsystems. Besondere Bedeutung erlangte die Methode weiterhin bei der Beurteilung von Nierenprozessen in der Schwangerschaft und generell bei Kindern.
Mit ultraschallgesteuerten Punktionen und Fistelungen der oberen Harnwege können sich schon heute operative Eingriffe erübrigen oder aber unter wesentlich günstigeren Voraussetzungen durchgeführt werden.
Noch nicht voll zu überblicken sind die Entwicklungen der Ultraschalldiagnostik bei Blasen- und Prostataerkrankungen, die in absehbarer Zeit mit computergesteuerten Bildauswertungsverfahren möglicherweise Histologie und Zytologie ergänzen oder gar ersetzen können.
Der Autor hat sich seit vielen Jahren mit allen Aspekten der urologischen Sonographie beschäftigt und seine Erfahrungen in der vorliegenden Monographie in außerordentlich klarer Didaktik dargestellt.

Wuppertal   K. F. ALBRECHT

Vorwort

Die Faszination der Ultraschall-Diagnostik liegt in ihrer
großen Aussagefähigkeit bei minimaler Belastung für den Patienten. Von der Möglichkeit, parenchymatöse Organe 2-
oder 3dimensional darzustellen oder aber sich bewegende
Grenzflächen fortlaufend zu registrieren, profitieren inzwischen viele medizinische Disziplinen. Das Prinzip des Verfahrens war zwar lange bekannt und wurde u. a. in der mariti-
men Technik und Werkstoffkunde auch schon länger genutzt,
doch spielte es in der diagnostischen Medizin lediglich in der
Neurologie zur Bestimmung des Mittelechos eine Rolle. Der
große Enthusiasmus der Ärzte, die sich im Verlauf mit der
zweiten Generation der Ultraschall-Technik beschäftigten,
wirkte auf andere fast schon sektiererhaft. Es wurde von einem „Jet-Set" der Sonographie gesprochen, der überall her-
umreiste, zu überzeugen versuchte und sich überschlug in der
Darstellung von Anwendungsmöglichkeiten für das risikolose
komplikationsfreie, nicht-invasive Verfahren. Dieser Enthusiasmus wird verständlich, wenn bedacht wird, daß z. B. in der
Geburtshilfe die Plazenta früh sicher zu lokalisieren ist; dadurch kommt die dramatische Situation der Placenta praevia
während der Geburt praktisch nicht mehr vor, oder aber, daß
Ultraschallwellen jedwede Röntgendiagnostik in einer
Schwangerschaft, aus welcher Indikation auch immer, überflüssig machen, weil die entsprechende Information sonographisch ohne jede Belastung für Kind und Mutter erhältlich
ist. In der Oberbauch-Diagnostik kann erstmals das Pankreas
im Schnittbild dargestellt oder ganz einfach die Größe und
das Volumen der Milz gemessen oder aber die Struktur und
Dichte der Leber eingeschätzt werden. In der Kardiologie
kann erstmals die Herzklappentätigkeit sichtbar gemacht und
registriert werden. Es gibt eine große Reihe anderer spekta-
kulärer Möglichkeiten der Ultraschall-Diagnostik, die den
Überschwang der ersten Untersucher erklären könnten.
Aber, wie bei allen anderen technischen Verfahren auch, liegt
eine besondere Gefahr darin, die Möglichkeit zu überschät-
zen, d. h. sonographische Befunde zu überinterpretieren. Die
teilweise unkritische Überbewertung der Sonographie im dia-

gnostischen Gesamtkonzept muß als Grund für die erheblichen Vorbehalte und die Skepsis angesehen werden, mit der bis heute erfahrene Ärzte zahlreicher Disziplinen der neuen Technik gegenüberstehen. Wir sind weit davon entfernt, alle Informationen, die in Form von Echos aus dem Körperinneren kommen, richtig zu interpretieren. Das Echo einer Gefäßwand zum Beispiel unterscheidet sich auf dem Monitor nicht vom Echo einer ganz anderen Schichtgrenze. Das sonographische Bild entspricht keineswegs – auch nicht im ganz Groben – einem histologischen Schnittbild. Es gibt keine sonographische in vivo-Histologie. Es bedarf einer besonderen Erfahrung, um neben der einfach zu beurteilenden Organkontur noch weitere Informationen zu erhalten, z. B. aus der Anordnung des Echomusters innerhalb eines Organs oder aber der Topographie der Organe zueinander.

Von der Möglichkeit, sonographische Befunde mit dem wirklichen Situs vergleichen zu können, profitieren natürlich alle chirurgischen Disziplinen, jedoch nur, wenn der präoperative Untersucher auch die operative Darstellung vornehmen kann. Dies gilt für die Ultraschall-Diagnostik noch viel mehr, als für die Röntgen-Diagnostik. Die ungewohnte Betrachtungsweise von Quer- und Längsschnittbildern erfordert im Gegensatz zum gewohnten planen Summationsbild der Röntgen-Diagnostik ein völliges Umdenken, das zunächst verstandesmäßig erfolgen muß, später dann aber automatisch geschieht.

Dieser Vorgang wird, wie angedeutet, wesentlich durch die Möglichkeit erleichtert, Schallbilder mit dem offenen Situs zu vergleichen. So wird auch dem nicht geübten Urologen das Querschnittsschallbild einer Niere am schnellsten während einer Polresektion klar. Dadurch kann sich z. B. der Urologe leichter in das Verfahren einarbeiten und es richtig einschätzen lernen. Da er die jeweiligen urologischen Krankheitsbilder und deren Differentialdiagnose kennt, kann er seine Fragestellung an das Verfahren besser präzisieren. Er weiß, in Kenntnis der Anamnese und der klinischen Daten, welche Veränderungen im Vergleich zum Normalbild in Betracht kommen. Das erleichtert ganz wesentlich die Interpretation und schützt vor sonographisch-diagnostischen Irrtümern.

Mit zunehmendem Eingang der Ultraschall-Diagnostik in die Klinik wird der auszubildende Arzt in Zukunft, genau wie mit der Röntgen-Diagnostik, vom ersten Tag seiner Ausbildung an mit der Sonographie vertraut werden. Auch wenn er später selbst nicht sonographiert, muß er selbstverständlich, wie Röntgenbilder auch, sonographische Schnittbilder lesen und beurteilen können.

Unter den aufgezeigten Gesichtspunkten muß das vorliegende Bildmaterial gesehen werden. Es sind Bilder mit allen Nachteilen und Vorzügen aus der tag-täglichen Arbeit, also keine ausgesuchten „Demonstrationsfälle". Solche wären als Anleitung auch wenig sinnvoll, da sich der Untersucher nicht an sogenannten „Sonntagsfällen" orientieren kann, die eher seine eigene Arbeit deprimieren könnten. Es kommt mir vielmehr darauf an, anhand von Beispielen aufzuzeigen, welche gesicherten urosonographischen Möglichkeiten derzeit wirkliche praktische Bedeutung haben. Die Strich-Skizzen sollen die Interpretation erleichtern, aber auch einen Lerneffekt haben in bezug auf das sonographische Sehen.

Das vorliegende Buch wäre nicht ohne direkte und indirekte Hilfe zahlreicher Mitarbeiter zustande gekommen. Pars pro toto gilt mein besonderer Dank Frau A. Fischbach, Frau U. Kerl-Wetzel, Herrn H. Ahrend, Herrn Oberarzt Dr. F. Glaser und Herrn Dr. U. Bode. Frau G. Deus und Herrn W. Bergstedt vom Springer-Verlag danke ich für ihr stetes Verständnis und ihre Hilfsbereitschaft.

Göttingen   Henning Bartels

Inhaltsverzeichnis

Abkürzungen s. hintere Ausschlagtafel

I. Einleitung

Die Erfahrungen, die in diesem Buch niedergelegt sind, fußen auf einer 10jährigen Beschäftigung mit der Sonographie für das urologische Fachgebiet unter besonderer Einbeziehung der Kinder-Urologie.

Aus der ersten klinischen Anwendung, nämlich der Unterscheidung von zystischen gegenüber soliden Raumforderungen der Niere, entwickelten sich im Laufe der Zeit zahlreiche andere Indikationen, bei denen die Ultraschall-Technik ihren Wert inzwischen bewiesen hat.

So erscheint es gerechtfertigt, die Anwendungsbereiche mit Darstellung der Möglichkeiten und deren Bewertung, ebenso aber auch die Grenzen und Fehlerquellen zusammenfassend darzustellen. Wie auch in anderen Fächern imponierte uns zunächst der geringe Aufwand dieser Untersuchung, die minimale Belästigung für den Patienten und die in typischen Fällen einfache Differenzierung zwischen Zysten und Tumoren der Niere. Für diese Indikation lief die Ultraschall-Untersuchung eine Zeit lang als zusätzliches diagnostisches Kriterium mit, neben den bekannten Verfahren (Laborbefunde, Urogramm, Angiographie und evtl. operative Freilegung). Den Schallbefunden wurde zunächst aber keine volle Bedeutung zugemessen. Dies erwies sich als notwendig und richtig, weil z. B. ein zerfallener Tumor die gleichen sonographischen Kriterien wie eine Zyste aufweisen kann. Erst nach und nach wurden Konsequenzen aus den sonographischen Befunden für die endgültige Diagnose gezogen. Es dauerte ebenfalls einige Zeit, bis man auch in der Kinder-Urologie, z. B. nach Harnleiterabgangsplastiken oder Antirefluxplastiken, völlig auf die postoperativen Röntgenkontrollen verzichten konnte.

Der Wert, den man seinen sonographischen Untersuchungsbefunden beimißt, hängt ausschließlich von der urologischen und sonographischen Erfahrung des Untersuchers ab. Ohne Kenntnis der Vorgeschichte und einer konkreten Fragestellung und ohne Möglichkeit, differentialdiagnostische Erwägungen während der Untersuchung anzustellen, kann man den sonographischen Befund nicht vorbehaltlos für die Diagnose verwenden. Genauso eingeschränkt wird der Wert des Befundes, wenn ein in Technik und Interpretation Unerfahrener sonographiert trotz Kenntnis der oben angegebenen Voraussetzungen.

Auch die technische Ausrüstung der Apparatur ist im Vergleich zur klinischen und sonographischen Erfahrung sekundär. Ein technisch hervorragendes und dann auch teures Auto induziert noch keinen guten Fahrer. Die Ultraschall-Industrie hat sich in den letzten Jahren hinsichtlich der

Qualität, besonders aber auch der Quantität, rasant entwickelt. Diese Entwicklung hat den Preis für den Betreiber der Geräte günstig beeinflußt. Jedoch läßt sich mit technisch brillanten Bildern bei ausgesuchten Patienten oder Demonstrationspersonen keine Erfahrung aufholen. Das permanente Engagement und die Notwendigkeit zum häufigen Umdenken bleibt unbedingt erforderlich. Will man das Verfahren bestmöglichst nutzen und ganz in die Diagnostik einbeziehen, muß der Arzt selbst untersuchen und befunden. Die Herstellung von momentanen Schnittbildern ist nicht delegierbar, weil nur der Arzt selbst während der Untersuchung die differentialdiagnostischen Erwägungen anstellen und andererseits die Grenzen des technischen Verfahrens im Verhältnis zum vorliegenden Befund richtig einschätzen kann. Der erfahrene Untersucher weiß, wo diese Grenzen seiner Apparatur liegen und welche Fragestellung er ihr noch sicher zumuten kann bzw. wann er gegebenenfalls andere Verfahren zur Diagnosestellung mit hinzunehmen muß.

Bei allen Fortbildungsveranstaltungen und Seminaren, die urologische Sonographie betreffend, stellt sich sehr schnell die Frage nach der Ausrüstung und der Art der Apparatur. Der Arzt, der mit der Sonographie beginnen möchte, kann unmöglich das verwirrende Angebot der Industrie überblicken und ebenso wenig abschätzen, welches Gerät für seine speziellen Voraussetzungen und Möglichkeiten besonders geeignet sein könnte. Aber auch der Erfahrene hat Mühe, eine Empfehlung im speziellen Falle zu geben. Zu viele Faktoren, wie Engagement, Zeit, Raumbedarf und Möglichkeiten sowie Frequenz der Untersuchungen sind zu berücksichtigen. Für die Praxis bieten sich deswegen zunächst Apparate-Gemeinschaften an.

Uns hat sich früher wie heute, also trotz zahlreicher Neuentwicklungen, das B-Scan-real-time-Verfahren für alle urologischen Fragestellungen bewährt. Wir haben ursprünglich ausschließlich zur Zysten-Diagnostik das Amplitudenbild (A-Scan) hinzugenommen. Seit der Möglichkeit der gezielten Punktion von Zysten erübrigt sich aber die grobe Information des A-Bildes. Die neueste Generation der Compound-Scanner hat für die Detail-Erkennung und für die Darstellung sonst schwer zugänglicher Lokalisationen, z. B. unter den Rippen und unter der Symphyse sicher Vorteile gegenüber dem real-time-Verfahren. So stellt die real-time-Untersuchung mit der Möglichkeit, im Bedarfsfall eine Compound-Untersuchung anzuschließen, eine bestmögliche Ausnutzung des Ultraschallverfahrens dar. Der Bedarfsfall ist aber bei urologischen Fragestellungen selten und die dann erhältliche Compound-Information ändert kaum einmal das weitere diagnostische oder therapeutische Konzept. Insofern werden beide Verfahren in einer Hand wenigen Untersuchungslabors vorbehalten bleiben.

Man wird sich als Urologe in der Regel für das eine oder andere Verfahren entscheiden müssen. Das Echt-Zeit-Bild mit der Möglichkeit, Bewegungen und Pulsationen direkt beobachten zu können, wird dabei den urologischen Bedürfnissen am meisten gerecht. Für den Urologen ist die unmittelbare Prüfung der Atemverschieblichkeit einer Niere wichtiger, als die vielleicht bessere Beurteilungsmöglichkeit des Parenchymstrukturmusters der Niere. Letzteres könnte dagegen besonders in Verlaufskontrollen für den Internisten im Bereich der Leber durchaus wichtig sein.

Das vorliegende Buch wird ausschließlich das real-time-Verfahren berücksichtigen, zumal es für speziell Interessierte genügend angelsächsische Literatur über das dort bevorzugte Compound-Verfahren gibt. Die hier erfolgenden Darstellungen sollen aufzeigen, welche sonographischen Möglichkeiten bei verschiedensten urologischen Fragestellungen bestehen und welche sicheren sonographischen Kriterien mit welchen patologisch-anatomischen Veränderungen korrelieren. Aber auch die Grenzen der Methode sollen in Kenntnis der urologischen Krankheitsbilder aufgezeigt werden, um zu verhindern, was ein überaus wertvolles und schonendes Verfahren schnell in Mißkredit bringen kann: nämlich eine unkritische Überschätzung.

II. Allgemeines zur medizinischen Sonographie

1. Physikalische und technische Vorbemerkungen

Die Erfahrung bei vielen Tagungen, Fortbildungen und Seminaren lehrt, daß die Darstellung der Ultraschall-Physik und -Technik durch Physiker oft die meist überwiegend klinisch interessierten Ärzte überfordert. Dennoch ist für den Arzt ein gewisses Verständnis der angewandten Technik unerläßlich. Es soll deswegen versucht werden, ohne Formeln und Schaltbilder unter steter Berücksichtigung der Praxis das Wesentliche mit einfachen Worten aufzuzeigen.

Das Prinzip des diagnostischen Ultraschalls beruht auf der unterschiedlichen Reflektion von Schallwellen an Grenzflächen von Geweben verschiedener Dichte. Obwohl es sich um Schallwellen mit wesentlich größerer Wellenlänge als Lichtwellen handelt, gelten grob, hinsichtlich der Reflektion, die physikalischen Gesetze der Optik.

Während die Hörschallfrequenzen zwischen 16–16 000 Hz liegen, umfassen Ultraschallfrequenzen für die Diagnostik Bereiche zwischen 1–7,5 MHz, in der Ophthalmologie bis 10 MHz. In der Diagnostik wird überwiegend der Impulsschall verwendet mit Impuls-Folgefrequenzen von 100–1000 Hz und einer Schall-Impulsdauer von 1–100 µsec.

Bei Quarz und bestimmten keramischen Stoffen, wie z. B. Bariumtitanat oder Blei-Zirkonat-Titanat tritt der reziproke piezoelektrische Effekt auf, der zur Erzeugung der Ultraschallwellen ausgenutzt wird. Bei Anlage einer elektrischen Wechselspannung werden die Kristalle des Piezomaterials mechanisch verformt, wobei hochfrequente Schallwellen entstehen. Dieselbe piezoelektrische Schallquelle dient auch als Empfänger. Durch die Verformung infolge des auftreffenden Ultraschalls wird eine Spannung erzeugt entsprechend dem piezoelektrischen Effekt.

Die partiell reflektierenden Gewebsgrenzen im menschlichen Körper entsprechen akustischen Halbspiegeln, ähnlich einem Waldstück, das einen Teil des auftreffenden Hörschalls hindurchläßt, einen Teil schluckt und einen Teil als hörbares Echo reflektiert. Die Stärke der Gewebsreflektion ist abhängig von der Dichte des Gewebes und der Schallgeschwindigkeit. Das Produkt aus Dichte und Schallgeschwindigkeit nennt man akustische Impedanz oder Wellenwiderstand und die jeweilige Änderung an der echobildenden Grenzfläche Impedanzsprung oder Wellenwiderstandssprung.

Die Schallfortleitung ist im menschlichen Gewebe geradlinig und erfolgt mit einer Schallgeschwindigkeit von ca. 1550 m/sec. Eine Ausnahme stellt der Knochen dar, in dem die Schallfortleitung viel schneller erfolgt. Da auch seine Dichte wesentlich höher als die des übrigen Gewebes ist, liegt die akustische Impedanz etwa um den Faktor 4 über der des übrigen Gewebes. Daraus resultiert praktisch, daß der Knochen nicht durchschallbar ist, wodurch Gewebe dahinter im Schlagschatten des Knochens liegt – wie z. B. der obere Nierenpol unter der 11. oder 12. Rippe. Andererseits aber folgt daraus, daß im übrigen Gewebe nur ein geringer Teil des aufkommenden Schallwellenbündels reflektiert, der größte Teil aber hindurchgelassen wird. Im Verlauf der Körperdurchdringung kommt es also an jeder Grenzfläche infolge des Impedanzsprunges zur Echobildung und mit zunehmender Tiefe zur Schwächung des Schallwellenbündels. Damit aber angereizte Echosignale von gleichartigen Grenzflächen in verschiedener Tiefe eine vergleichbare Aussagekraft behalten, erfolgt technisch eine Verstärkung der aus der Tiefe kommenden Echos, eine Maßnahme, die Tiefenausgleich genannt wird.

Infolge des „artefiziellen" Tiefenausgleichs erscheinen die Reflektionen an und hinter der Gewebsgrenze nach durchschallten Flüssigkeiten (z. B. Harnblase, Zysten u. a.) artefiziell besonders stark: der sog. Echo-Plus-Effekt.

Die Umwandlung der Echos in eine lichtoptische Anzeige erfolgt dadurch, daß in den Pausen zwischen den Impulsen der Schallsender gleichzeitig als Schallempfänger dient und die jetzt umgewandelten elektrischen Signale nach Durchlaufen eines Verstärkers auf einem Kathodenstrahloszillographen als Lichtpunkte oder „Spikes" erscheinen.

Von wesentlicher Bedeutung in der Ultraschall-Technik ist das Auflösungsvermögen, d. h. die kleinste Entfernung zwischen 2 Punkten, die noch getrennt abgebildet werden können. Das Auflösungsvermögen in Schallstrahlrichtung ist überwiegend abhängig von der Impulsdauer und der verwendeten Frequenz. Das wesentlich ungünstigere Auflösungsvermögen quer zur Schallrichtung, also der Bildbreite entsprechend, ist abhängig von der Ausdehnung des Schallfeldes und deswegen nicht überall gleich. Eine besondere Rolle spielt dabei die Art der Schallbündelung. Die häufig unter Laborbedingungen ermittelten Werte für die gebräuchlichsten Geräte mit 0,6 mm–1 mm für das axiale und 1,5–6 mm für das laterale Auflösungsvermögen bedeuten nicht, daß solche klein abgemessene Veränderungen auch im Gewebe nachgewiesen werden können, insbesondere wegen der unvermeidbar auftretenden Streustrahlen. Optimalerweise sind in Strahlrichtung 5 bis 6 Bildpunkte und quer dazu 2 bis 4 Bildpunkte pro cm² abhängig von der Fokusierung auflösbar. Unter diesen Voraussetzungen ist z. B. ein Gallenstein in einer gefüllten Gallenblase frühestens ab 6 mm als solcher zu diagnostizieren.

Wegen der starken Abhängigkeit der Auflösbarkeit von der Frequenz werden für verschiedene Geräte austauschbare Schallköpfe für verschiedene Frequenzen angeboten. Dabei ist zu berücksichtigen, daß die Absorption im Gewebe mit der Frequenz etwa proportional zunimmt. Eine durch Frequenzerhöhung verbesserte Auflösung muß also zu Lasten der Eindringtiefe gehen. So kann die Auflösbarkeit in Organen, die direkt unter der Haut gelegen sind, wie z. B. die Schilddrüse, mit Schallköpfen höherer Frequenz generell besser sein, als in Organen, die unter der ganzen Rücken- oder Bauchdecke liegen.

2. Verschiedene Ultraschalltechniken in der Medizin

a) A-Bild-Technik = Amplituden-Zeit-Technik

Das eindimensionale A-Bild-Verfahren ist als Echolot aus der Technik lange bekannt. In der Medizin ist die A-Bild-Technik zur Bestimmung der Mittellinie im Gehirn seit langer Zeit wertvoll zur Seitenlokalisation raumfordernder intrakranieller Prozesse, zum Nachweis von Hämatomen und zur Bestimmung der Hirnkammerweite. Prinzipiell handelt es sich um eine Entfernungsbestimmung vom Schallkopf aus. Die Laufzeiten von Ultraschallimpulsen werden durch Abstandsmessungen der Auslenkungen eines Kathodenstrahls auf einer Linie in Form von Spikes gemessen; sie korrelieren mit entsprechenden Entfernungen.

In der Urologie wurde diese Technik bei der Lokalisation und Größenbe-

stimmung von Zysten (Abb. 23) verwendet. Heute noch spielt das Amplitudenbild im Compound-Verfahren für die Punktion von Zysten oder gestauten Nierenbecken eine wichtige Rolle.

b) B-Bild-Technik = Helligkeit-Schnittbild-Technik

Durch seitliche Verschiebung zahlreicher eindimensionaler Ultraschallstrahlen, die nebeneinander angeordnet in das Untersuchungsobjekt eingebracht werden, entsteht aus den resultierenden punktförmigen lichtoptischen Echosignalen das zweidimensionale B-Bild. Dieses setzt sich aus zahlreichen Lichtpunktzeilen zusammen. Es entspricht einem Schnittbild der untersuchten Region – im Prinzip analog der Tomographie. Je nach Abtastverfahren, entweder Bildaufbau mit handgeführtem Schallkopf und Darstellung über einen Bildspeicher oder durch mechanisch oder elektronisch unmittelbaren Bildaufbau, z. B. durch ein rotierendes Schwingersystem, unterscheidet man das langsame B-Bild = Compound-Verfahren vom schnellen B-Bild = realtime-Verfahren. Je nach Bewegungsrichtung der Schallstrahlen wird ein Parallel- von einem Konvergenz- und Divergenz-Scan unterschieden. Eine Kombination konvergenter und divergenter Bildzeilenrichtungen wird Multi-Scan genannt, weil jeder Punkt mehrmals abgetastet wird.
Jedes System kann für verschiedene Fragestellungen Vorteile, für andere Nachteile haben. Die Compound-

Technik entspricht einem Konvergent-Divergent-Scan. Sie läßt Spielraum für eine individuelle Untersuchungstechnik; so ist ein Ganzkörperquerschnitt möglich, aus dem dann durch Zoom-Technik der gewünschte Bereich herausgehoben werden kann. Die Möglichkeit des Ganzkörperschnittbildes wird z. B. für die Strahlentherapieplanung und Verlaufskontrolle genutzt. Durch einen zusätzlichen Scan-Konverter ist eine exakte Grauwertabstufung möglich, d. h. die verschieden starken Intensitäten der Echos entsprechen helligkeitsunterschiedlichen Grautönen. Das Schnittbild ist statisch und dadurch völlig flackerfrei. Die Detailerkennbarkeit auf einem Bild ist zufolge der Trennschärfe besonders gut. Die Untersuchung mit dem handgeführten Schallkopf dauert wegen der Suche nach der bestmöglichen Schnittebene natürlich länger, als bei der unmittelbaren Schnittbilddarstellung. Um alle technischen Möglichkeiten der heutigen Geräte wirklich nutzen zu können, ist eine intensive Beschäftigung und Einarbeitung mit möglichst genauem Wissen der Fragestellung im Einzelfall unerläßlich.

Die Multi-Scan-Technik hat den Vorteil, daß durch Anpeilung der gewünschten Region aus verschiedenen Richtungen eine Information auch noch möglich ist, wenn ein „Single-Scan", der jeden Objektpunkt nur einmal trifft, versagen muß, weil er den Punkt, z. B. hinter einem Knochen, gar nicht erreichen kann. Andererseits entstehen durch die unterschiedlichen Schallgeschwindigkeiten in den einzelnen Geweben und durch Überschneidungen Artefakte, die als solche nicht erkennbar sind.

Das schnelle B-Bild oder real-time-Verfahren basiert auf einem rotierenden Schallkopfsystem, das z. B. über ein Spiegelsystem etwa 15mal/sec. die eingestellte Schnittebene abtastet und dadurch ein nicht ganz flackerfreies Bild erzeugt, das dafür aber, als entscheidenden Vorteil, Bewegungsabläufe unmittelbar erkennen läßt. Die Abbildung von echogebenden Strukturen, die parallel zur Ausbreitungsrichtung der Schallwellen liegen, muß – im Vergleich zu anderen Verfahren – natürlich ungünstiger sein. Praktisch besteht von Strukturen, die hinter undurchschallbaren Formationen liegen, wie z. B. hinter Knochen, luftgefüllten Magen-Darm-Anteilen oder Steinen (Galle, Niere), keine Informationsmöglichkeit in der gleichen Schnittebene mehr. Andererseits stellt ein Schlagschatten, z. B. in der Steindiagnostik, ein ganz wichtiges diagnostisches Kriterium dar. Artefizielle Echos durch Überschneidungen sind im Parallel- ebenso wie im Sektor-Scan-Verfahren nicht möglich. Die sog. Grauwertabstufung entsprechend der Echointensität erfolgt durch Helligkeitsmodulation in unterschiedlich hohen Werten. In vielen Bereichen ist die Echt-Zeit-Untersuchung wegen der unmittelbaren Information von besonderem Vorteil. Man kann die interessierende Region stufenlos in verschiedensten Ebenen abfahren und kann so den Bereich der mutmaßlichen Pathologie schnell finden und dann durch verschiedene Einstellungen genau explorieren, abgrenzen und messen. Durch die schnellere Informationsmöglichkeit, auch über die Nachbarregionen, können unvermutete Nebenbefunde leicht erkannt werden. Die Beurteilung von Bewegungsabläufen läßt in der Urologie eine exakte Aussage über die Atemverschieblichkeit der Nieren, der Milz und der Leber sowie die Pulsationen der großen Gefäße und Nierengefäße zu.

Weitere Hinweise und technische Details sowie die Darstellung anderer Techniken, wie time motion, Doppler-Technik und andere, würden den Rahmen dieses Leitfadens überschreiten, zumal es eine große Reihe von Informationsmöglichkeiten gibt. Die Bereitschaft der Physiker und Techniker, den Ärzten immer wieder die Zusammenhänge theoretisch zu erklären, kann trotz schneller Überforderung des Verständnisses für die gegenseitige Problematik nicht hoch genug eingeschätzt werden. Enge Zusammenarbeit eines Ultraschall-Diagnostikers mit einem Ingenieur erscheint fast unerläßlich.

Für das urologische Fachgebiet hat sich uns das real-time-Verfahren seit 10 Jahren bewährt, wie andererorts das Compound-Verfahren. Es ergab sich in der ganzen Zeit nur selten die Frage, ob eine mit real-time nicht erhältliche Information gegebenenfalls mit Compound-Technik zu erreichen wäre. Trotzdem würde eine Kombination beider Untersuchungsmöglichkeiten sinnvoll sein können, wenn auch in der Urologie nur in wenigen speziellen Fällen, auf die jeweils noch hingewiesen werden wird. Unsere Erfahrung bezieht sich überwiegend auf das real-time-Verfahren, das sich gerade bei urologischen Fragestellungen als besonders praktikabel in der Klinik und Praxis erwiesen hat. Aus diesen Gründen erfolgt die Darstellung der speziellen urologischen Ultraschall-Diagnostik im folgenden fast ausschließlich mit Hilfe dieser Verfahrenstechnik.

3. Untersuchungstechnik und Ablauf der Uro-Sonographie

Im Gegensatz zur Sonographie des Oberbauches erfolgt die Untersuchung der Nieren und des Retroperitonealraumes in der Regel in Bauchlage, einfach weil der Weg zur Niere von dorsal wesentlich kürzer ist. Die Patienten brauchen deswegen nicht vorbereitet zu werden, d. h. sie benötigen keine vorherige Nahrungskarenz oder Darmvorbereitung. Allerdings sollte die Untersuchung nicht unmittelbar nach dem Essen erfolgen, da die Bauchlage dann gelegentlich subjektiv beschwerlich ist. Die Patienten liegen auf einer Untersuchungsliege über einer Rolle mit dem Ziel, die Lendenlordose aufzuheben oder zu reduzieren. Dadurch wird eine Vergrößerung des Schallfensters zwischen den letzten Rippen und der Beckenschaufel angestrebt und meist auch erreicht.

Das Gesicht liegt locker auf der Unterlage, der Blick ist nach der einen oder anderen Seite gerichtet, die Arme hängen seitlich – möglichst entspannt herab (Abb. 1).

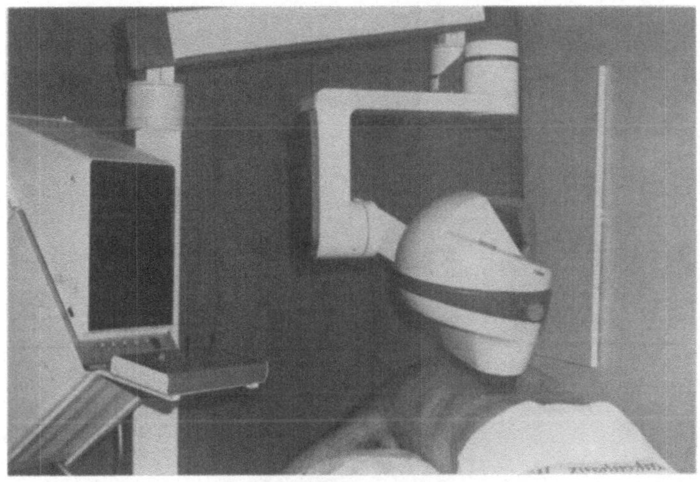

Abb. 1. Lage des Patienten zur nephrosonographischen Untersuchung. Man erkennt die aufgehobene Lordose der Lendenwirbelsäule. Der Schallkopfapplikator liegt links paralumbal. Links von der Säule des Auslegers erkennt man den Monitor mit der davor montierten Meßeinrichtung

Der Rücken wird im Untersuchungsbereich großzügig mit einem Koppler-Gel (z. B. Aquasonic) bestrichen. Dadurch wird eine unbedingt notwendige Ankopplung des Schallkopfes an die Rückenhaut erreicht ohne störende Luftschichten, die eine Untersuchung unmöglich machen würden. Noch frische Narben z. B. postoperativ, werden durch eine Klebefolie geschützt, über die dann das Gel gestrichen wird.

Der Untersuchungsraum wird leicht abgedunkelt. Jeder Untersucher wird im Laufe der Zeit seine eigene Technik bei der Einstellung des Gerätes, insbesondere hinsichtlich der Helligkeit, des Schwellenwertes und des Tiefenausgleichs entwickeln. Jede Einarbeitung mit einem Gerät sollte im Beisein und mit Hilfe eines Technikers erfolgen. Bei der Schallkopfapplikation hat sich uns das folgende Vorgehen bewährt: Der Schallkopf wird über der Wirbelsäule locker aufgesetzt und sehr langsam nach lateral geführt. Zunächst verursachen die Querfortsätze der Lendenwirbelkörper quere schwarze Streifen, bedingt durch die Schlagschatten des nicht durchschallbaren Knochens (Abb. 2). Beim langsamen Weiterführen des Schallkopfes nach lateral merkt man entweder an erkennbaren Pulsationen der Nierenarterie und fortgeleitet der Vene sowie an der Atemverschieblichkeit des Schallbildes die Nähe der Niere, die dann bei vorsichtiger lateraler Weiterführung und entsprechend großem Schallkopf und Monitor typisch und unverkennbar abgebildet wird. Die Niere und der ganze pararenale Raum lassen sich stufenlos von medial nach lateral abfahren und geradezu absuchen mit der steten Möglichkeit, einen be-

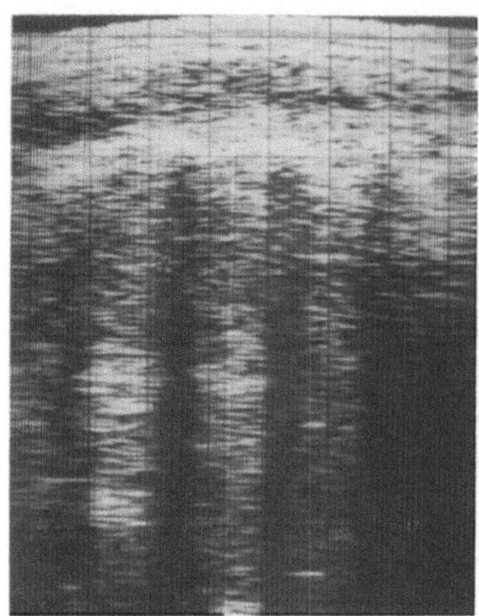 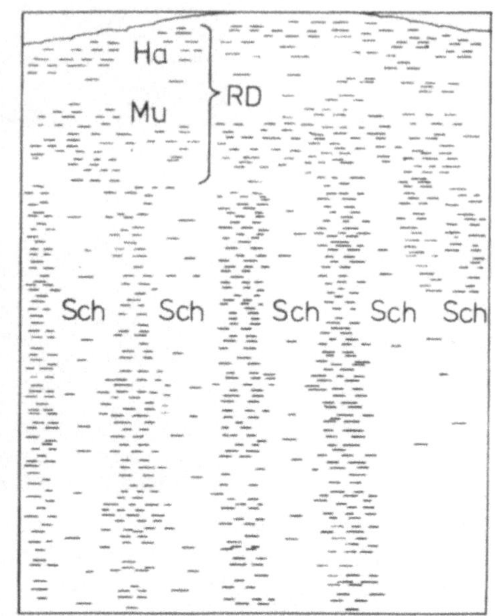

Abb. 2. Ausgehend von der Wirbelsäule kommen unmittelbar lateral davon die Querfortsätze der Lendenwirbelkörper zur Darstellung. Sie sind undurchschallbar und verursachen ein Schallauslöschungsphänomen entsprechend einem echofreien Schlagschatten, der von dorsal nach ventral verläuft. Die Echos innerhalb des Schlagschattens sind sogenannte Streuechos aus der Umgebung. Bei Weiterführung des Schallapplikators nach lateral kommt das Nierenlager ins Bild

sonders interessierenden Schnitt festzuhalten und Messungen und evtl. fotografische Dokumentationen vorzunehmen. Mit dem von uns überwiegend verwendeten Gerät, dem Vidoson 735 mit Meßeinrichtung, läßt sich so die gesamte paralumbale Region explorieren. Die kraniale Begrenzung stellt der suprarenale Raum dar, der bei tiefer Inspiration gut herauskommt. Er wird dann von der Leber und links, besonders seitlich, von der Milz eingenommen. Die kaudale Begrenzung erfolgt durch das Darmbein (Abb. 20), die mediale – wie angegeben – durch die Querfortsätze der Lendenwirbelkörper und lateral durch die Körperbegrenzung.

In analoger Weise wird auf der kontralateralen Seite vorgegangen.
Diese Schallkopfführung entspricht einem longitudinalen Schnitt und das Monitorbild einer Aufsicht auf die Schnittfläche. Für die Identifikation und Beurteilung der Niere sowie des peri- und pararenalen Bereiches ist die normale Atemverschieblichkeit der Niere von besonderem Wert; sie erfordert natürlich die Kooperation des Patienten.
Danach erfolgt die Querapplikation des Schallkopfes, zunächst der einen, dann der anderen Seite. Nur bei Kindern läßt die Abbildungsbreite von 16 cm die Beurteilung des gesamten Querschnitts zu. Hier erfolgt die Ein-

stellung zunächst im Bereich der größten Breite der Niere mit Identifizierung der Gefäßpulsationen und evtl. der stark gefüllten Vene beim Valsalva-Versuch. Durch Verschiebung der Schnittebene nach kranial und zurück über den Hilusbereich hinaus nach kaudal erfolgt nun eine Querschnittsinformation des vordem longitudinal explorierten Raumes. Im Bedarfsfall können zur Vervollständigung Informationen aus Schnittebenen in jedem Durchmesser erhalten werden, wobei die Lage des Schnittes entsprechend der Applikation des Schallkopfes auf der Rückseite der Dokumentation vermerkt wird.

Die Längs- und Querschnittsabtastung beiderseits paralumbal entspricht der Standarduntersuchung.

Je nach Anamnese, Klinik und erwarteter Information kann dieser Untersuchungsablauf variiert oder erweitert werden. Bei der Klärung einer Nephroptose kann der Schallkopf im Stehen appliziert werden. Bei Unmöglichkeit einer Bauchlage oder bei der Frage nach Metastasierung eines Nierentumors in die Leber oder zusätzlicher Leber- und Pankreaszysten bei Zystennieren oder beim Nachweisversuch von Lymphknotenkonglomeraten beim Hodentumor oder bei Verdacht eines Aortenaneurysmas wird man von ventral untersuchen. Die Leber stellt ein gutes Schallvehikel für die rechte Niere dar, während die linke Niere wegen der Kolonflexur selten nur von ventral – besser schon von der Flanke her – erreichbar ist. Auch die Untersuchung der Blase (Tumorexophyt, Steine, Restharn) und der Prostata muß natürlich von ventral erfolgen, ebenso wie die Exploration der Sakralhöhle nach Rektumamputation.

Die schriftliche und fotografische Dokumentation hat sich besonders für den Vergleich und die Verlaufskontrolle als notwendig erwiesen. Auch der Normalbefund erfordert aus diesen Gründen je ein Längs- und Querschnittsbild der Niere und die Beschreibung der Lage, Größe und Form, ihrer Kontur sowie die Art des zentralen Echokomplexes. Die derzeitigen Möglichkeiten der Fotodokumentationen sind u. E. nicht ganz befriedigend. Fortlaufende Filme mit einer leicht montierbaren Kleinbild-Kamera haben den Nachteil der nicht sofortigen Verfügbarkeit mit allen Folgen möglicher technischer Fehler. Polaroid-Bilder sind für urologische Notwendigkeiten sicher günstig, jedoch unverhältnismäßig teuer und von der Bildqualität her manchmal nicht optimal. Andere Möglichkeiten werden hier und dort erprobt, Erfahrungen stehen aus. Möglicherweise wird sich zukünftig die Matrix-Röntgen-Kamera durchsetzen.

Die schriftliche Befundung sollte während oder unmittelbar nach der Untersuchung erfolgen, gegebenenfalls auch anhand vorgedruckter Befundbögen. Sie kann bei dieser Technik nicht mit Hilfe weniger Bilder später durchgeführt werden, weil wichtige Kriterien, z. B. Atemverschieblichkeit, Pulsation, pararenale Veränderungen in Beziehung zur Niere, Lageunterschiede usw. dann nicht mehr erinnerlich und nicht mehr verfügbar sind.

Ganz anders erfolgt die Dokumentation und Befundung in den USA. Hier werden zahlreiche Schnitte dicht bei dicht analog der Röntgen-Tomographie aufgenommen und später vom Arzt am Lichtkasten befundet. Dieses Verfahren entspricht nicht unserer Untersuchungstechnik. Ein besonderer Wert der Nephrosonographie, nämlich die Sofort-Information, kann bei diesem Vorgehen nicht voll genutzt werden.

Die Archivierung wird überall unterschiedlich sein müssen. Ziel sollte die jederzeitige unmittelbare Verfügbarkeit von Befundberichten und Bildern sein; diese Voraussetzung ist jedem Urologen aus der Röntgen-Archivierung geläufig.

III. Spezielle Uro-Sonographie

1. Die normale Niere und der pararenale Raum

a) Die normale Niere im sonographischen Bild

Wird der Schallkopf in Längsrichtung auf die Lendenwirbelsäule gesetzt und parallel langsam nach lateral geführt, kann die Niere unmittelbar seitlich der Querfortsätze durch ihre typische Form schnell erkannt werden. Die einzelnen Schichten der Rückendecke lassen sich dagegen nicht immer eindeutig trennen, besonders dann nicht, wenn eine starke Schicht des Unterhautfettgewebes eine erhebliche Streuung bewirkt.

Zwischen der fibrösen Nierenkapsel und dem flüssigkeitsreichen, gut durchbluteten Nierenparenchym besteht aber ein großer Impedanzsprung. Dieser ermöglicht eine scharfe kontrastreiche Abgrenzung der Nierenkontur gegenüber der Umgebung (Abb. 3).

Mit den folgenden Kriterien läßt sich die Niere im Regelfall leicht identifizieren: Der dorso-sagittale Längsschnitt der Niere entspricht einer elipsoiden-längsovalen Figur, die nach kranial oft leicht angehoben erscheint (Abb. 3).

Sie ist atemsynchron nach oben und unten beweglich. Das Nierenparenchym seinerseits setzt sich gut gegen

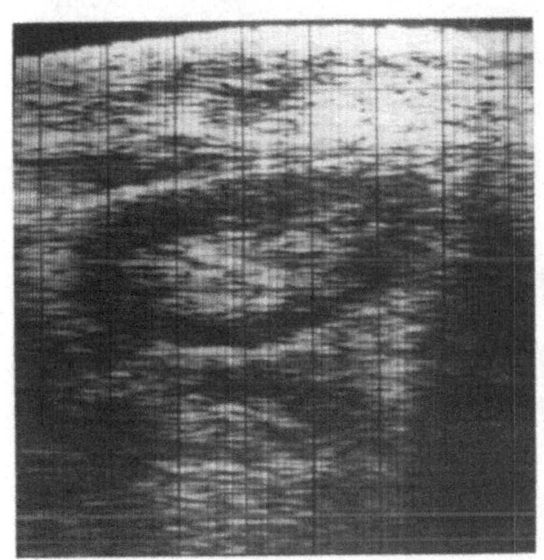

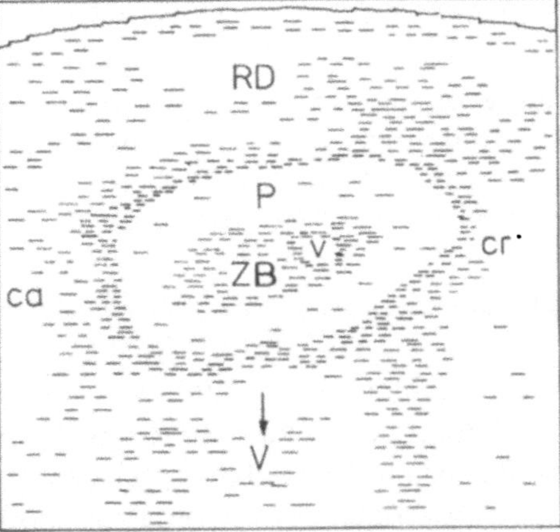

Abb. 3. Normale Niere im Längsschnitt, links kaudal, rechts kranial, oben dorsal, unten ventral. Die Kontur ist durch den Impedanzsprung zwischen der fibrösen Nierenkapsel und dem Parenchym zirkulär gut auszumachen, ebenfalls setzt sich der Parenchymsaum gegenüber dem zentralen Reflexband gut erkenntlich ab. Das Lumen im oberen Anteil des ZRB entspricht der Nierenvene

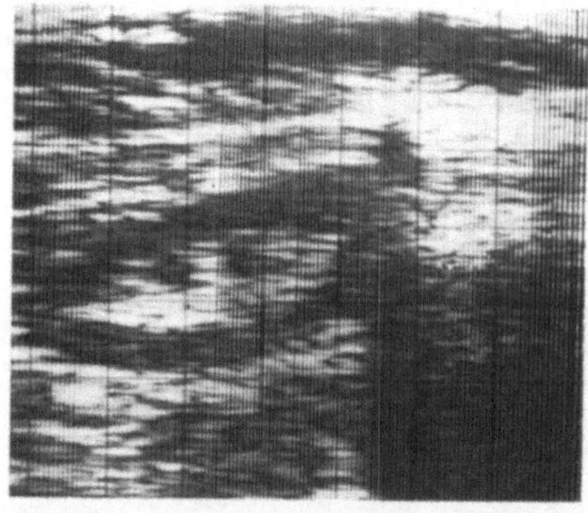

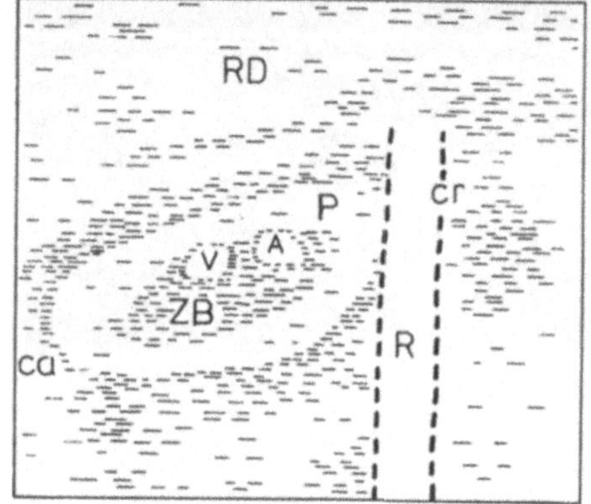

Abb. 4. Normale Niere im Längsschnitt. Die Aussparungen im ZRB entsprechen der Nierenvene und Nierenarterie, erkennbar an den Pulsationen

das akustisch dichtere Gewebe des Hohlsystems und des Gefäßstiels ab. Diese dichtere Formation stellt sich im Längsschnitt als unterschiedlich breites echoreiches Band dar, das an den Pulsationen der Nierenarterie, oft fortgeleitet auf die Vene, erkennbar wird. Es soll zentrales Reflexband (ZRB) benannt werden (Abb. 4).

Die Schnittführung des Nephrosonogramms in Längsrichtung parallel zur Wirbelsäule wirkt für den Arzt zunächst ungewohnt, z. T. sogar unverständlich, wenn er diesen Schnitt mit dem Röntgenbild vergleicht. Es handelt sich auch nicht um einen dem Pathologen und Urologen gewohnten Sektionsschnitt, sondern um eine Schnittflächenaufsicht einer von dorsal längs geschnittenen Niere (Abb. 3/4). Nur so wird verständlich, daß das Nierenparenchym zirkulär das ganze Hohlsystem und die Gefäße umgibt.

Zur Messung der Länge und der dorso-ventralen Tiefe empfiehlt sich für den Vergleich der größte Durchmesser der Niere in Achsenrichtung. Die Maße entsprechen allein der Niere ohne Kapsel. Das ist u. a. ein Grund für die kleineren Abmessungen im Nephrosonogramm im Vergleich zum Nierenschatten im Röntgenbild, auf dem eine Tiefenbestimmung routinemäßig ja nicht möglich ist. Nach den Seiten hin fällt die Nierengröße wegen der Form des Organs logischerweise ab, wobei ganz lateral nur noch Parenchym ohne hilusnahe Reflexanteile vorliegt. Das gut durchblutete Parenchym hat im Vergleich zum Nierenbeckenkelchsystem und dem Hilusbereich eine wesentlich geringere Dichte und dadurch ein viel lockeres und zarteres Reflexmuster. Die Reflexe sind durch interstitielles Gewebe im Parenchym, durch Septen, Blutgefäße usw. bedingt. Entsprechend ist das Reflexmuster in bindegewebig mehr indurierten Nieren – wie z. B. in pyelonephritischen Schrumpfnieren – dichter und intensiver (Abb. 5).

Gegensätzlich verhalten sich gestaute stark ödematöse Nieren (Abb. 6) oder auch bei akuten nephrologischen Erkrankungen.

Natürlich läßt sich das Reflexmuster des Parenchyms durch unterschied-

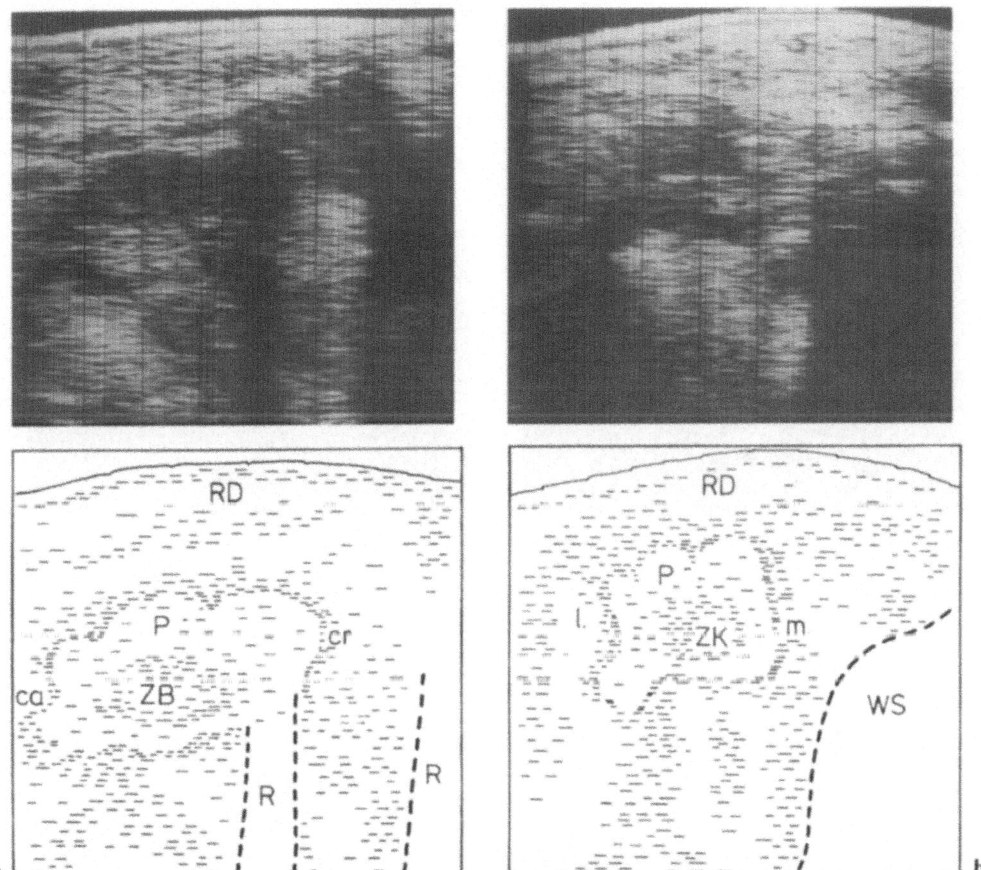

Abb. 5 a, b. Pyelonephritisch stark vorgeschädigte Einzelniere. Die Kontur zeigt die Zeichen der pyelonephritischen Schrumpfniere (s. Tabelle 2, S. 58): Unregelmäßige Kontur, dichtes Parenchymmuster, flauer Übergang zwischen Parenchym und ZRB, eingeschränkte Atemverschieblichkeit. Kreatinin i. S. 3,5 mg%, keine mögliche Information aus dem Urogramm. a Längsscan, b Querscan

liche Geräteeinstellung stark subjektiv manipulieren (Abb. 6 b). Es ist nicht jederzeit in gleicher Weise reproduzierbar; doch wird der gleiche Untersucher am gleichen Gerät möglichst eine einheitliche Einstellung behalten und dadurch zuverlässig vergleichen können.

Die Echointensität und Breite des zentralen Reflexbandes variiert vor allem im Längsschnitt stark mit der Ausbildung von intrahilärem und intrasinusalem Fettgewebe. Eine Messung der Parenchymdicke im Vergleich zur Tiefe des ZRB läßt u. E. nur sehr grob Rückschlüsse auf die globale Parenchymmenge ziehen. Im Längsschnitt läßt sich die Länge und dorsoventrale Tiefe der Niere exakt messen (Abb. 7).

Die Breite wird zusätzlich mit der Tiefe im sonographischen Querbild

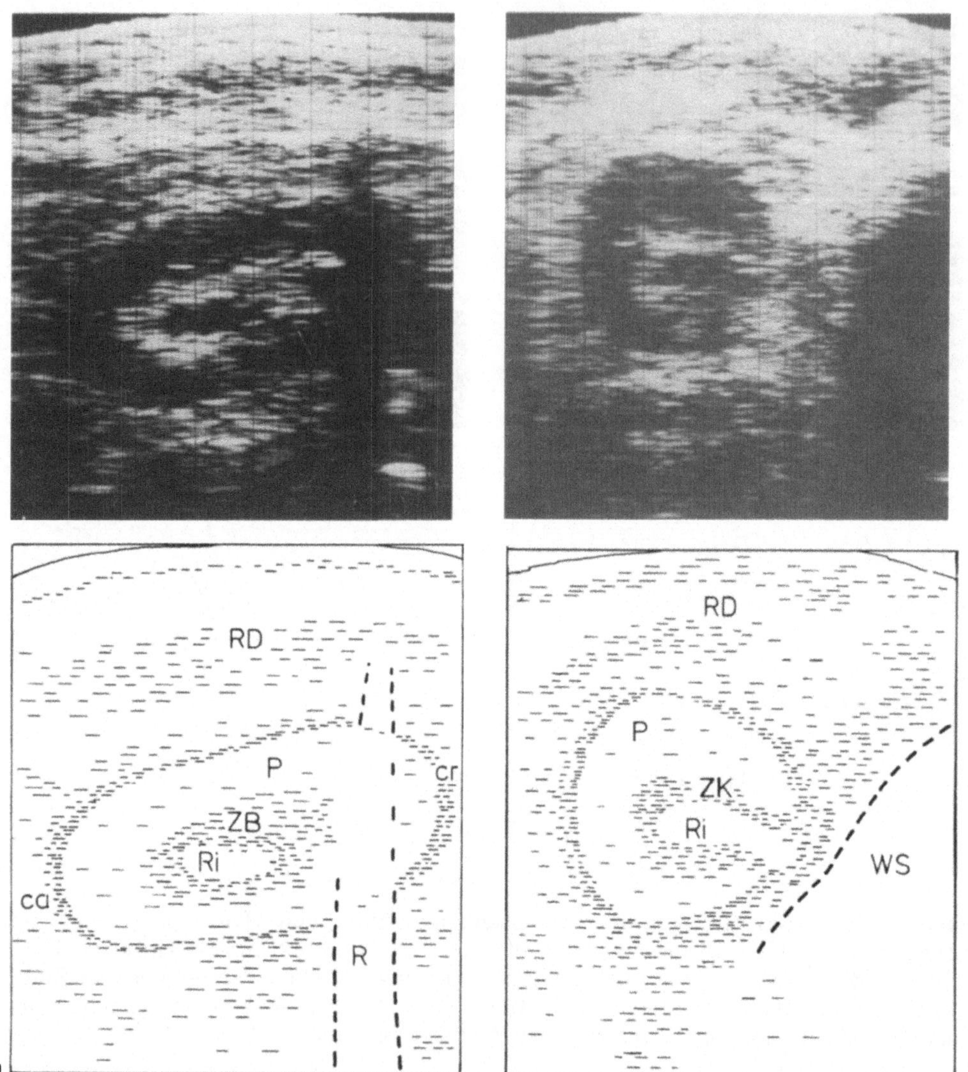

Abb. 6. a Gestautes Nierenbecken bei steinbedingter akuter Obturation. Distendiertes ZRB mit breitem Echoring. Die Niere ist größer als kontralateral zufolge der parenchymatösen Anschoppung. Nach 2 h im Urogramm noch keinerlei Kontrastmittelausscheidung. **b** Querscan der gleichen Niere. Auch hier der gespaltene ZRK gut erkennbar

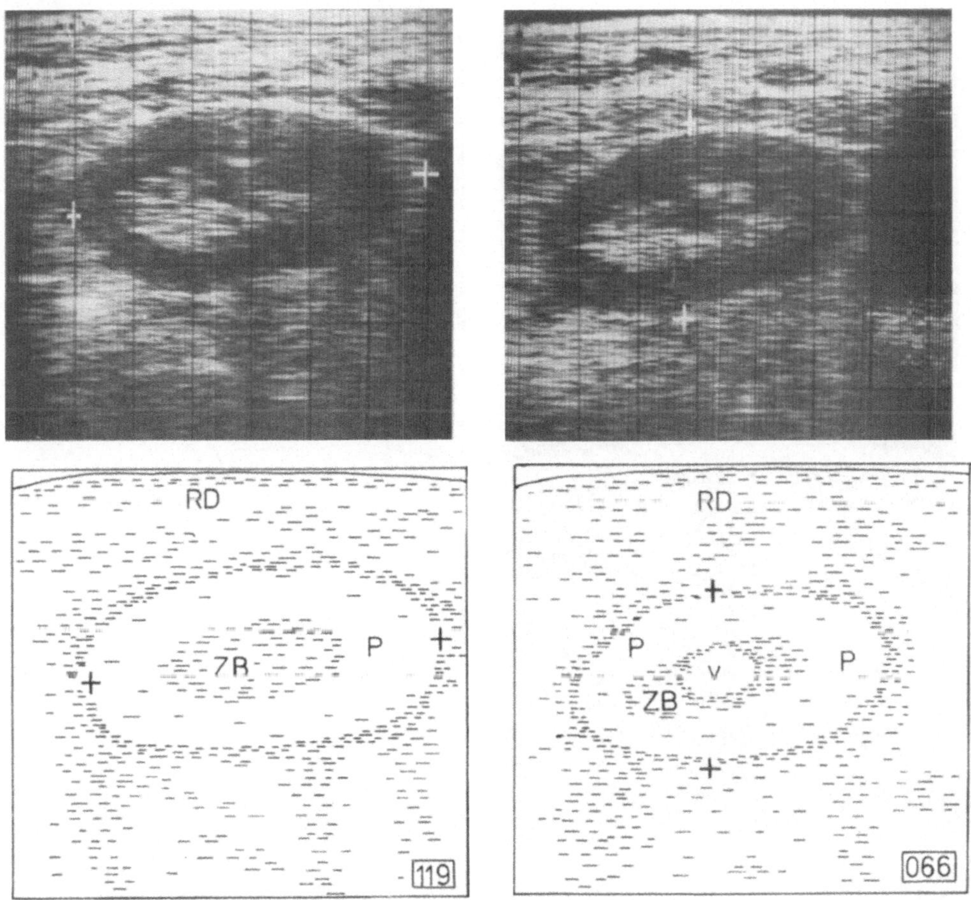

Abb. 7. Messung der kranio-kaudalen und dorso-ventralen Strecke. Die Anzeige erfolgt in mm rechts unten im Bild

der Niere erfaßt (Abb. 8 a). Dieses entspricht in der Schnittführung völlig dem der Computer-Tomographie und wird mit zunehmender Gewöhnung an diese Bilder verständlicher. Dem Urologen ist die Aufsicht auf das Querschnittflächenbild der Niere von Heminephrektomien und Polresektionen her geläufig. Dabei ist die Form rundlich oder leicht seitlich abgeplattet, die Kontur im Normalfall ebenfalls glatt. Dem ZRB des Längsschnittes entspricht im Querschnitt ein Echokomplex, der in Hilushöhe exzentrisch medial (Abb. 8 b) und zu den Polen hin wiederum zentral liegt im Sinne einer Kokardenform (Abb. 8 c).

Wir sprechen deswegen im täglichen Gebrauch vom zentralen Reflexkomplex (ZRK). Kranial der oberen und kaudal der unteren Kelchteller stellt sich jeweils nur – wie die Kuppe eines Eies – Parenchym dar mit dem lockeren und zarten Echomuster.

Innerhalb des ZRK in Hilushöhe sind

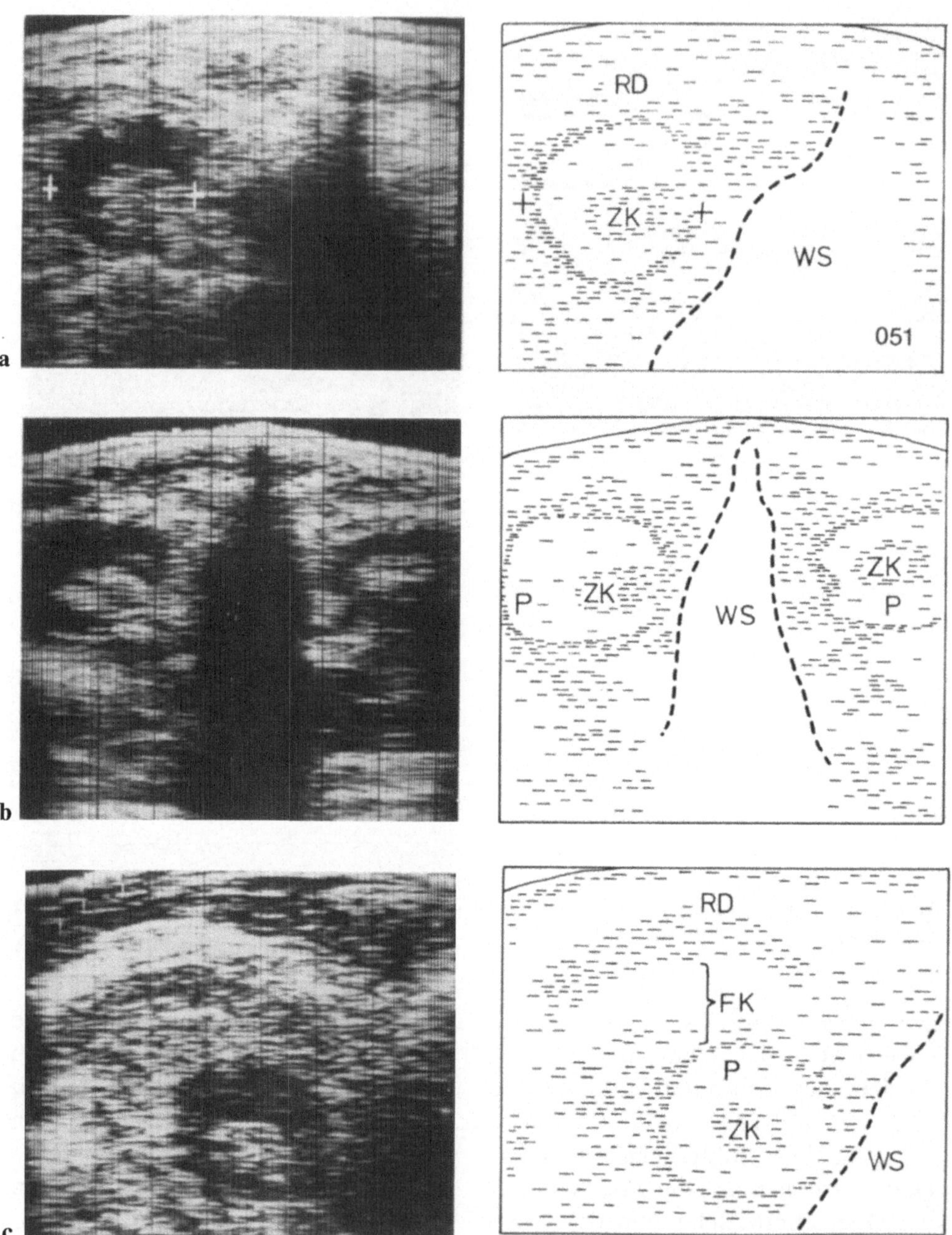

Abb. 8. a Messung der Breite einer Niere im Querscan, gut erkennbar die Tannenbaumfigur, bedingt durch das Auslöschphänomen der Wirbelsäule. **b** Linke Niere im Hilusbereich quer geschnitten. In Hilushöhe liegt der ZRK etwas exzentrisch medial. **c** Querschnitt in Höhe der oberen Kelchetage. Man erkennt das Kokardenphänomen, d. h. ZRK im Zentrum gelegen. Beachte die starke Adipositas des Patienten

die pulsierenden Gefäße meist gut erkennbar und für die Orientierung wertvoll. Durch Abtasten der Niere vom Hilus aus nach kranial und zurück über den Hilus nach kaudal ist so eine vollständige Information der Niere im Querschnitt möglich. Bei dieser Schnittführung kann die Relation zwischen Parenchymmantel und ZRK nach LUTZ 1978 schon zuverlässiger – wenn auch nur grob – ein vergleichbares Maß für die Parenchymmenge sein.

b) Die Nierenkontur

Für die Beurteilung einer Niere sind die Art der Konturierung, die Form und Lage sowie Art und Ausmaß des ZRB bzw. des ZRK von großer Bedeutung. Für einen Großteil pathologischer Veränderungen sind Abweichungen dieser Parameter der entscheidende diagnostische Hinweis.
Der kraniale Anteil der Kontur und damit die obere Nierenpolkuppe wird oft von der 12. und seltener zusätzlich von der 11. Rippe überlagert (Abb. 4, 5, 6). Bei der Möglichkeit einer tiefen Inspiration schiebt sich sehr häufig die Niere unter der Rippe hervor; so wird die Niere auch in ihrer kranialen Begrenzung beurteilbar. In jedem Fall ist ja die Atemverschieblichkeit zu prüfen, um eine peri- oder para-nephrische Pathologie oder eine Adhäsion der Niere nachzuweisen oder auszuschließen.
Eine den kranialen Nierenanteil überziehende Rippe wird leicht an dem schmalen schwarzen Längsstreifen erkannt, der einem Schlagschatten der nicht schalldurchlässigen knö-

chernen Rippe entspricht. Manchmal wird nur ein kleiner Teil der ventralen Nierenkontur in den Schlagschatten einbezogen, im Extremfall aber, z. B. bei ateminsuffizienten Patienten, oft auch der ganze kraniale Nierenanteil. Dann muß eine Darstellung mit vollständiger Beurteilungsmöglichkeit von ventral her durch die Leber als Schallvehikel versucht werden (Abb. 9).
Bei Patienten, die nicht auf dem Bauch liegen können, muß ebenfalls in Rückenlage die Nephrosonographie erfolgen, was wegen der lienalen Kolonflexur, besonders links, oft nicht möglich ist.
Abweichungen von der glatten Konturierung ergeben sich besonders bei Raumforderungen aller Art (s. S. 33); aber auch tiefere Narbeneinziehungen sind bei pyelonephritischen Nieren – neben anderen Parametern der Schrumpfniere – gut erkennbar (Abb. 5).
Auch bei kompensatorischen Hypertrophien einer Restniere sieht man regelmäßig eine unterschiedlich stark ausgeprägte girlandenartige Kontur bei einem manchmal geradezu septiert wirkenden Parenchym (Abb. 10). Diese Konturveränderungen sind bei geringerer Ausprägung im Querbild nur wesentlich diskreter zu sehen, weil kein Vergleich zu anderen Abschnitten der Niere besteht, wie er im Schnitt über die ganze Länge gegeben ist.
Im Querbild wird die Niere lateral häufig vom Auslöschungsphänomen der 12. Rippe begrenzt (Abb. 11), so daß zur Beurteilung ebenfalls oft die tiefe Inspiration notwendig ist. Medi-

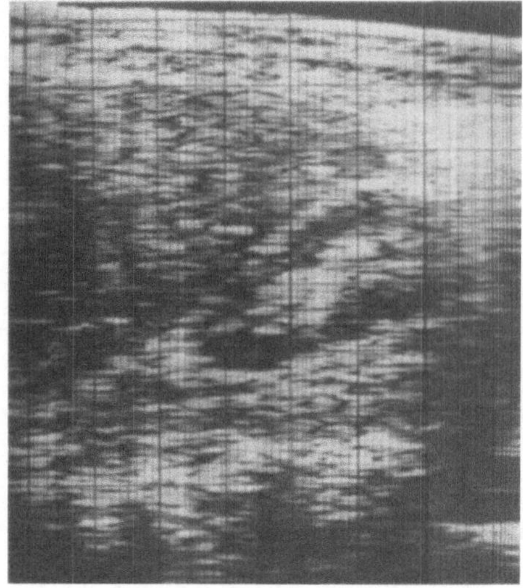

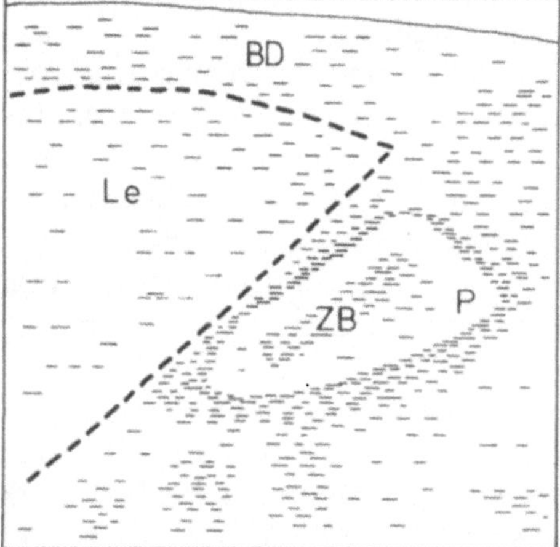

Abb. 9. Unter bestimmten Umständen kann es erforderlich sein, auch die Niere von ventral zu schallen, wobei die Leber als Schallvehikel benutzt wird. Man erkennt die rechte Niere unter dem linken Leberlappen gelegen in ganzer Ausdehnung

al des Nierenquerschnitts findet sich immer das tannenbaumartige Auslöschungsphänomen der Wirbelsäule. Im Querschnitt beider Nieren, der wegen der Applikatorabmessung nur bei Kindern oder sehr schmalen, schlanken Personen möglich ist, sieht man das Vollbild dieser Tannenbaumfigur (Abb. 8 b), sonst jeweils nur die Hälfte, verschieden stark ausgeprägt.

c) Der pararenale Raum

Der normale pararenale Raum im Scan von dorsal wird medial durch

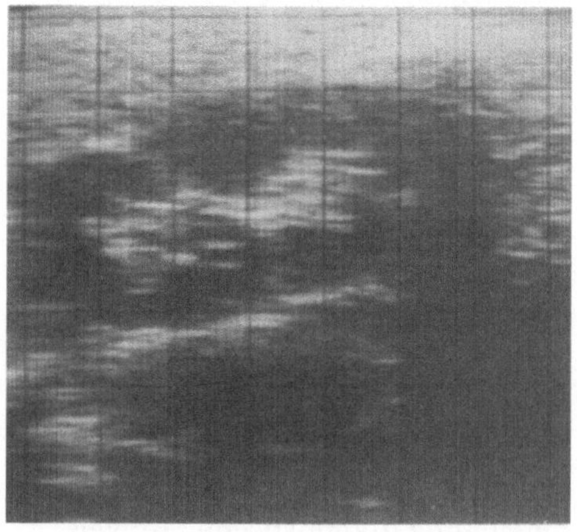

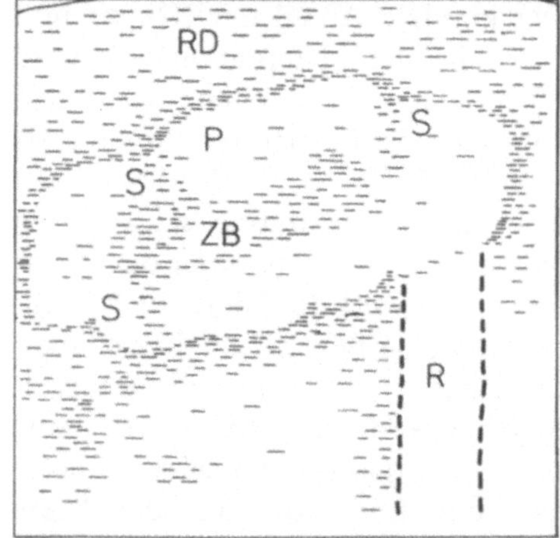

Abb. 10. Die girlandenartige Konturierung mit teilweiser Septenbildung läßt auf eine kompensatorisch hypertrophierte Einzelniere schließen. Die konkaven Einkerbungen des ZRB entsprechen den Mark-Pyramiden

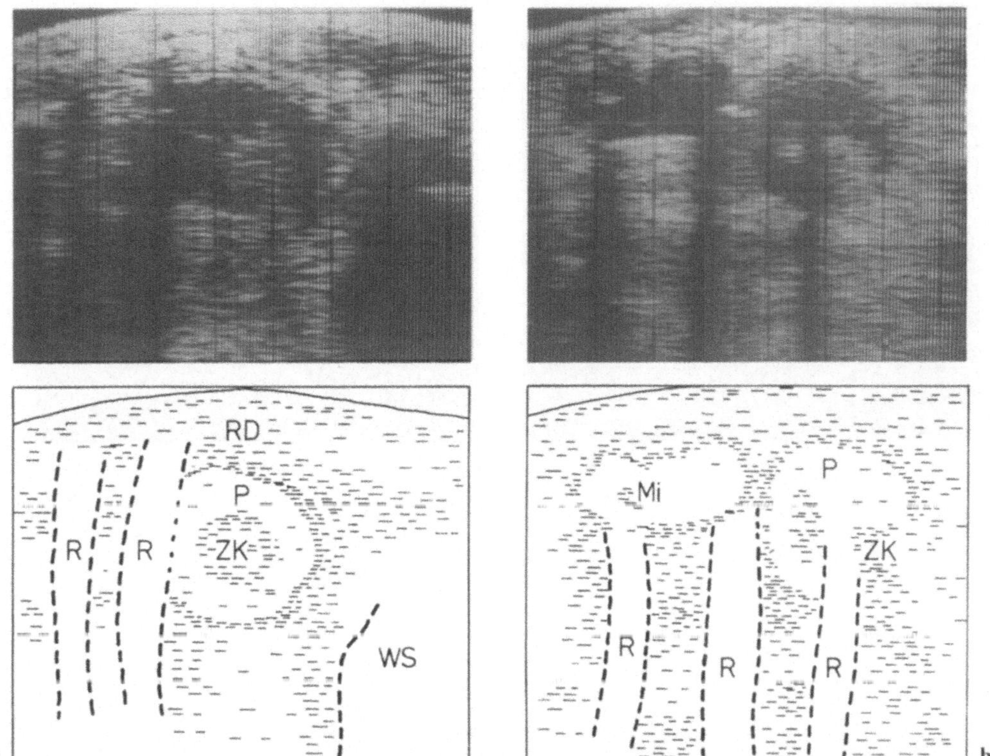

Abb. 11. a Querschnitt durch eine Niere etwa in Höhe der oberen Kelchetage. Laterale Begrenzung und zum Teil Überlagerung durch die 12. Rippe. **b** Querschnitt durch die obere Kelchetage der linken Niere. Das Auslöschungsphänomen der 12. Rippe spaltet den ZRK der oberen Kelchetage. 11. und 10. Rippe links im Bild überdecken den unteren Milzpol

die Querfortsätze der Lendenwirbelkörper und die Lendenwirbelsäule begrenzt. Nach lateral dagegen ist im Querbild die Rippe zwar oft störend, jedoch stellt der Interkostalraum ein Schallfenster und die tiefe Inspiration eine Hilfe zur vollständigen Beurteilung dar (Abb. 11 b). So läßt sich z. B. im Querbild diagnostizieren, ob eine Raumforderung im Verhältnis zur Niere medial, lateral, dorsal oder ventral liegt. Die dorsal des Nierenschnittes gelegene Rückendecke ist im Normalfall für Abmessungen und

für die Beurteilung von Hämatomen und Konturänderungen von Wert. Der Raum ventral der Niere wird von Darmschlingen eingenommen; sie stellen in der Regel ein nicht näher differenzierbares Echobild dar. Im kranialen Anteil der Niere im Querbild und im supraventralen Bereich im Längs-Scan kann rechts die Leber – besonders bei der Inspiration – ins Bild kommen (Abb. 12).

Die Leber „leckt" geradezu am oberen Nierenpol oder reicht auch bis zur Nierenmitte herunter. Eine ein-

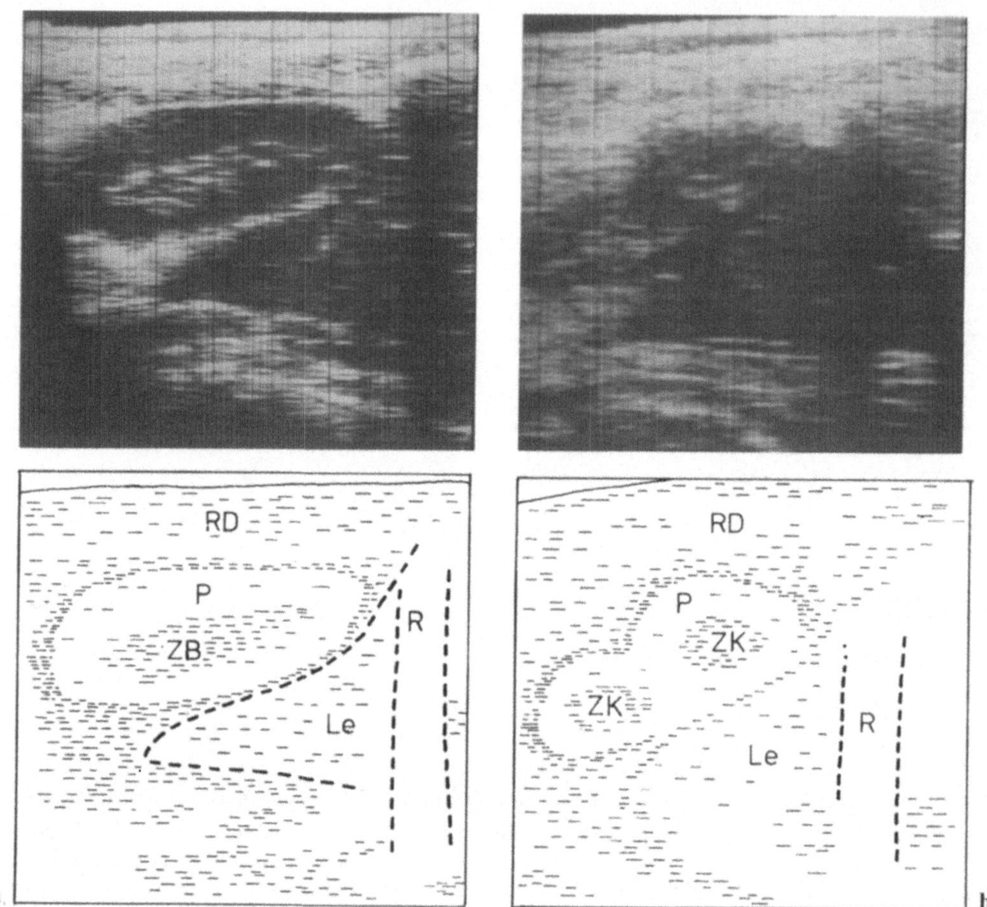

Abb. 12. a Normale Niere mit ventral und kranial davon gelegener Leber, erkennbar an der typischen Keilform des unteren Leberrandes und deren Echostruktur. **b** Eine Doppelanlage rechts, erkennbar an dem gespaltenen zentralen Reflexband, „reitet" geradezu auf der Leber. Eine exakte Grenze zwischen ventraler Nierenfläche und Leber kann nicht dargestellt werden

deutige Echolinie als Grenze ist nicht immer darstellbar (Abb. 12 b). Wegen der geringeren Dichte des Leberparenchyms ist aber die Echostruktur der Leber ebenfalls geringer, wodurch meist eine Abgrenzung möglich wird. Durch Nichtbeachtung dieser Nachbarschaft der Niere können gravierende sonographische Fehlbeurteilungen und Verwechslungen

mit Hämatomen, echoarmen Raumforderungen, subphrenischen Abszessen und anderen zustandekommen.

Was rechtsseitig durch die Leber bedingt gilt, trifft linksseitig ebenso für die Milz zu. Die Milz – besonders wenn sie vergrößert ist und bei Kindern – „leckt" sonographisch oft am oberen Nierenpol im Längsschnitt und legt sich im Querschnitt (Abb.

11 b) ebenfalls ganz dicht der Niere an – manchmal durch eine Rippe getrennt (Abb. 13).

Durch das im Regelfall ebenfalls zartere Echomuster der Milz und dem an sich typischen Befund sind Fehlbeurteilungen selten. Im Zweifelsfall wird man durch Applikationsänderung des Schallkopfes die Milz selbst darstellen und sich dann zur Niere hin herübertasten. Allein das Wissen dieser Irrtumsmöglichkeit durch die Milz ist wichtig.

Bei normaler Kontur der Niere sind die Informationen aus dem infrarenalen Raum bis zum schallundurchlässigen Darmbein (Abb. 20) sonographisch spärlich, da auch hier Darmschlingen ein nicht weiter zu differenzierendes Echobild ergeben. Der Harnleiter wird nur manchmal bei stärkerer Stauung und lateralerem Verlauf bei der Applikation von dorsal erkennbar. Gelegentlich allerdings stellen sich infrarenal röntgenologisch nicht vermutete Raumforderungen, wie Zysten, Abszesse, Hämatome und solide Tumoren dar (Abb. 55, 56).

Die Beurteilungsmöglichkeiten des pararenalen Raumes im nephrosonographischen Bild verdeutlichen, wie wichtig die Vorgeschichte, die Vorbefunde und die Fragestellung für den Untersucher sind. Gerade dabei kann die differentialdiagnostische Abwägung während der sonographischen Untersuchung besonders notwendig werden.

d) Das zentrale Reflexband (ZRB) und der zentrale Reflexkomplex (ZRK)

Ein ebenso wichtiges Kriterium wie die Kontur, ergibt sich aus der Beurteilungsmöglichkeit des ZRB bzw. ZRK. Im Normalfall handelt es sich im Längsschnitt um ein geschlossenes

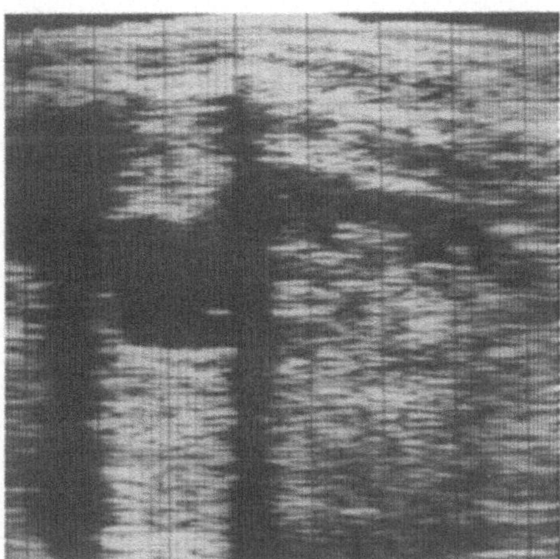
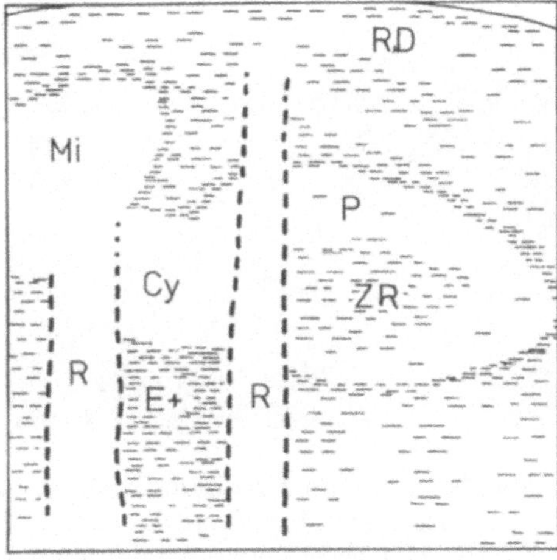

Abb. 13. Die Niere trägt kranio-ventral eine zystische Raumforderung, die ihrerseits an der Milz „leckt". Beachte das Echoplusphänomen der mutmaßlichen Zyste im Vergleich zur wesentlich geringeren Echodichte ventral der Milz

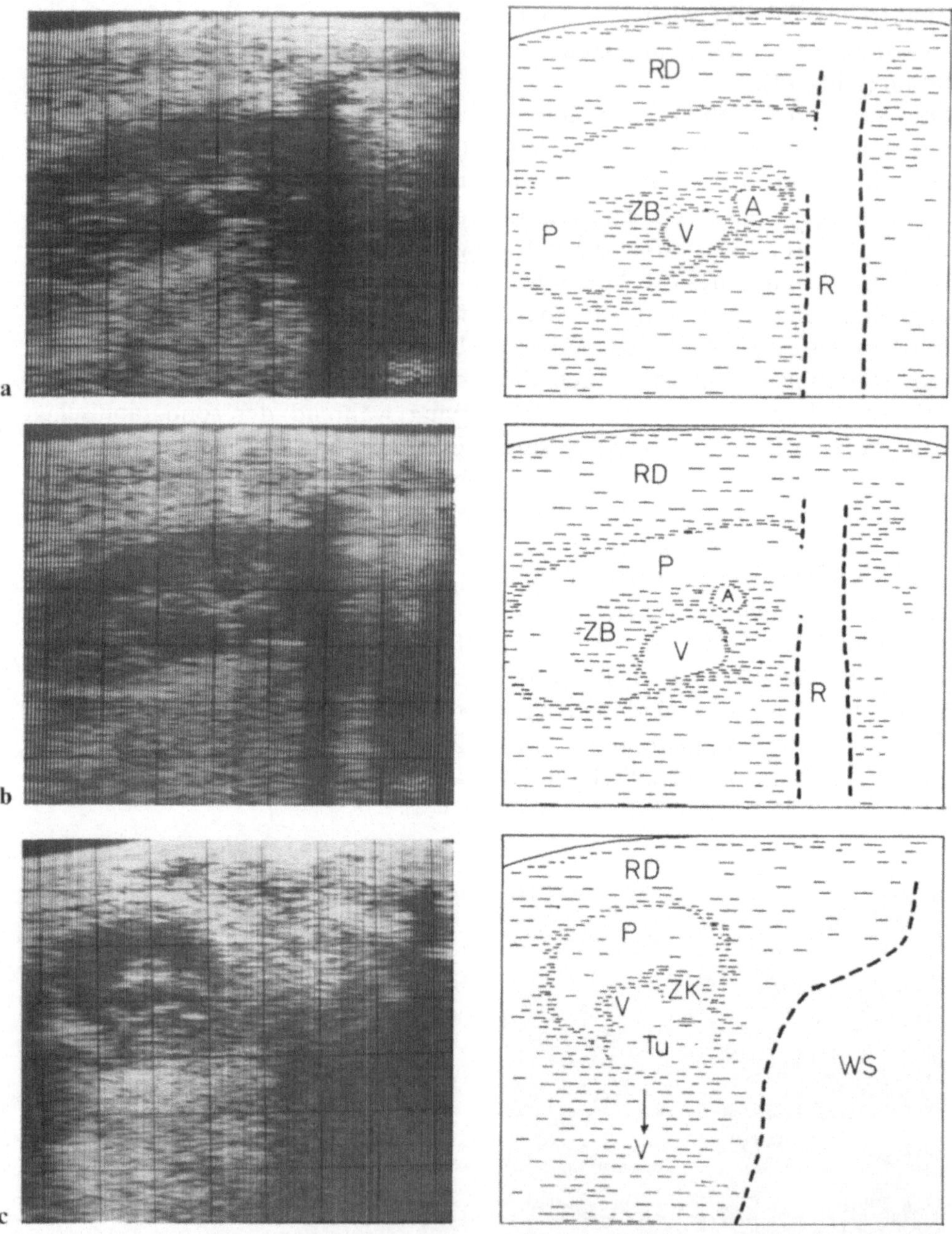

Abb. 14. a Die innerhalb des ZRB gelegenen Lumina entsprechen kaudal der Nieren-vene, beim Valsalva-Versuch stark gefüllt, und dorso-kranial davon der stark pulsie-renden, hier besonders großen Nierenarterie. **b** Vene und dorsal-kranial davon die Arterie der Niere innerhalb des ZRB gut erkennbar. Im Querscan **c** erklärt sich die Ursache der Venenstauung: Von ventral wird die Vene durch eine Masse (Lymphknoten-konglomerat) komprimiert

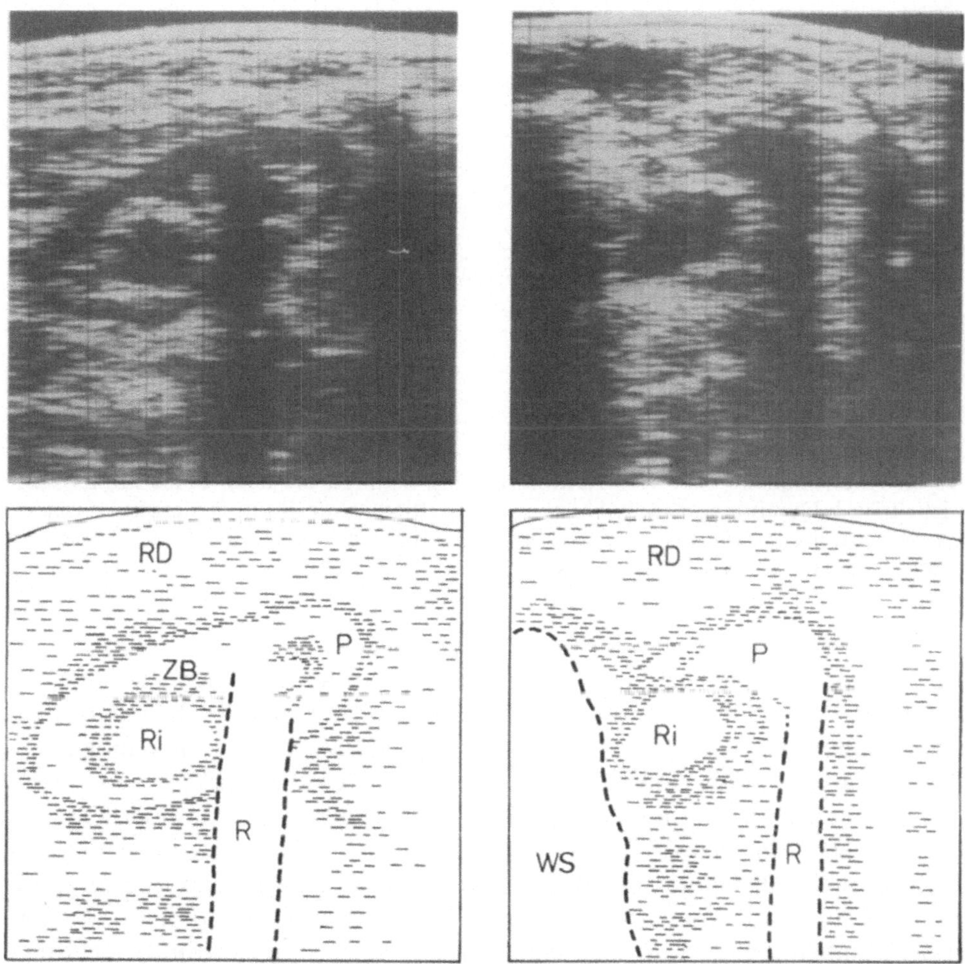

Abb. 15. Gestautes Nierenbeckenkelchsystem: Erkennbar an der Spreizung und Distendierung des normalerweise geschlossennen ZRB im Längsschnitt und ZRK im Querschnitt

echodichtes Längsband, das sich gegenüber dem Parenchym gut absetzt (Abb. 3, 4). Gelegentlich erkennt man randständige Einkerbungen, die durch Markpyramiden bedingt sind (Abb. 10). Im Querschnitt entspricht dieses Band einem Echokomplex, der nur in Hilushöhe etwas exzentrisch medial liegt (Abb. 8 b).

Bei tiefer Inspiration mit einer vermehrten Füllung der Nierenvene ist deren Lumen innerhalb des Bandes und oft auch – dorso-kranial der Vene – die arteria renalis gut erkennbar (Abb. 4, 14 a/b).

Im Querbild läßt sich der Venenverlauf in Hilushöhe und dorsal davon die Arterie – wenn sie in der gleichen Schnittebene liegt – ebenfalls zur Darstellung bringen (Abb. 14 c).

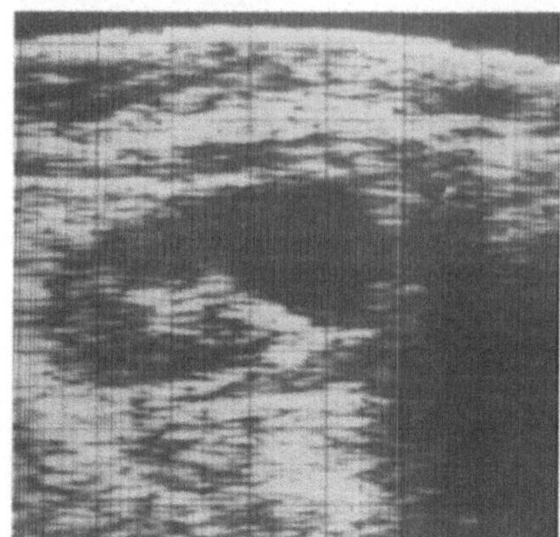
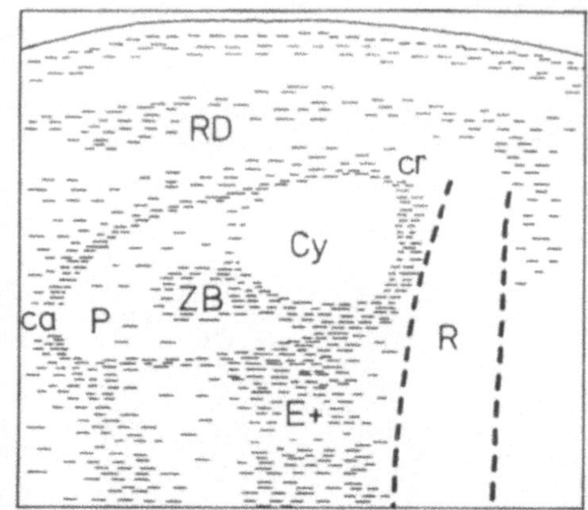

Abb. 16 a–d. Verschiedene Formen der Verdrängung des ZRB bzw. des ZRK: **a** Durch eine rundliche echofreie Raumforderung bedingt, die nach dorso-kranial entwickelt ist. **b** Durch eine rundliche, aber echohaltige solide Raumforderung, die nach kranio-ventral entwickelt ist. **c** Impression des ZRB von dorsal und wie im Querbild **d** erkenntlich, lateral her durch einen Abszeß

Die Pulsationen der Arterie, die oft auf die Vene fortgeleitet werden, sind unverkennbar.

Bei einem ektasierten Nierenbecken, zunächst gleichgültig aus welchem Grunde, erscheint das ZRB bzw. der ZRK gespreizt, distendiert (Abb. 15). Beim Schnittbild von dorsal entspricht dabei die dorsale Echolinie der Hinterwand, die ventrale der Vorderwand des Nierenbeckens. Diese Echolinien umgeben den Nierenbeckeninhalt, der ja meist einer Flüssigkeit entspricht und damit fast echofrei ist. Das Ausmaß der Spreizung im größten Durchmesser ist ein direktes Maß für die Ektasie des Nierenbeckens. Auf die vielerlei Möglichkeiten, die solche Spreizeffekte des Nierenbeckens oder der Kelche verursachen können, wird in den jeweiligen Kapiteln hingewiesen. Eine Verwechslung solcher Befunde mit intrahilären oder intrarenalen zysti-

schen Raumforderungen ist im Zusammenhang mit der Klinik des jeweiligen Patienten kaum je möglich. Neben der Spreizung weist eine Kompression und Verdrängung des ZRB oder ZRK auf eine pathologische intrarenale Raumforderung hin, z. B. durch Zysten, Tumoren, Hämatome und Nierenkarbunkel bedingt (Abb. 16).

Weiterhin kann ein auffallend dichtes und damit helles Echo innerhalb des ZRB oder des ZRK auf einen Stein hinweisen, besonders dann, wenn durch dieses Steinecho ein typisches Auslöschungsphänomen verursacht wird (Abb. 17).

Daneben gibt es durch Lage, Form und Art des ZRB und ZRK eine Reihe weiterer Hinweise auf entsprechende pathologisch-anatomische Substrate, die in den jeweiligen Kapiteln besprochen werden sollen.

Insgesamt ist das Kriterium des ZRB

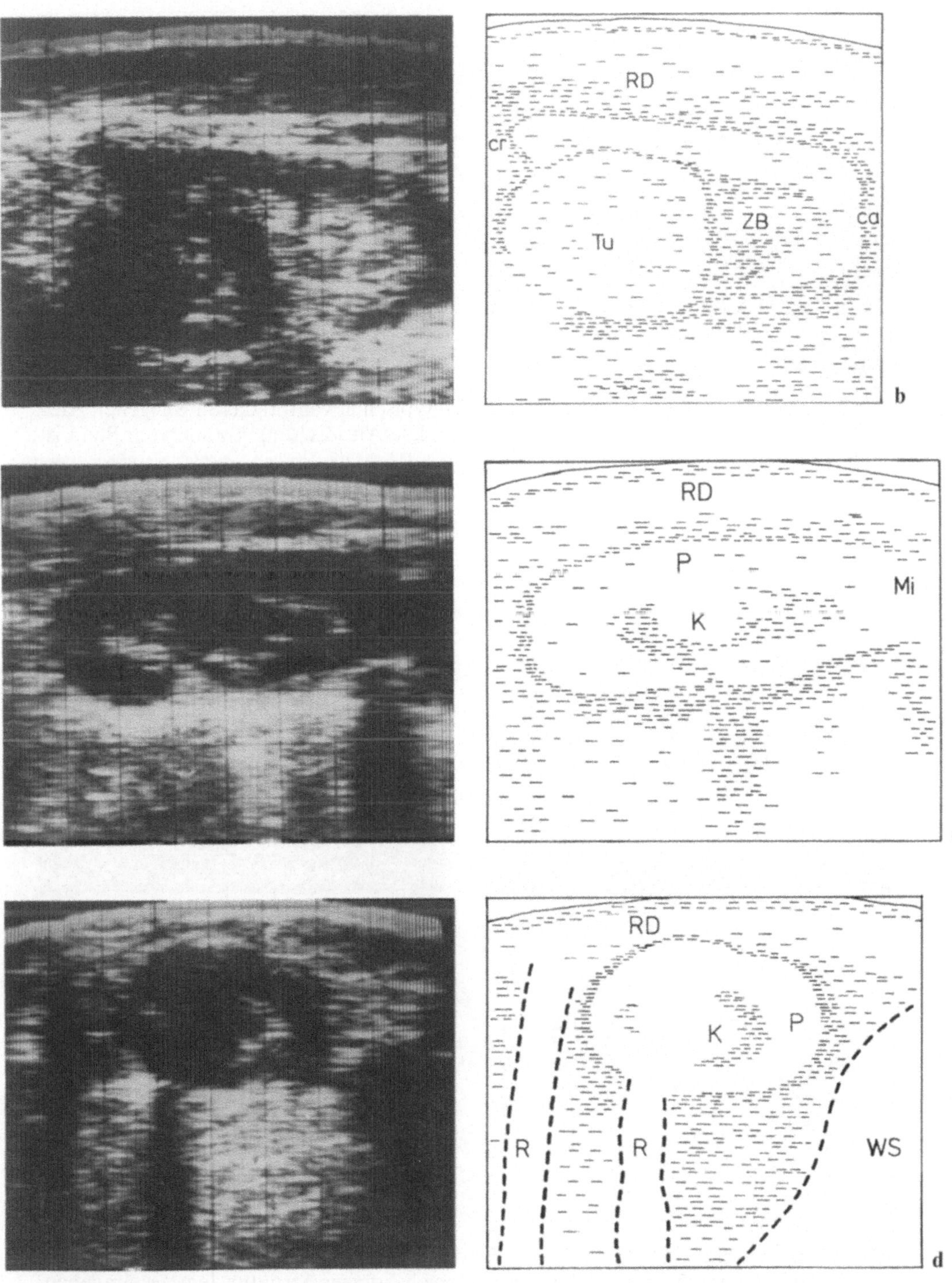

Abb. 16 b–d

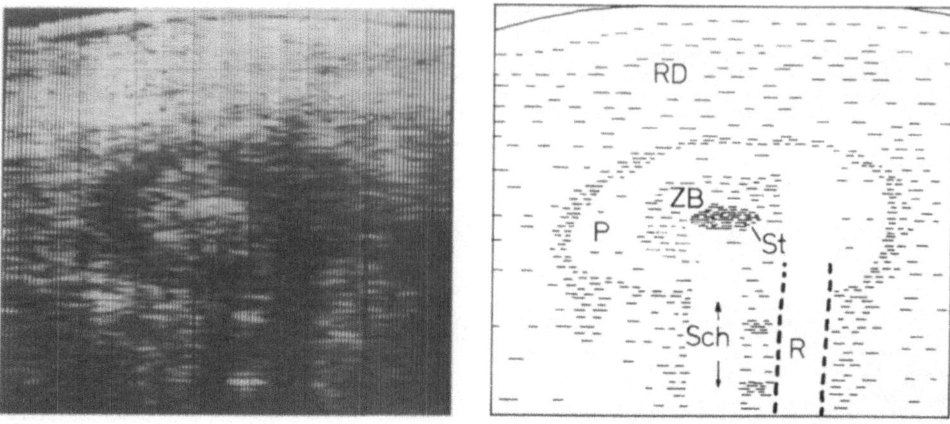

Abb. 17. Das sehr helle Echo im ZRB mit dem typischen ventral davon gelegenen Auslöschungsphänomen weist auf einen Stein hin. Die Auslöschung kranial vom Stein ist
durch eine darüber gelegene Rippe bedingt

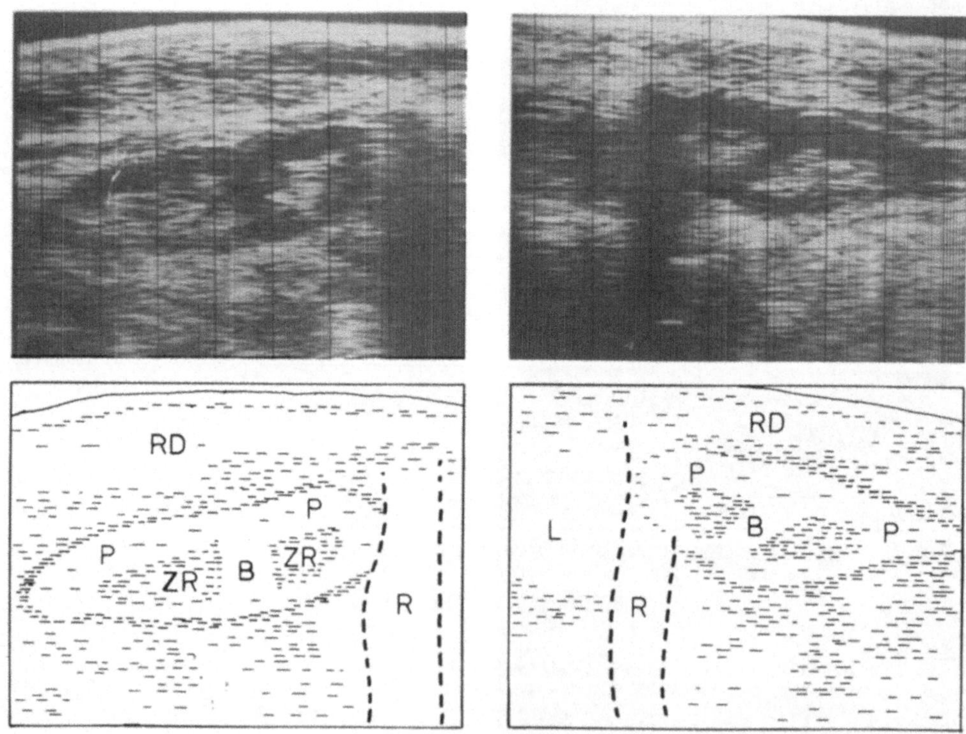

Abb. 18. Beiderseitige Doppelanlagen: Beiderseits lange, schmale Nieren mit gut er-
kennbarer Unterbrechung des ZRB durch Gewebe, dessen Struktur dem des umgeben-
den Parenchymsaumes entspricht

im Zusammenhang mit der Klinik und den übrigen Befunden besonders wertvoll.

2. Variationen und Lageanomalien der Nieren

a) Doppelanlagen

Zu den häufigsten Normvarianten der Nieren gehören die Doppelanlagen. Obwohl sie keiner Erkrankung entsprechen, sollen sie eine etwas erhöhte Morbidität gegenüber normalen Nieren aufweisen. In jedem Fall müssen sie zur Kenntnis genommen werden. Der meist separierte kraniale Anteil liegt nicht immer in der gleichen Ebene wie das übrige Hohlsystem und ist so im Nephrosonogramm nicht regelmäßig mit diesem zusammen in einem Schnittbild darzustellen. Ebenso kann ein röntgeno-

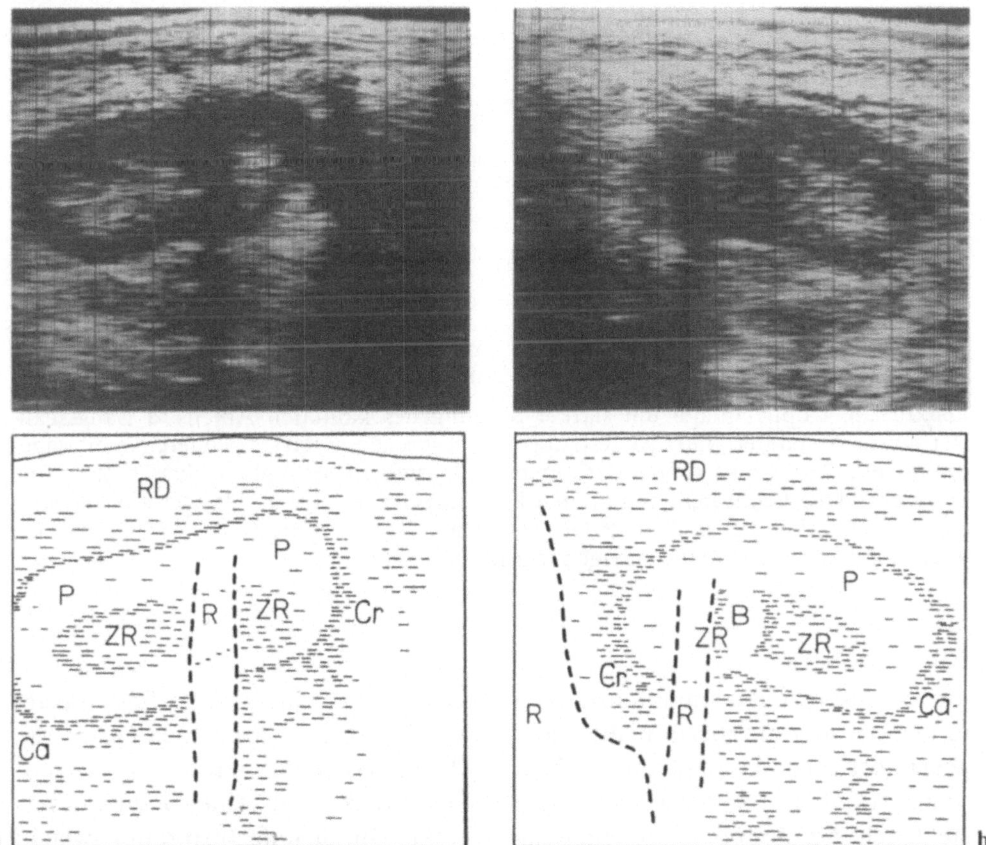

Abb. 19. a Gelegentlich kann das Auslöschungsphänomen einer Rippe das unterbrochene ZRB verdecken. **b** Bei tiefer Inspiration aber schiebt sich die Niere unter der 12. Rippe hervor und läßt die Unterbrechung des ZRB und den Reflexanteil, der der kranialen Anlage entspricht, erkennen

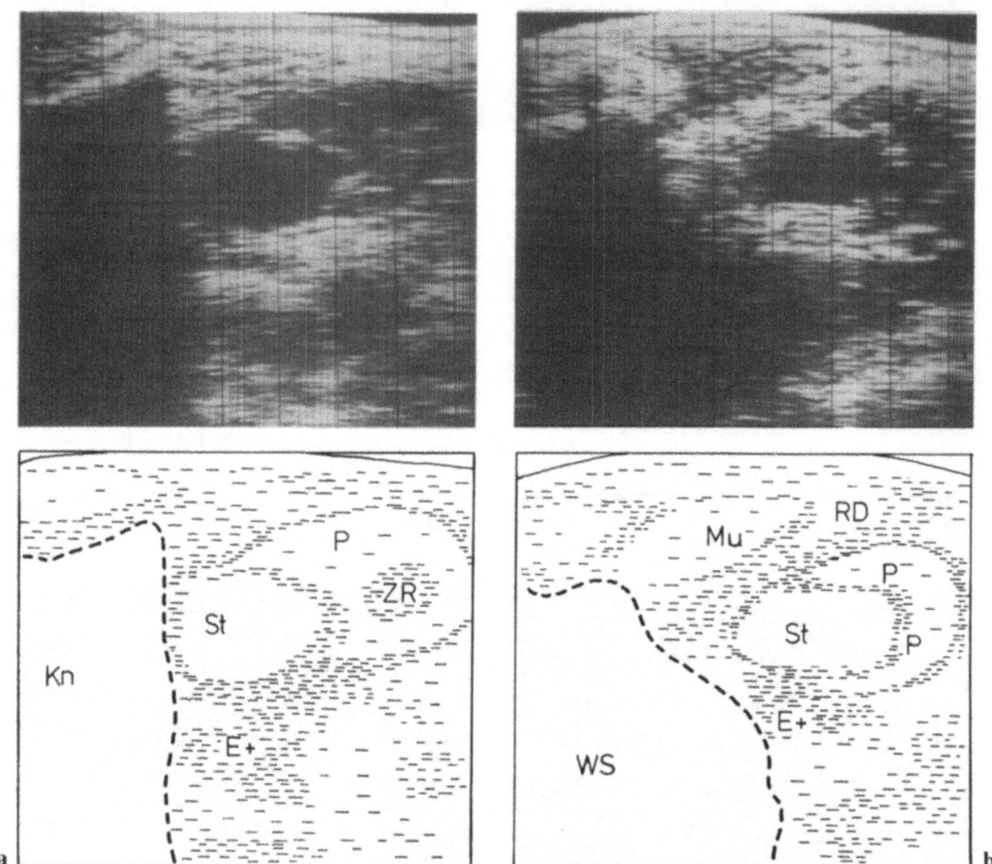

Abb. 20 a, b. Doppelanlage mit starker Stauung des kaudalen Anteils. **a** Längsscan. Der untere Anteil der Niere ist gestaut (stark gespreiztes ZRB), der obere Anteil dagegen unverändert. Links kaudal der durch das Darmbein bedingte Schlagschatten. Erst im Querbild **b** erkennt man den breiten Parenchymsaum, der um das gestaute extrarenale Nierenbecken herumliegt im Gegensatz zum hydronephrotischen Sack, der einen solchen Parenchymsaum nicht zeigen würde

logisch ausgeprägtes dichotomes Nierenbecken sonographisch nicht sicher gegenüber einer Doppelanlage abgegrenzt werden. Im Normalfall aber stellt sich die Doppelanlage auch sonographisch als schmale Langniere dar mit einer typischen parenchymbedingten Unterbrechung des ZRB im Längsschnitt. Dabei hat diese Parenchymbrücke das gleiche Echomuster wie das übrige Parenchym (Abb. 18). Manchmal wird gerade die Parenchymbrücke von einer Rippe überdeckt. Durch tiefe Inspiration weicht die Niere aber nach kaudal hin aus, wodurch Brücke und Reflexband des kranialen Anteils der Doppelanlage gut erkennbar werden (Abb. 19).

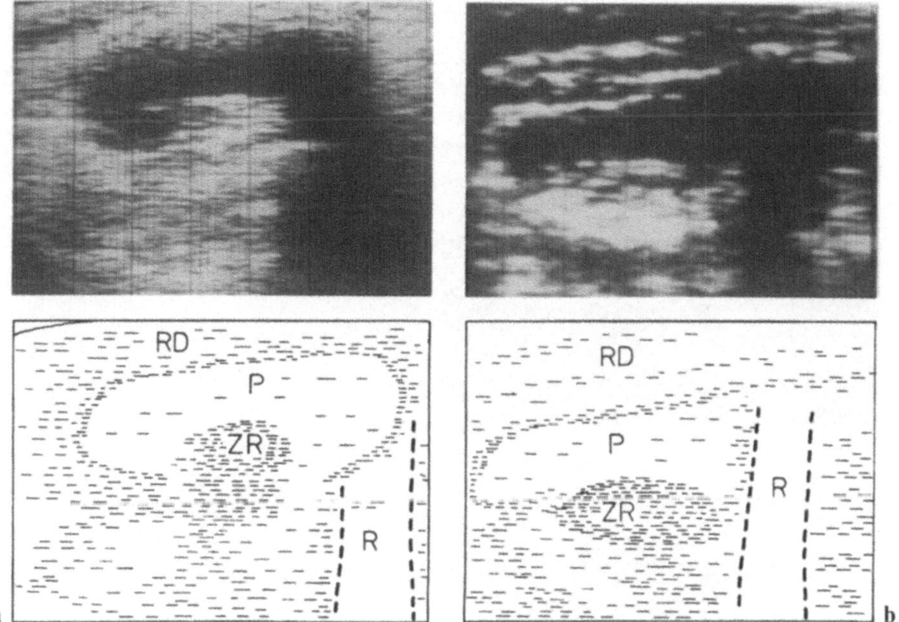

Abb. 21. a Das im Längsscan normalerweise zentral gelegene Echoband liegt bei der Rotationsdystopie an oder in (**b**) der ventralen Begrenzung. Man erkennt in beiden Abbildungen das Auslöschungsphänomen der 12. Rippe, die den oberen Polanteil beider Nieren verdeckt

Der Längs-Scan gibt die entscheidenen Hinweise für eine Doppelanlage, da im Querbild die schmale Parenchymbrücke nicht immer eingestellt und richtig gedeutet werden kann.
Auch eine Stauung, z. B. des unteren Anteils der Doppelanlage, etwa durch einen Stein bedingt, kann leicht nachgewiesen werden. Dabei findet man den kranialen Anteil der Niere unverändert, wogegen der kaudale Anteil weitgehend – je nach Schnittebene – von dem gespreizten ZRB eingenommen wird. Die Stauung und besonders deren Entwicklung nach intra- bzw. extrarenal läßt sich schnittgemäß im Querbild besser als im Längs-Scan erkennen (Abb. 20).

b) Rotationsdystopien

Eine Rotationsdystopie der Niere mit einem nach ventral gelegenen Hilus und Nierenbecken kann im Nephrosonogramm dadurch erkannt werden, daß sich das ZRB im Längsschnitt ganz in die ventrale Begrenzung der ovalen Nierenfigur hineinprojiziert (Abb. 21).
Das ZRB kann sich auch als sehr dichte Echoformation noch weiter ventral zu erkennen geben (Abb. 21 b).
Bei erheblicher Dilatation des Nierenbeckens kommt die Stauungsfigur ebenfalls ventral von der Niere zur Darstellung, ein Bild, das natürlich nur im Zusammenhang mit den übrigen Befunden zu interpretieren ist,

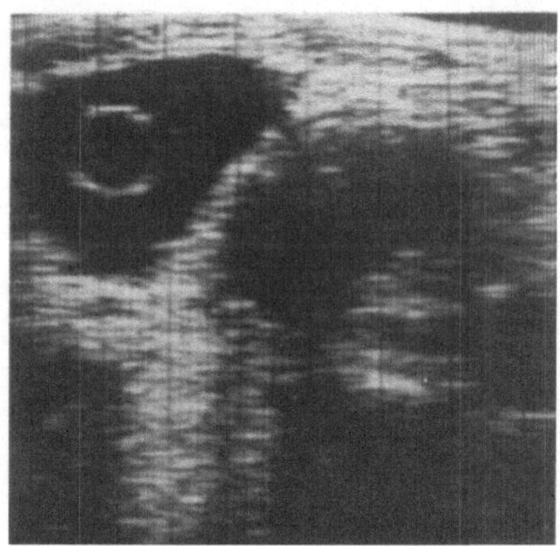

Abb. 22 a. Sacral-dystope Niere. Sie ist kranio-dorsal der gefüllten Blase gut zu erkennen. Der Hilusbereich ist nach dorsal gerichtet. In der Blase liegt ein Ballon-Katheter

◄

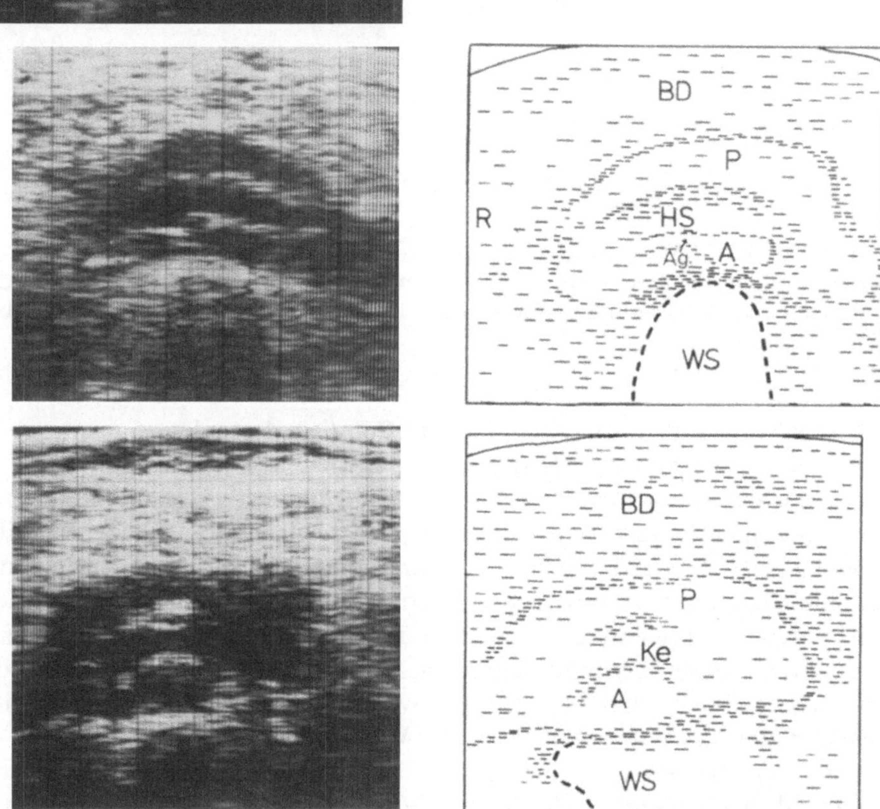

Abb. 22 b Ventraler Querschnitt: Unmittelbar auf der sichtbar pulsierenden Aorta, aus der nach links ein Gefäß abgeht, liegt die breite Parenchymbrücke der Hufeisenniere. Die bandförmige Echoformation ventral der Gefäße entspricht angeschnittenen Kelchen. Dorsal der Aorta die Wirbelsäule. **c** Ein schräg nach kaudal konvergierender pararektaler Längsschnitt. Auch hier liegt das Parenchym unmittelbar auf der pulsierenden Aorta. Das stärkere Echo entspricht wiederum einem Kelchanschnitt. Der breite dichte Echowall ventral des Nierenparenchyms enthält neben den Bauchdecken die durch die Applikatorkompression zusammengedrängten oder verdrängten Darmschlingen

zumal in allen Fällen der Rotationsdystopie die ganz typische längsovale Nierenfigur verschieden stark verändert sein kann.

c) Andere Anomalien

Wird bei der urosonographischen Untersuchung an typischer Stelle keine Niere gefunden, muß vor einer Aplasie an eine Becken- oder gekreuzte Dystopie mit den verschiedenen Möglichkeiten der Verschmelzungsniere gedacht werden. Die sonographische Suche ist dann nur noch von ventral möglich, weil ja Kreuzbein und Darmbeine als schallundurchlässige Knochen jede Information bei Application von dorsal ausschließen.

Eine Beckenniere läßt sich nach Entleerung des Darms und mit gefüllter Harnblase als Schallvehikel von ventral her oftmals gut darstellen (Abb. 22 a), doch ist der praktisch-klinische Wert dieser Möglichkeit nur im Einzelfall gegeben, z. B. bei Kontrastmittelallergien oder wenn aus anderen Gründen eine Röntgenuntersuchung oder eine retrograde Darstellung nicht erfolgen können.

Die zahlreichen Variationen der Hufeisen- oder sonstiger Verschmelzungsnieren ergeben keine eindrucksvollen und wegen der Vielfalt keine regelmäßigen und verbindlichen Befunde, abgesehen von der typischen Achsenabweichung der sonstigen kaudalen Divergenz. Dennoch kann bei typischen Hufeisennieren häufig die Breite der Parenchymbrücke und ihr Verhältnis zur Aorta bzw. Vena cava ausgemacht werden (Abb. 22 b/c).

Bei dieser Untersuchung muß der Applikator recht fest aufgedrückt werden, um das Darmkonvolut wegzudrängen. Dadurch entsteht der Eindruck, als läge die Niere direkt unter der Bauchdecke.

Bei diesen anatomischen Anomalien der Niere wird der Untersucher mit viel eigener und mit Geduld des Patienten anhand zahlreicher Schnitte die Form und Lage der Niere sonographisch konstruieren müssen.

3. Raumforderungen der Niere im Ultraschallbild

a) Allgemeines

Bei Raumforderungen der Niere handelt es sich fast immer um Zysten oder solide Neubildungen und gegebenenfalls bei entsprechender Anamnese um Einblutungen (s. S. 81). Raumforderungen sind im Urogramm in typischen Fällen gut zu erkennen; jedoch ist eine Unterscheidung zwischen Tumoren und Zysten generell nicht möglich. Es gibt zwar röntgenologischerseits Zeichen, die ganz eindeutig für eine Zyste und gegen einen Tumor oder umgekehrt sprechen; im Einzelfall sind jedoch durchaus Fehlinterpretationen möglich, insbesondere, wenn es sich um gefäßarme Tumoren handelt. Auch die Szintigraphie gibt gerade bei avaskulären Tumoren keine ganz sichere Information. Sie kann deswegen für die Differentialdiagnose raumfordernder Prozesse nur bedingt wertvoll sein. Diese Unsicherheit der Diagnostik im Falle raumfordernder Nierenprozesse muß als Grund dafür angesehen werden, daß bis vor kurzem Lehrmeinung war, daß nur die operative Freilegung in jedem Fall letzte Klarheit bringen könnte. Auch asymptomatische Zysten konnten aus diesem Grunde eine Operationsindikation sein, weil ja auch solide Tumoren lange subjektiv symptomlos wachsen können. Die operative Freilegung ist dann Diagnostik und Therapie zugleich, denn die Zysten werden ausgeschält oder abgetragen; die Tumoren erfordern die radikale Tumornephrektomie einschließlich der regionären und kontralateralen Hiluslymphknoten.

b) Zystische Raumforderungen

Im Sektionsgut findet der Pathologe in bis zu 50% solitäre oder auch mehrere Nierenzysten mit Häufigkeitsgipfel ab 5. bis 6. Lebensjahrzehnt ohne Geschlechtsgebundenheit (ZOLLINGER 1966). Die Genese der Zystenentstehung gilt als zusätzliches Argument für die Notwendigkeit einer chirurgischen Exploration jeder gefundenen Raumforderung: Seit den experimentellen Untersuchungen von HEPPLER (1930) ist bekannt, daß Zysten durch gleichzeitige vaskuläre Kompression und tubuläre Blockade entstehen können. Solche Voraussetzungen sind bei der Arteriosklerose, bei bestimmten Entzündungen, wie z. B. der Tuberkulose, bei Infarkten und aber besonders bei der Entstehung von Tumoren gegeben. So gibt es auch zahlreiche Beobachtungen einer Koexistenz von Tumor und Zyste in der gleichen Niere (ZIEGLER 1974, KHORSAND 1965, VIAMONTE 1975, BRANNAN 1962, DETTMAR 1976, EMMET 1963 u. v. a.).

Gerade aber die Arbeiten von EMMET (1963) mit der größten Zahl von untersuchten Krankheitsfällen zeigen, daß diese Koexistenz selten, nämlich etwa in der Größenordnung von 1% vorkommt (10 Tumoren bei 1007 zystentragenden Nieren).

In dieser Situation stellt die sonographische Exploration der Niere zu-

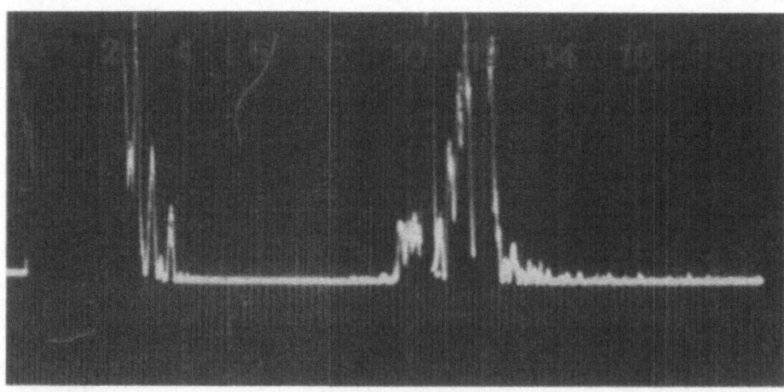

Abb. 23. A-Bild einer echofreien und so sicher zystischen Raumforderung. Die Zyste beginnt bei 3,8 cm und reicht bis 9,5 cm

nächst ein zusätzliches wichtiges diagnostisches Kriterium dar. Schon mit der A-Bild-Technik konnten GOLDBERG (1968) und später auch ENGELKING und BITTNER (1971) auf wesentliche und eindeutige Unterschiede bei der Differentialdiagnose von zystischen gegenüber soliden Raumforderungen hinweisen. Eine völlig echofreie Linie im A-Bild mit hohen und intensiven Spikes an der Grenze des Prozesses entsprach dem typischen Zystenbild (Abb. 23). Ein Tumor dagegen zeigt im Verlauf der A-Linie zahlreiche unterschiedlich hohe Spikes.

Mit Einführung der B-Bild-Technik und der 2- bzw. 3dimensionalen Darstellungsmöglichkeit der Niere waren Zysten bestimmter Größe von Anfang an der auffälligste und ein immer reproduzierbarer pathologischer Befund (Abb. 24). Mit der Darstellbarkeit einer zystischen Raumforderung der Niere ohne Urogramm und der zusätzlichen Abklärung einer urographischen Raumforderung mit der Frage Zyste oder Tumor beginnt etwa 1969 die Uro-Sonographie in breiterer Anwendung.

Längere Zeit war die Differentialdiagnose raumfordernder Prozesse der Niere die einzige Indikation für die Nephrosonographie. Wegen zunächst nicht so seltener Fehldiagnosen, besonders bei zerfallenen, sehr weichen Tumoren, war die Sonographie anfangs lediglich ein zusätzliches diagnostisches Kriterium ohne volle Konsequenz. Durch die zunehmende Erfahrung reduzierten sich aber die Fehldiagnosen schnell; im eigenen Krankengut lag die Fehlbeurteilung

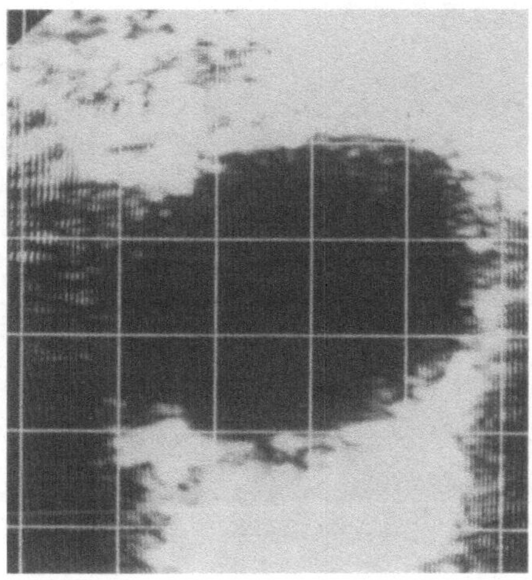

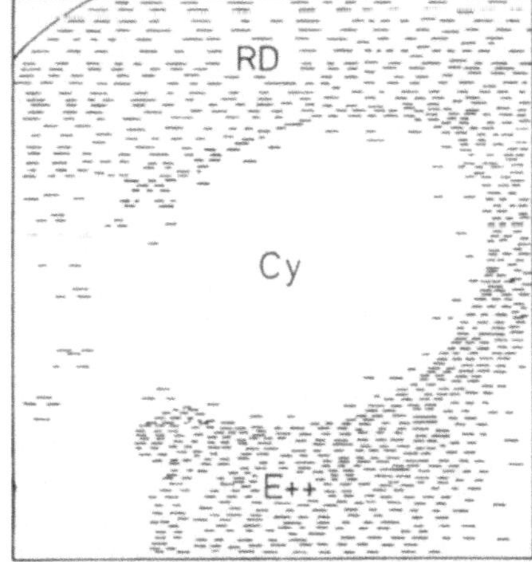

Abb. 24. Im 2-dimensionalen B-Bild auch bei größter Verstärkung keine Echos innerhalb des Prozesses. Die Strecke von 5,7 cm entspricht etwa dem größten Querdurchmesser und somit dem A-Bild der Abb. 23

bis Ende 1972 bei insgesamt 70 Zysten und 36 Tumoren operativ gesichert bei 10%. Sie reduzierte sich dann aber bereits bis Mitte 1976 bei insgesamt 200 Raumforderungen auf 3%. Seit dieser Zeit hat sich bei weiteren über 400 Patienten nur noch einmal eine falsch-positive zytologische Diagnose ergeben.

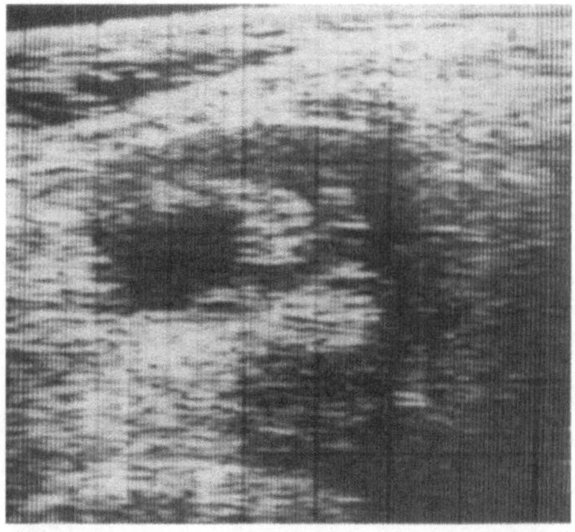

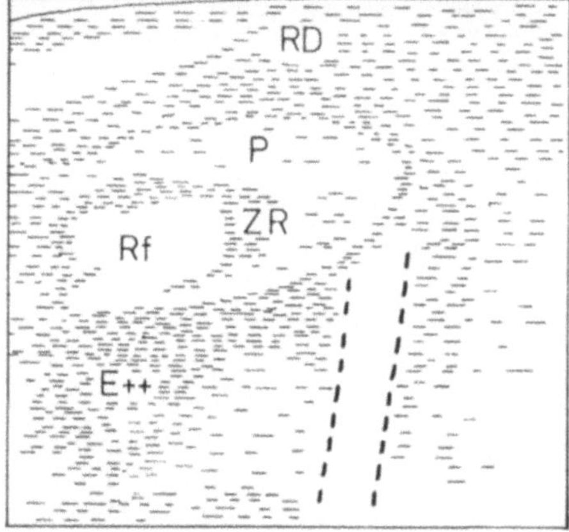

Abb. 25. Raumforderung im unteren Polbereich einer rechten Niere nach ventral entwickelt. Die Kontur erscheint nicht ganz glatt und am Rande der Raumforderung könnten flaue weiche Echos erkennbar sein. Zur eindeutigen Klärung solcher sonographischen Veränderungen ist die Zystenpunktion unerläßlich

In der Zwischenzeit hatten sich typische Zystenzeichen im sonographischen Bild herausarbeiten lassen:
1. Völlige Echofreiheit des zirkumskripten Prozesses
2. Verstärkte Schallreflektionen an den Grenzen
3. Regelmäßige, glatte Begrenzung der Konturierung
4. Völlig echofreie Linie im A-Bild.

Mit den heutigen wesentlich besser auflösenden Geräten wird der Anfänger die völlige Echofreiheit des Prozesses manchmal vermissen. Die nachweisbaren Echos innerhalb der Raumforderung sind Streuechos oder aber nicht zu identifizierende und nicht unterdrückbare Artefakte (Abb. 25).

Die verstärkte Schallreflektion liegt nur scheinbar vor und ist nicht gewebsbedingt. Sie kommt durch die verminderte Schallabsorption innerhalb der Zystenflüssigkeit zustande bei gleichbleibendem Tiefenausgleich. Die „glatte Begrenzung und Konturierung" kann manchmal durch Kompression und Lage des Patienten etwas unregelmäßig sein (Abb. 26). Die glatte A-Bild-Linie sollte insbesondere einen sehr weichen oder im Zentrum zerfallenen Tumor zusätzlich sicher ausschließen (Abb. 24). Trotz dieser möglichen Einschränkungen der sicheren Zystenzeichen ist im Zusammenhang mit der Klinik und gegebenenfalls dem Urogramm des Patienten die sonographische Diagnose einer unkomplizierten Nierenzyste – auch vom Anfänger – einfach und schnell zu stellen (Abb. 27 a, b).

Nicht alle Zysten sind aber unkompliziert und die Erfahrung hat gezeigt, daß im Zentrum zerfallene Tumoren – wenn auch selten – regelrechte Zystenzeichen nachweisen lassen können. Jeder Urologe kennt auch die seltenen, dann aber sehr überraschenden Zystenwand-Karzinome oder ganz wandnahe gelegene kleine hypernephroide Karzinome.

Mit diesem Wissen – und auch wegen

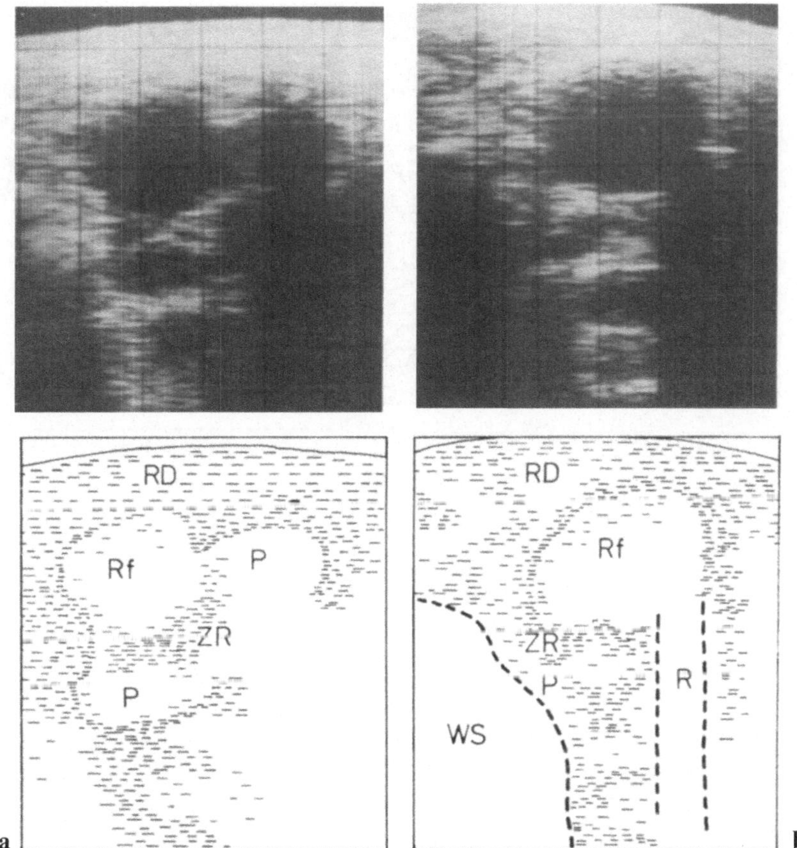

Abb. 26 a, b. Bei völlig unauffälligem Urogramm erkennt man im Nephrosonogramm im Längsscan **a** sowie im Querscan **b** eine nach dorsal entwickelte Raumforderung mit ebenfalls nicht ganz glatter Wandbegrenzung in beiden Schnitten. Die mutmaßlich zystische Raumforderung beginnt nur 3 cm unterhalb der Rückendecke. Sie kann somit sehr leicht punktiert werden

der ebenfalls seltenen Koexistenz von Zyste und Tumor in der gleichen Niere (s. oben) – wird man natürlich zystentragende Nieren besonders daraufhin explorieren. Dennoch besteht keine völlige Sicherheit: BRANNAN (1962) fand bei Operationen in 104 Solitärzysten 3mal ein Karzinom (= 2,9%), WHITMORE gar in 42 Zysten mit hämorrhagischem Inhalt 13mal (= 30%) und AMBROSE bei 55 Patienten mit „avasculären Tumoren" 5

Karzinome. Wir selbst kennen aus unserer großen Serie 2 Patienten mit zystennahe gelegenen noch kleinen Karzinomen und immer wieder hört man Einzelfallberichte auch eindeutiger Zystenwand-Karzinome, die insgesamt aber im ‰-Bereich liegen dürften.

Wegen dieser Unsicherheit wurde die ultraschallgezielte Zystenpunktion als erste sonographisch-invasive Maßnahme entwickelt. Die Technik ist im

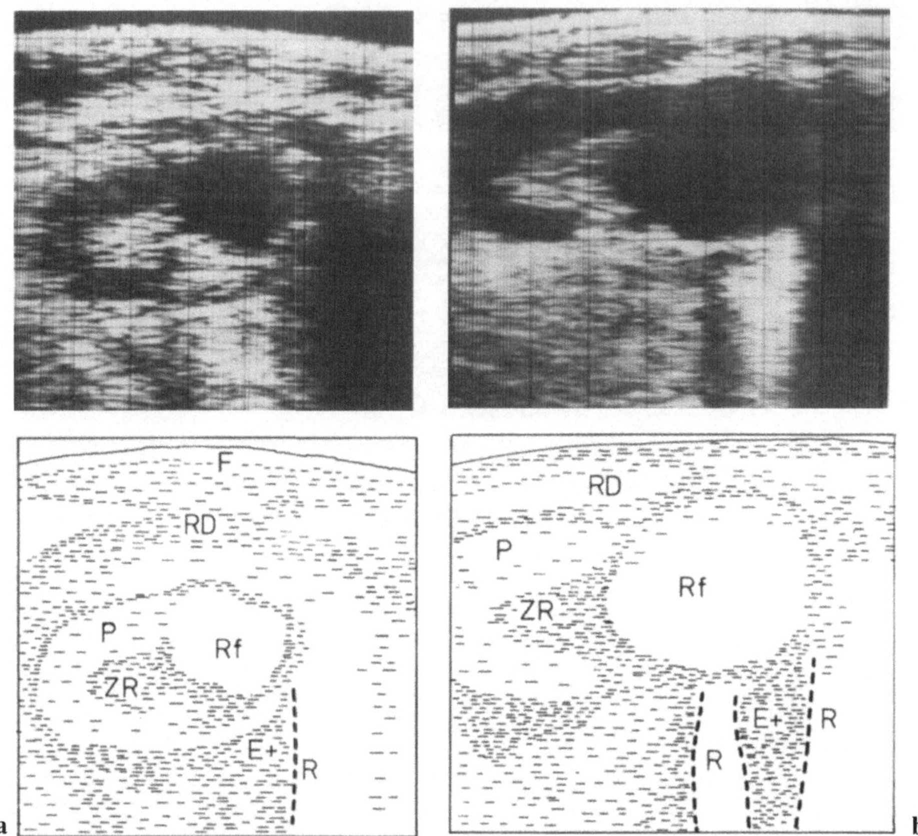

Abb. 27. a Obere Polzyste, die nur eine geringfügige Protuberanz der Nierenkontur verursacht. Deutlich aber ist die Kompression des zentralen Reflexbandes nach ventral mit dem Echopluseffekt. Alle Zystenzeichen sind hier erfüllt. **b** Eine große zystische Raumforderung nimmt den ganzen kranialen Anteil der linken Niere ein. Auch hier sind alle Zystenzeichen erfüllt

Rahmen der antegraden Pyelographie im Kapitel „Die invasive urologische Ultraschall-Diagnostik" beschrieben. Sie entspricht der antegraden Pyelographie. Nach Aspiration der Zystenflüssigkeit ausschließlich zur Diagnostik wird Kontrastmittel und Luft, in der Menge abhängig von der Größe, über die liegende Kanüle in die Kavität injiziert und die dünne Punktionskanüle entfernt. Danach erfolgen Röntgenaufnahmen im a-p, und im schrägen Durchmesser sowie im Stehen. Im Renozystogramm wird die Wandkontur und eine evtl. Aussparung in der Kontrastmittelfigur beurteilt (s. Abb. 55 c).

Das entnommene Aspirat wird auf Fettgehalt, LDH, Protein und Glukose (VIAMONTE et al. 1975) sowie bakteriologisch und zytologisch untersucht. Mit Hilfe dieser zusätzlichen Parameter sind in Einzelfällen Zystenwand-Karzinome aufgedeckt worden: VIAMONTE· et al. (1975) fanden bei mehr als 300 Punktionen zytologisch 3 Karzinome. LANG sah 7 Zystenwand-Karzinome bei 442 „avasculären Tumoren"; dabei wurden 5 Fälle durch die Punktion diagonstiziert, die anderen beiden Patienten waren präoperativ nicht punktiert worden. Auch über Einzelfälle wird gelegentlich berichtet (TE BREUIL, 1979). H. WEISS 1979 fand bei 374 zystischen Prozessen kein Wand-Karzinom und wir selbst haben bei bislang mehr als 550 Punktionen ebenfalls kein Karzinom gesehen.

LANG (1966) fand histochemisch mit Sudan III Fett in allen Aspiraten von Zystenwand-Karzinomen und nekrotisch-zystisch zerfallenen Hypernephromen, dagegen nic in Aspiraten normaler Zysten, Konglomerat-Zysten, parapelviner Zysten und bei der polyzystischen Erkrankung.

LDH wird beim Zellverfall frei. Die Bewertung dieses Parameters ist jedoch unsicher, weil die Höhe wechselt; in unserem Krankengut bis zu 80 mU/ml. Werte darüber z. B. bei blutigem Inhalt, sind jedoch besonders zu beachten.

Die zytologische Bewertung ist schwierig, jedoch kommen dem Befund wichtige Konsequenzen zu. Regelmäßig findet der Zytologe Zystenwandendothelien und manchmal auch Tubulusepithelien aus dem Punktionskanal. Pathologische Zellen werden nach Papanicolaou I–V eingestuft.

In der gesamten uns zugänglichen Literatur wird lediglich ein falsch negativer Befund der Zytologie angegeben (VIAMONTE 1975). Bei diesem Patienten erfolgte dennoch die Freilegung der mutmaßlichen Zyste, wobei sich ein Wand-Karzinom fand. Die daraufhin nochmals erfolgte Durchmusterung des zytologischen Präparates ergab dann retrospektiv doch einen positiven Befund.

Wir selbst hatten einen falsch positiven zytologischen Befund (Abb. 28): Bei der Punktion zweier Zysten nebeneinander wurden vom Zytologen Zellen, die einem Adeno-Karzinom der Niere entsprechen könnten, gefunden. Bei der in der Konsequenz erfolgten Freilegung fanden sich, wie erwartet, 2 nebeneinander liegende Zysten (Abb. 28 c). Ein Tumor ließ sich nicht finden, auch nicht in den Schnellschnitten von Biopsien aus der Zystenumgebung. Bei diesem Befund konnten wir uns nicht zur Nephrektomie entschließen.

Diese Beispiele sollen die in Einzelfällen schwierige zytologische Befundung aufzeigen.

Bei solcher Art Vorgehen jedoch ist bislang nie über einen Fall berichtet worden, bei dem retrospektiv ein Zystenwand-Karzinom oder ein Karzinom in der zystentragenden Niere übersehen worden wäre.

Dieser überzeugende Beweis der sonographischen Zysten-Diagnostik mit zusätzlicher ultraschallgezielter Zystenpunktion hat inzwischen dazu geführt, daß nur noch sehr selten die Diagnose einer asymptomatischen zystischen Raumforderung eine Operationsindikation darstellt. Die Freilegung beschränkt sich auf die wenigen unklaren Fälle mit Zysten, die Komplikationen machen und solchen, aus denen hämorrhagischer Inhalt aspiriert wird.

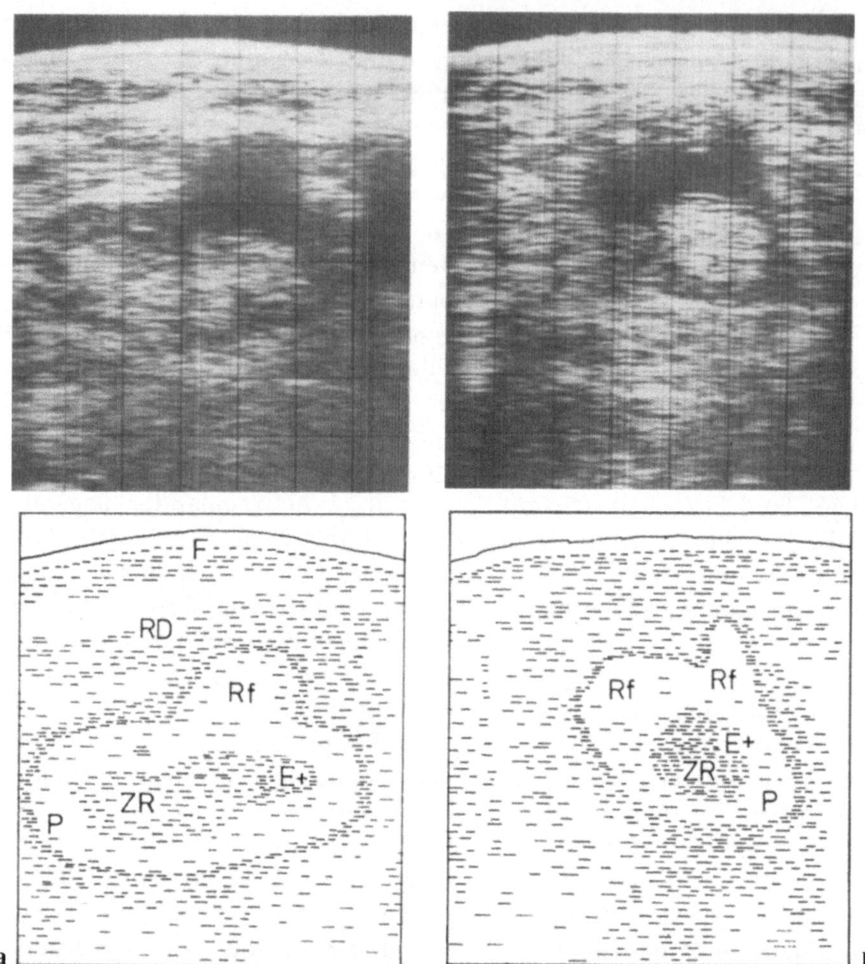

Abb. 28 a–c. Zwei zystische Raumforderungen nach dorsal im Bereich des oberen Nierenpols entwickelt. Sonographischer Zufallsbefund bei unauffälligem Urogramm. Die technisch sehr einfache Punktion ergibt zytologisch verdächtige Zellen. Aus diesem Grunde operative Freilegung: Zwei typische Zysten im Bereich der Konvexität der Niere **c.** Sorgfältige Exploration der Niere sowie Schnellschnittuntersuchungen aus dem Bereich und der Umgebung der Zysten ergeben keinen Hinweis für eine maligne Neubildung, so daß lediglich die Zysten abgetragen werden

Die Frage der Tumorzellverschleppung bei der unabsichtlichen Punktion in einen nekrotisch-zystischen Tumor wird immer wieder aufgeworfen und diskutiert. Der erfahrene Untersucher wird wohl nur selten zur Klärung solcher Fälle punktieren müssen. Sollte es aber einmal geschehen, so wäre die Tumorzellverschleppung wohl eher eine theoretische als praktische Komplikationsmöglichkeit (VAN SCHREEB et al. 1967). Metastasen im Punktionskanal sind nie beschrieben worden; dennoch wird man bei

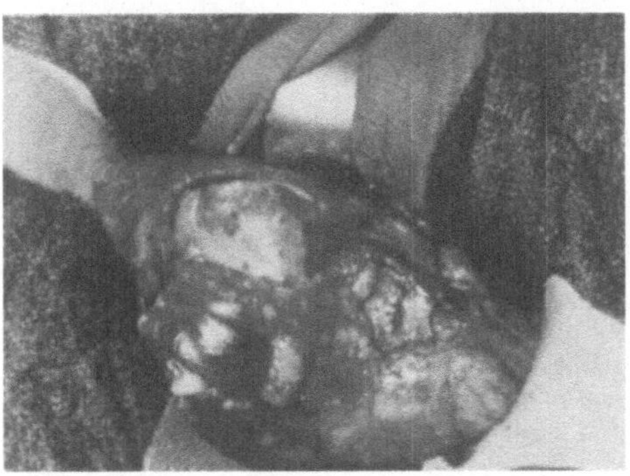

Abb. 28 c

der Punktion in keinem Fall aspirierend die Punktionskanüle herausziehen. Auch bei nur geringem Verdacht auf einen Tumor in der Niere besteht u. E. keine Indikation zur Punktion, sondern die absolute primäre Notwendigkeit der operativen Freilegung. Die Indikation zur Punktion im Rahmen der Abklärung einer urographischen Raumforderung geht aus der Tabelle 1 hervor.

Die ultraschallgezielte Zystenpunktion ist als ausschließlich diagnostische Maßnahme anzusehen. Nach eigenen Erfahrungen kommt es manchmal nach der Injektion von Kontrastmittel in die Zyste zur Verkleinerung; meistens aber ist auch nach dem Versuch, die Zyste leer zu punktieren, das ursprüngliche Volumen nach 3 bis 6 Monaten wieder aufgefüllt. Die Injektion von Lipiodol soll eine Obliteration bewirken, wurde aber wegen der Komplikationsmöglichkeiten wieder aufgegeben. Nach Injektion von Iophendylate (Pantopaque) sind Fieber und Schmerzen durch Übertreten der Substanz aus der Punktionsöffnung in das Retroperitoneum beschrieben worden, jedoch ließ sich

kein signifikanter Effekt auf die Zystengröße nachweisen (POLLACK et al. 1974).

Der Wert der so beschriebenen sonographischen Nierenzysten-Diagnostik liegt darin, daß urographische Raumforderungen oder deren Verdacht, z. B. bei schlecht oder nicht beurteilbaren Nierenkonturen sofort weiter abgeklärt werden können. Sind auch sonographisch alle Kriterien einer Zyste erfüllt, erübrigt sich jede weitere diagnostische Maßnahme, insbesondere die Renovasographie und die operative Freilegung. Dadurch kann die einfache sonographische Untersuchung mit der Punktion, die bei erfüllten Voraussetzungen durchaus ambulant und in der Praxis erfolgen kann, aufwendigere klinisch-diagnostische Verfahren ohne Sicherheitsverlust ersetzen.

c) Zystennieren

Auf die sonographische Darstellbarkeit von Zystennieren wird noch bei der Diagnostik des Nierenversagens hinzuweisen sein. Bei entsprechender

Tabelle 1. Vorgehen beim urographischen Verdacht einer Raumforderung

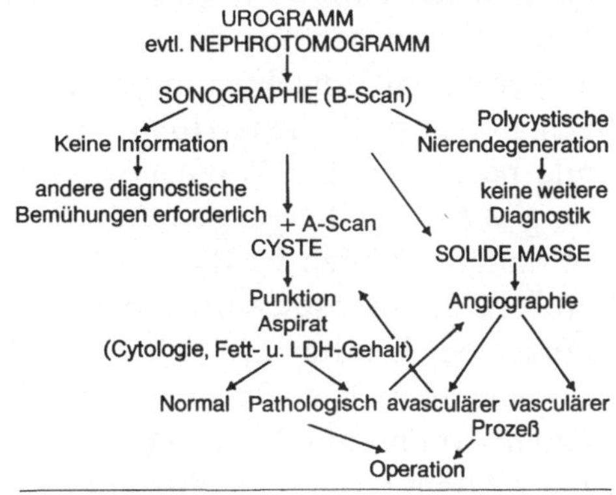

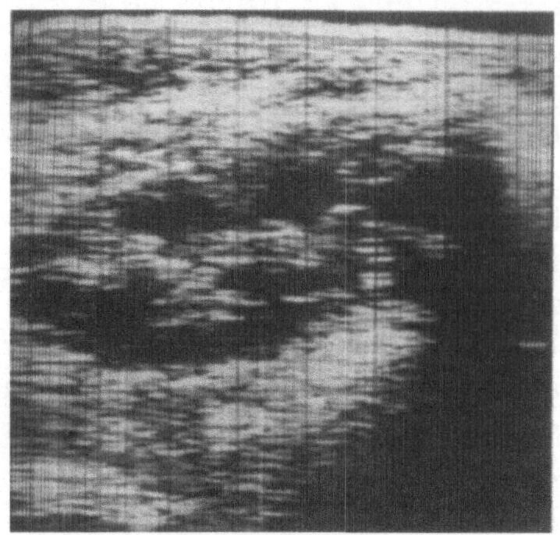
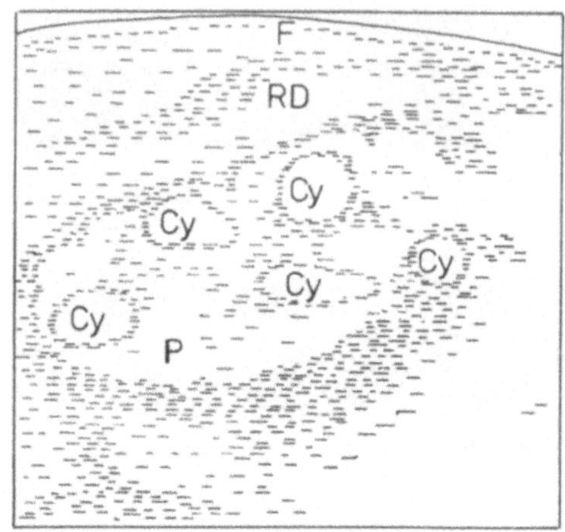

Abb. 29. a Frühes Stadium einer anamnestisch möglichen, röntgenologisch aber noch nicht nachweisbaren, sonographisch aber sicheren grob-zystischen Nierendegeneration. Deutlich erkennbar die groben rundlichen Parenchymaussparungen. **b, c.** Schon etwas fortgeschritteneres Stadium einer grobzystischen Nierendegeneration; besonders im Querbild fallen die zahlreichen zystischen Hohlräume dieser besonders im dorsoventralen Durchmesser vergrößerten Niere auf

Anamnese ist nach der klinischen Untersuchung die Diagnose auf Anhieb ohne Röntgen- oder nuklearmedizinische Untersuchung sonographisch zu stellen. Eine röntgenologische Information ist nur bei einer Kreatinin-Clearance über 20 ml/min noch zu erwarten (WEITZEL, 1974).

Das sonographische Bild der kongenitalen Zystennieren kann sehr bunt sein, abhängig vom Alter des Patienten und der klinischen Relevanz des Leidens. Von der nur diskreten Vergrößerung mit einzelnen unterschiedlich großen zystischen „Hohlräumen" und noch typischer Parenchymstruktur gibt es alle Übergänge (Abb. 29).

In anderen Fällen ist die Niere sehr groß, zeigt zahllose zystische Protuberanzen der Kontur und läßt nirgends – sonographisch nachweisbar – noch Parenchyminseln erkennen (Abb. 30). Ein ZRB im Längsscan oder ein ZRK im Querscan ist nicht mehr auszumachen. Diese Echoformationen sind ersetzt durch unregelmäßig gelegene scharfe helle Echos, über das ganze dann einförmige Bild verteilt. Diese Echos entsprechen Grenzflächen der dicht bei dicht liegenden größeren und kleineren Zysten.

Zwar sagt die Sonographie nichts über die Restfunktion solcher Nieren aus; sie kann aber unabhängig vom Ausmaß der Funktionseinschränkung eine sichere Diagnose stellen.

Man wird gleichzeitig sonographisch nach Leber- und Pankreaszysten suchen. Sollten sie bestehen, würde der Nachweis eines dabei häufiger kombiniert vorkommenden Hirnarterienaneurysmas den Wert einer Transplantation beim terminal-niereninsuffizienten Patienten in Frage stellen (WEITZEL 1974).

Bei bekannter Erblichkeit der grob-

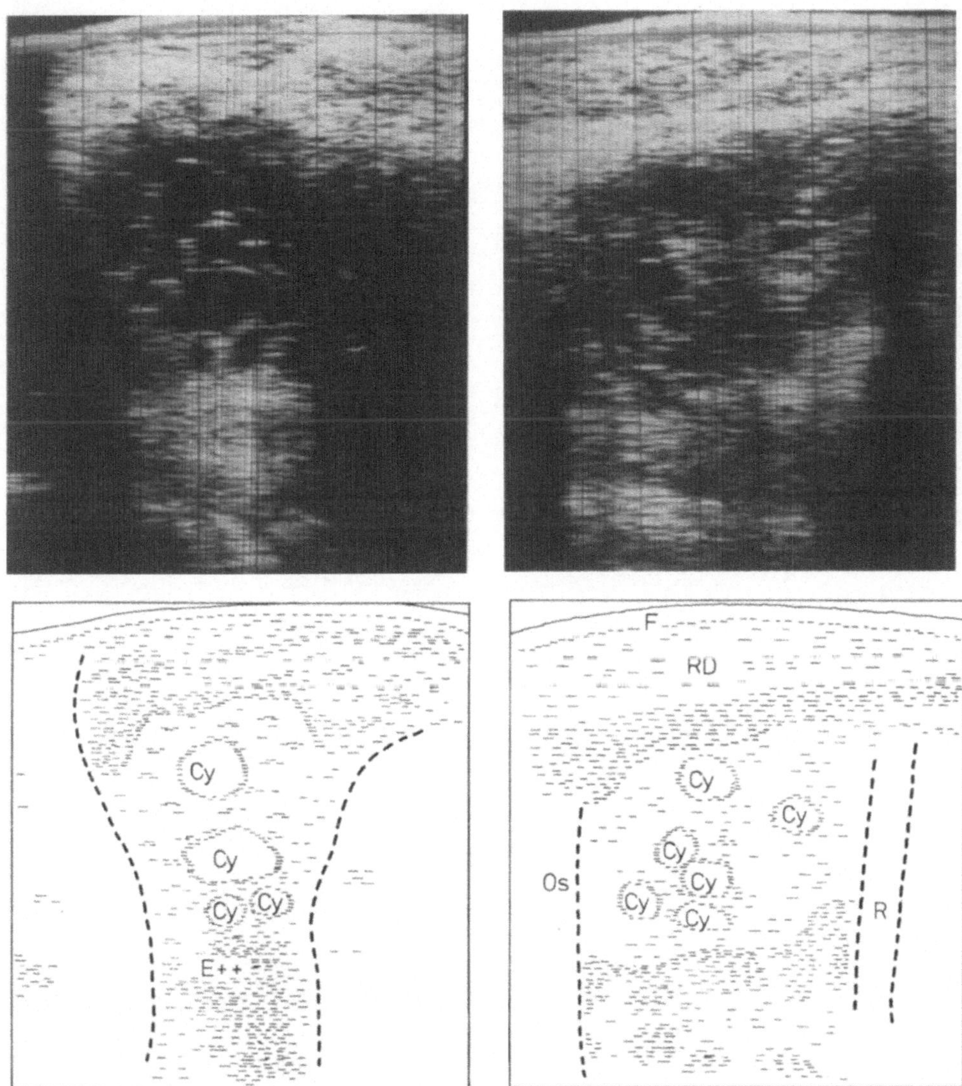

Abb. 29 b

Abb. 29 c

zystischen Nierendegeneration ergibt sich die Möglichkeit der sonographischen Verlaufskontrolle anderer Mitglieder solcher Familien. Der Wert solcher Untersuchungen kann in der Beruhigung nicht betroffener Angehöriger liegen. Beim erkennbar progredienten Nachweis von Nierenzysten dagegen wird man lediglich den Blutdruck und eine besondere Harnwegsinfektionsprophylaxe beachten müssen, um nicht durch diese Faktoren das verbleibende Nierenparenchym zusätzlich einer Schädigungsmöglichkeit auszusetzen.

Im Falle einer Zerreißung einer Zyste,

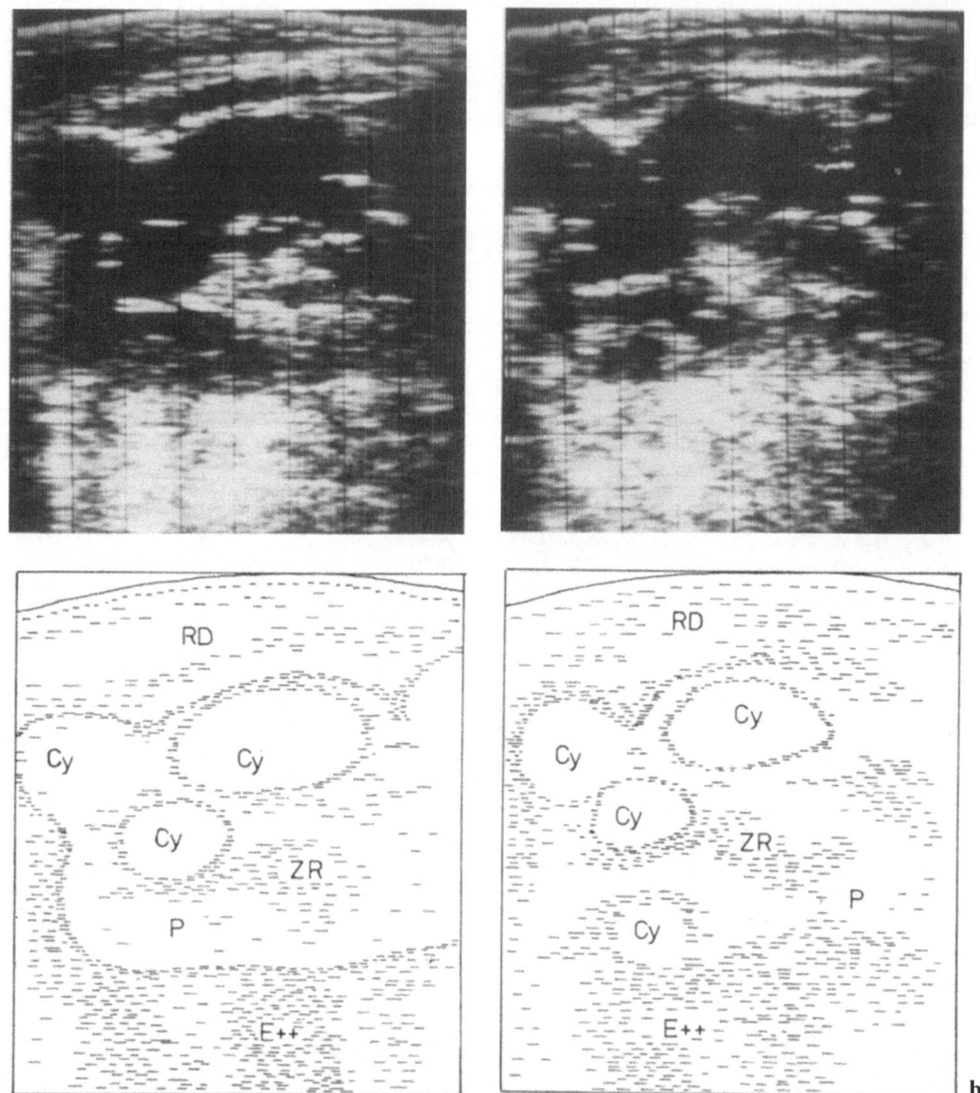

Abb. 30 a–c. **a** und **b** sind Längsscans, **c** ein Querscan: Fortgeschrittenes Stadium einer grob-zystischen Nierendegeneration. Es sind größere Zysten getroffen, die im dorso-kaudalen Anteil der sehr großen Niere das Nierenparenchym fast völlig ersetzt haben. Das zentrale Reflexband jedoch ist noch gut erkennbar

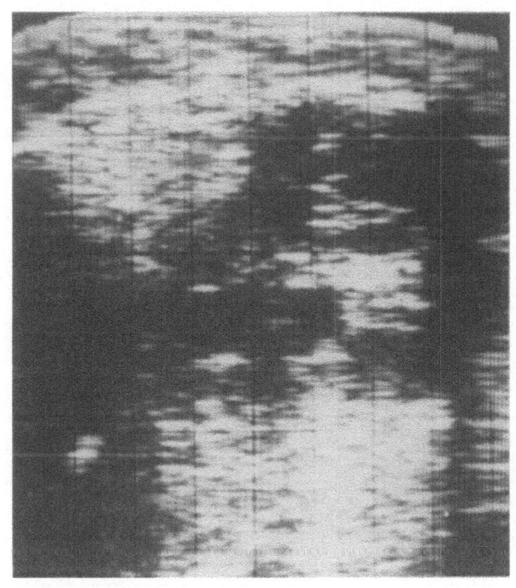

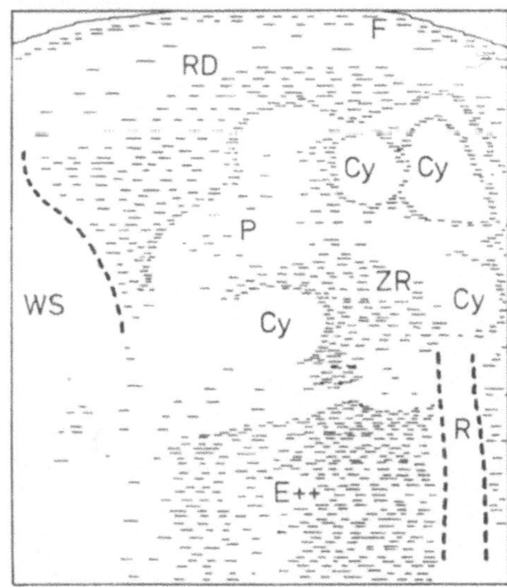

Abb. 30 c

die oft auch mit Einblutung oder Hämaturie einhergeht, kann die Sonographie wegen des generell sehr unregelmäßigen Reflexmusters nichts zur Differentialdiagnose gegenüber einer von der Nierendegeneration unabhängigen zusätzlichen Erkrankung, wie z. B. eines Tumors beitragen.

d) Die solide Raumforderung

Die solide Raumforderung der Niere läßt sich im sonographischen Bild typisch gegenüber der zystischen Veränderung abgrenzen. Diese Möglichkeit war die erste Domäne der Uro-Sonographie überhaupt. Die sonographischen Zeichen einer soliden Raumforderung sind typischerweise folgende:

1. Verbreiterung und/oder Verlängerung der Niere mit unregelmäßiger Kontur. (Abb. 16 b, 31, 32, 33, 34, 35, 36, 37)
2. Innerhalb der protuberanten Raumforderung unregelmäßig verstreut liegende Echos unterschiedlicher Intensität und Dichte. (Abb. 16 b, 32, 34, 37)
3. Verdrängung und Verzerrung des ZRB und ZRK. (Abb. 16 b, 31, 32, 34, 35, 37)
4. Keine wesentliche Änderung der Schalltransparenz.

Die typischen Zeichen werden im einzelnen in den Legenden der Abb. 31–37 und 40 erläutert. Die lokale Protuberation mit verstreuten, unregelmäßig dichten Echos bei unterschiedlicher Schalldurchlässigkeit sind zuverlässige Hinweise. So kann die sonographische Diagnose einer soliden Raumforderung der Niere eine Anhiebsdiagnose sein, wenn es sich um einen fortgeschrittenen und typischen Befund handelt. Es ist für Patient und Arzt gleichermaßen überraschend, wenn beim Symptom Makrohämaturie unmittelbar nach der klinischen Untersuchung mit Hilfe der Sonographie eine

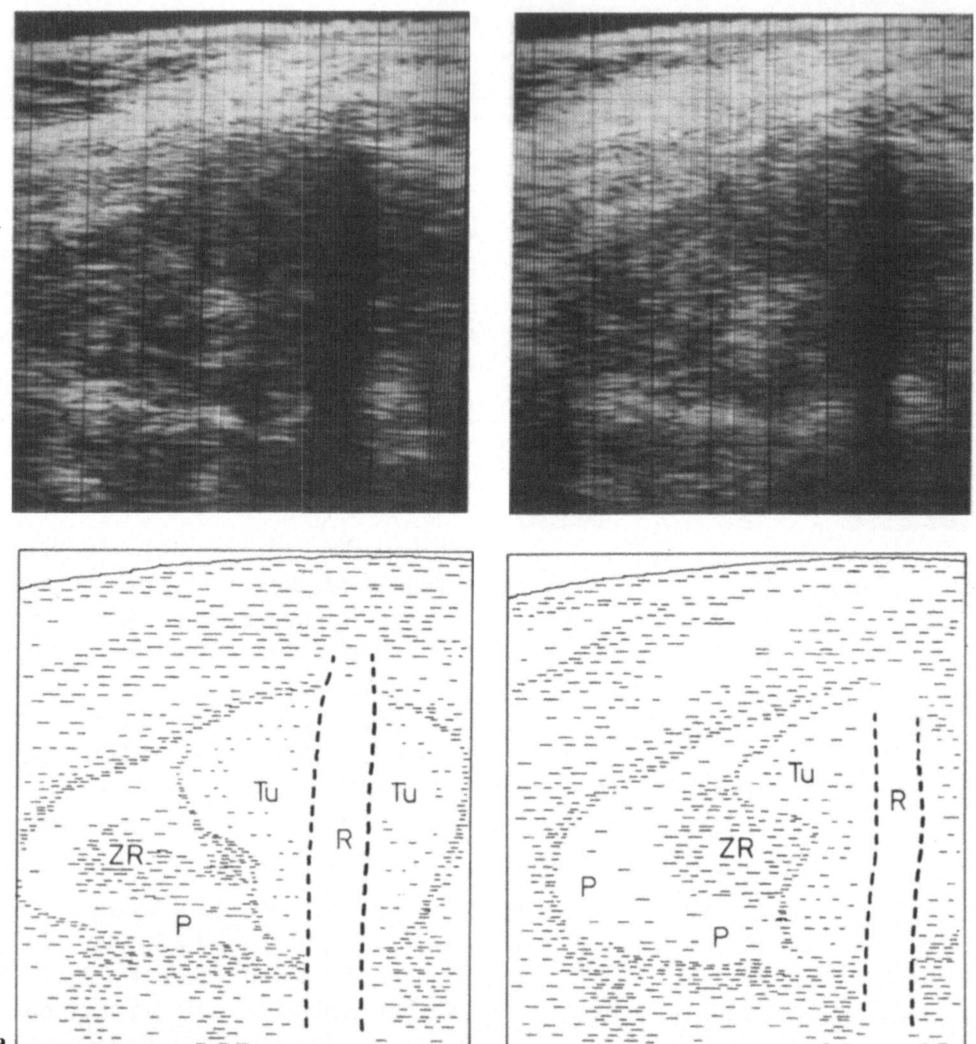

Abb. 31 a–e. a–c sind Längsscans, **d** ein Querscan. Schnitte durch einen linksseitigen
Nierentumor. Dieser erfaßt die ganze Tiefe der kranialen Nierenhälfte, sprengt und
verlängert die Kontur, ist jedoch recht homogen. Er wirkt weicher und weniger dicht
als das durch ihn komprimierte Nierenparenchym des unteren Pols. Der Tumor drängt
das zentrale Reflexband nach kaudal. Er zeigt kaum eine Änderung der Schalltransparenz. Der Querscan zeigt am besten die Entwicklung des Tumors nach dorso-lateral.
Das nephrosonographische Bild (**e**) entspricht gut dem Operationspräparat, s. Farbtafel S. 142

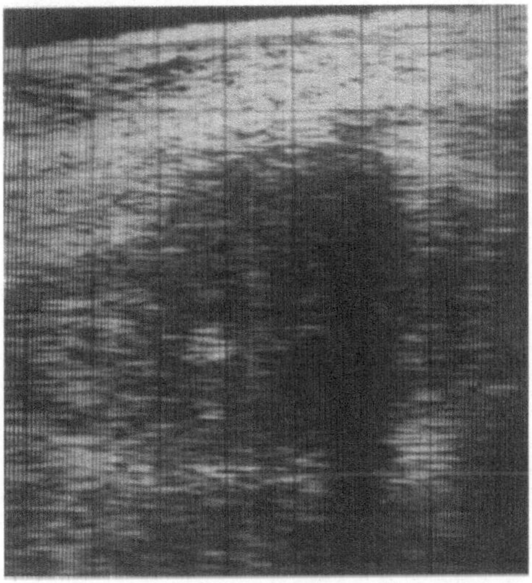

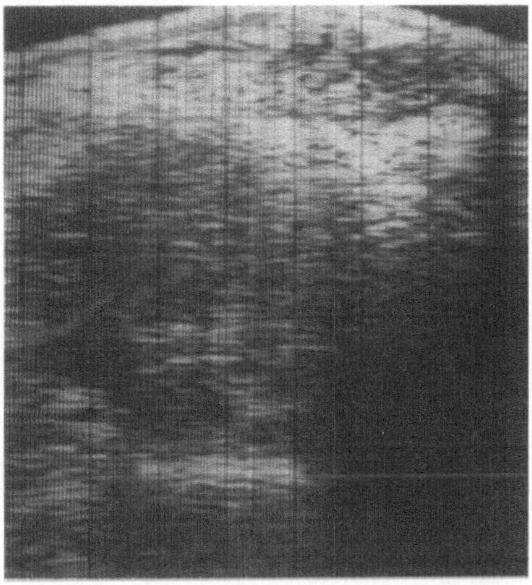

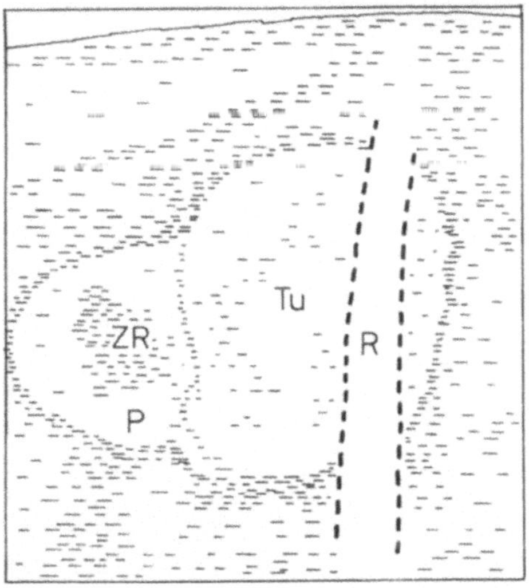

c

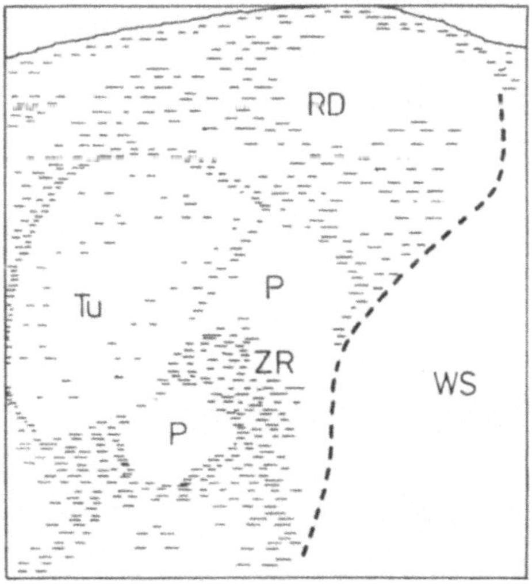

d

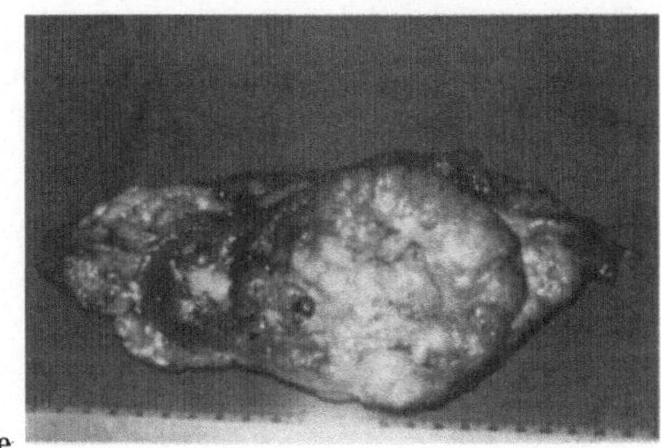

e

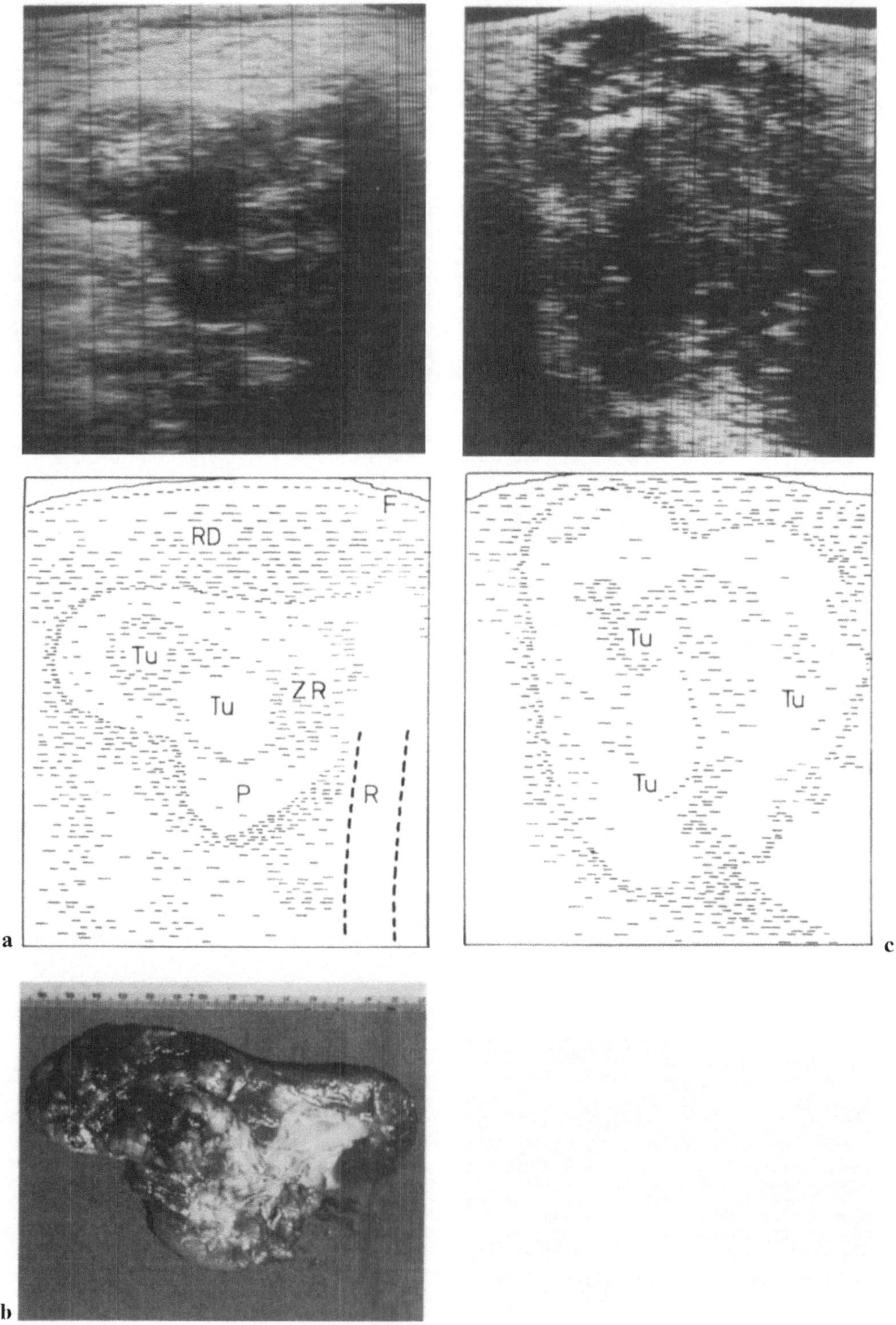

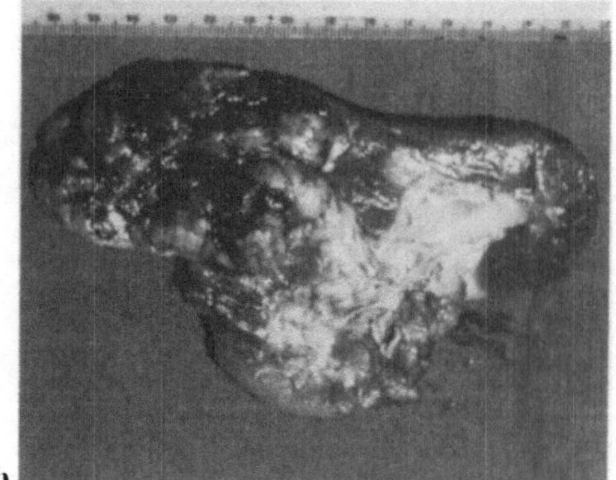

F
RD
Tu
Tu
ZR
P
R
Tu
Tu
Tu
a
c
b

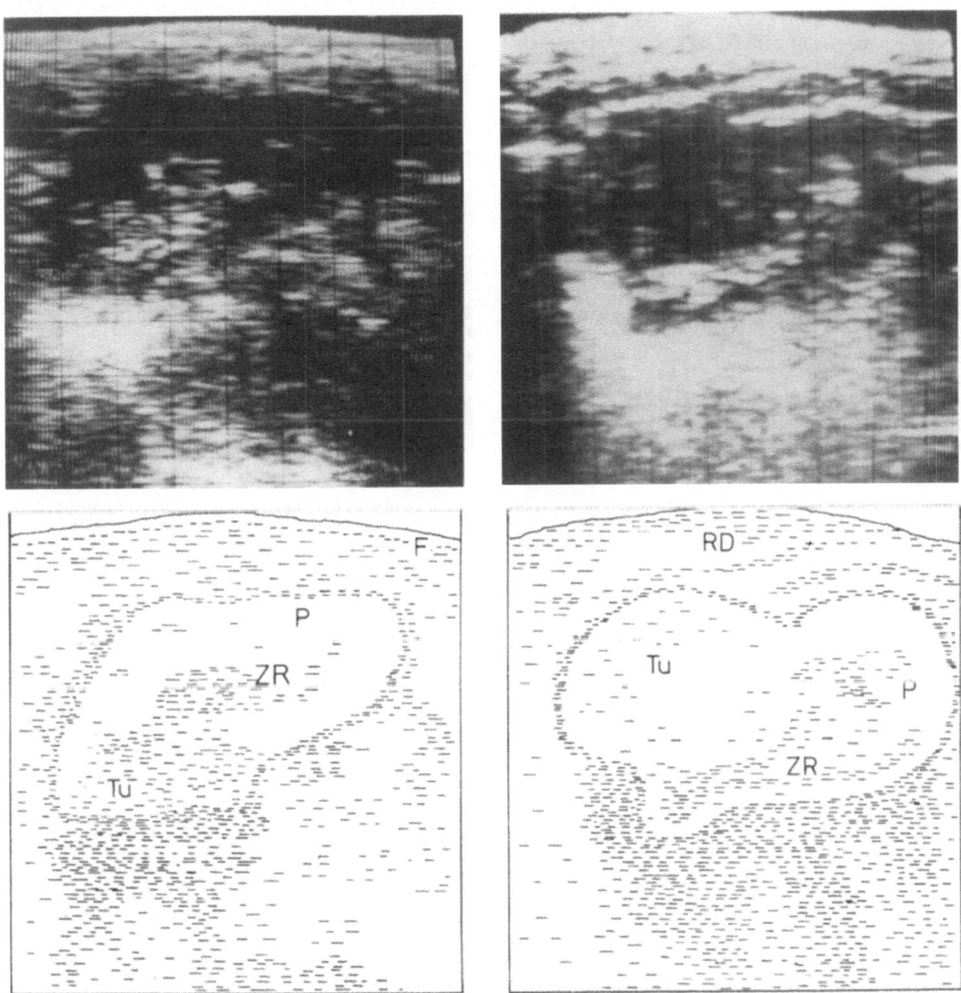

Abb. 33. Rechte Niere mit einem sehr kompakt wirkenden, nach kaudal ventral entwickelten Tumor

Abb. 34. Die dorsale Kontur der Niere wird durch einen nach kaudal entwickelten echohaltigen Prozeß gesprengt, der zudem das zentrale Reflexband nach ventral drängt. Wie in Abb. 33 sind alle Tumorzeichen erfüllt

Abb. 32 a–c. Zapfenförmig nach dorso-kaudal entwickelter „bunter" großer Nierentumor. Beachte die stark unterschiedliche Echostruktur innerhalb des Tumors. Das Nephrosonogramm **a** korreliert ebenfalls gut mit dem Operationspräparat **b,** s. Farbtafel S. 142. Dieser Tumor – ohne jede klinische Symptomatik – ist ein sonographischer Zufallsbefund. Andererseits kann ein verdächtiger klinischer Befund sonographisch sofort gesichert werden (32 **c**): Von ventral geschallter, bereits durchtastbarer großer Tumor im linken Oberbauch. Die unregelmäßige Kontur und die sehr unterschiedlich dichten und intensiven Echos bei normaler Schalltransparenz sichern die Diagnose einer sehr großen soliden, sicher malignen Raumforderung

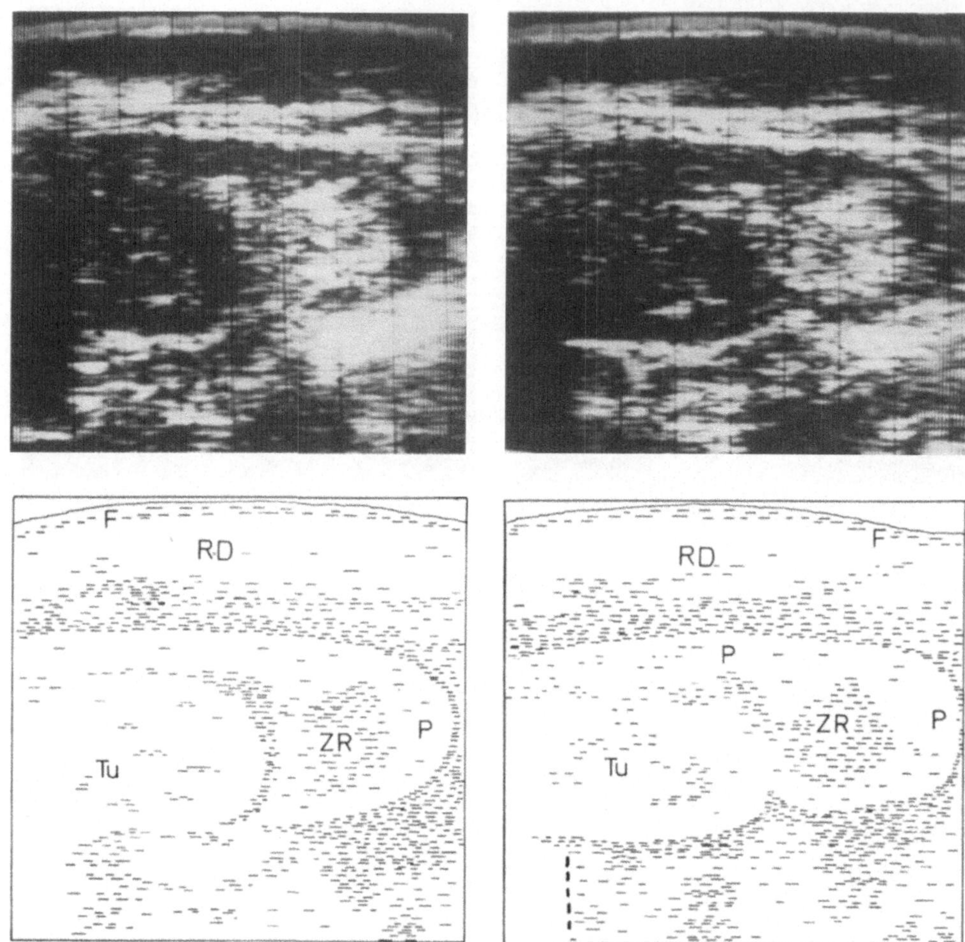

Abb. 35. 2 verschiedene Schnitte durch eine rechte Niere. Alle Tumorzeichen der nach kranial und ventral entwickelten Raumforderung erfüllt

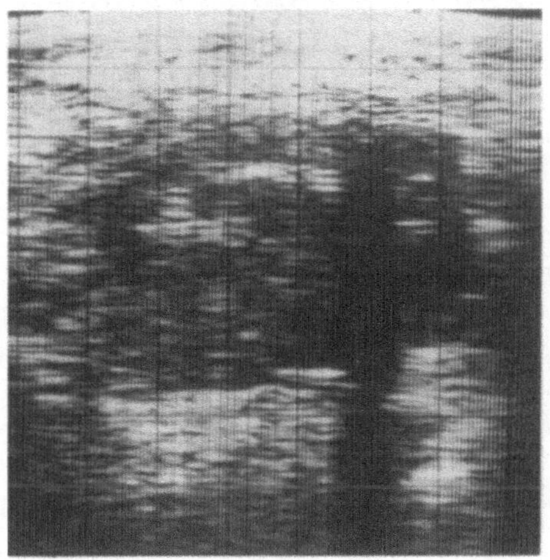 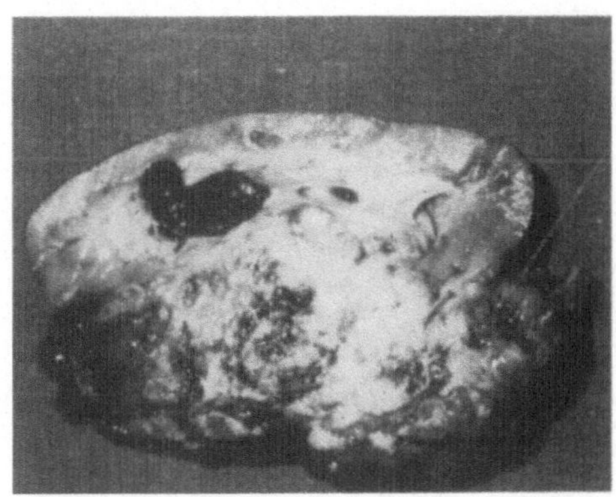

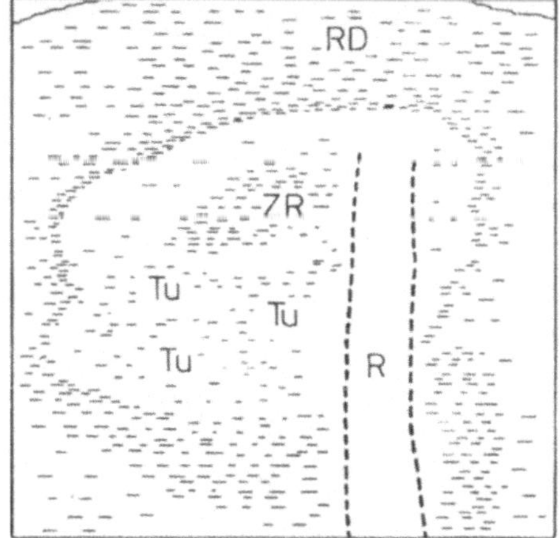

Abb. 36. Längsscan durch eine kleine Niere bei einem 78jährigen Patienten mit einer großen, nach ventral entwickelten Raumforderung. Der Prozeß sprengt weit die ventrale Kontur und drängt das ZRB nach dorsal. Er schiebt sich zapfenförmig in den Hilusbereich hinein, s. Farbtafel S. 142

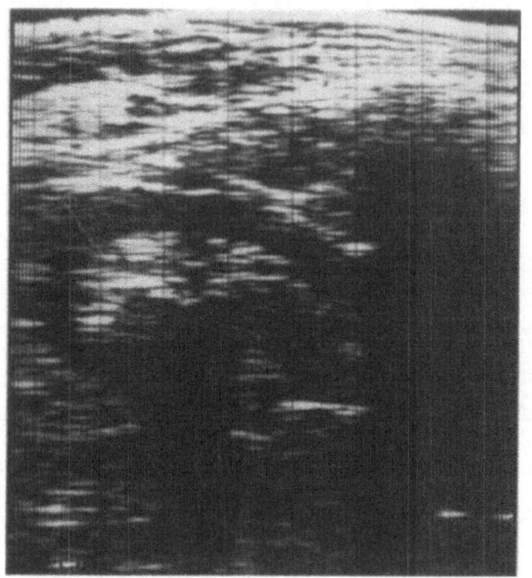

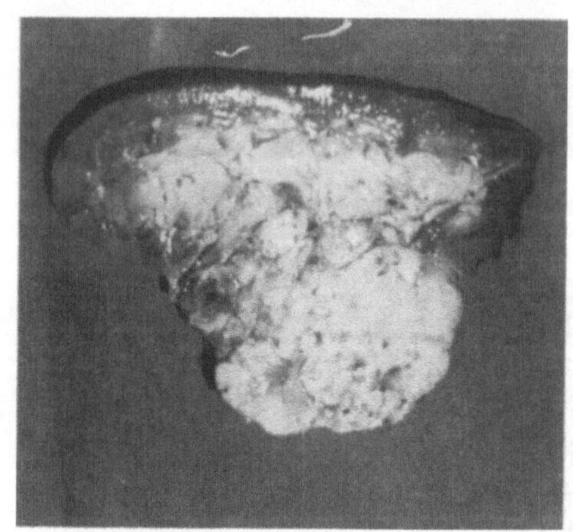

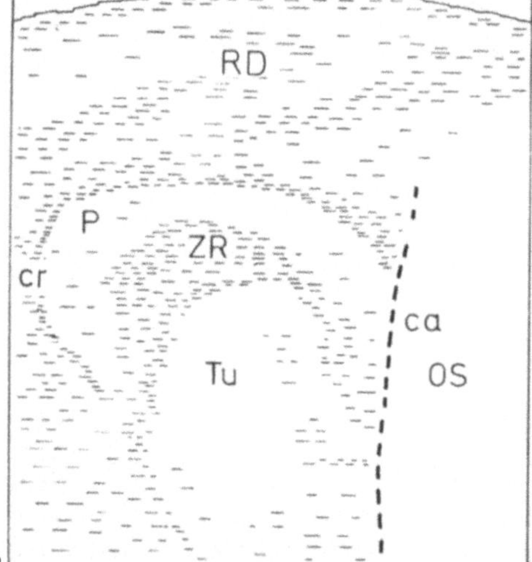

Abb. 37 a, b. Ähnlicher Schnitt **a**, wie in Abb. 36. Eine ganz weiche, flaue Masse über-
ragt die ventrale Kontur und drängt ebenfalls das dichte zentrale Reflexband nach dorsal. Der weiche Tumor ist nach ventral hin nicht ganz abgrenzbar bei einem recht adipösen ateminsuffizienten Patienten. Gute Korrelation mit dem Operationspräparat **b,**
s. Farbtafel S. 142. Das Urogramm und Renovasogramm ergaben keine eindeutigen
Tumorhinweise bei diesem ausgeprägten Befund

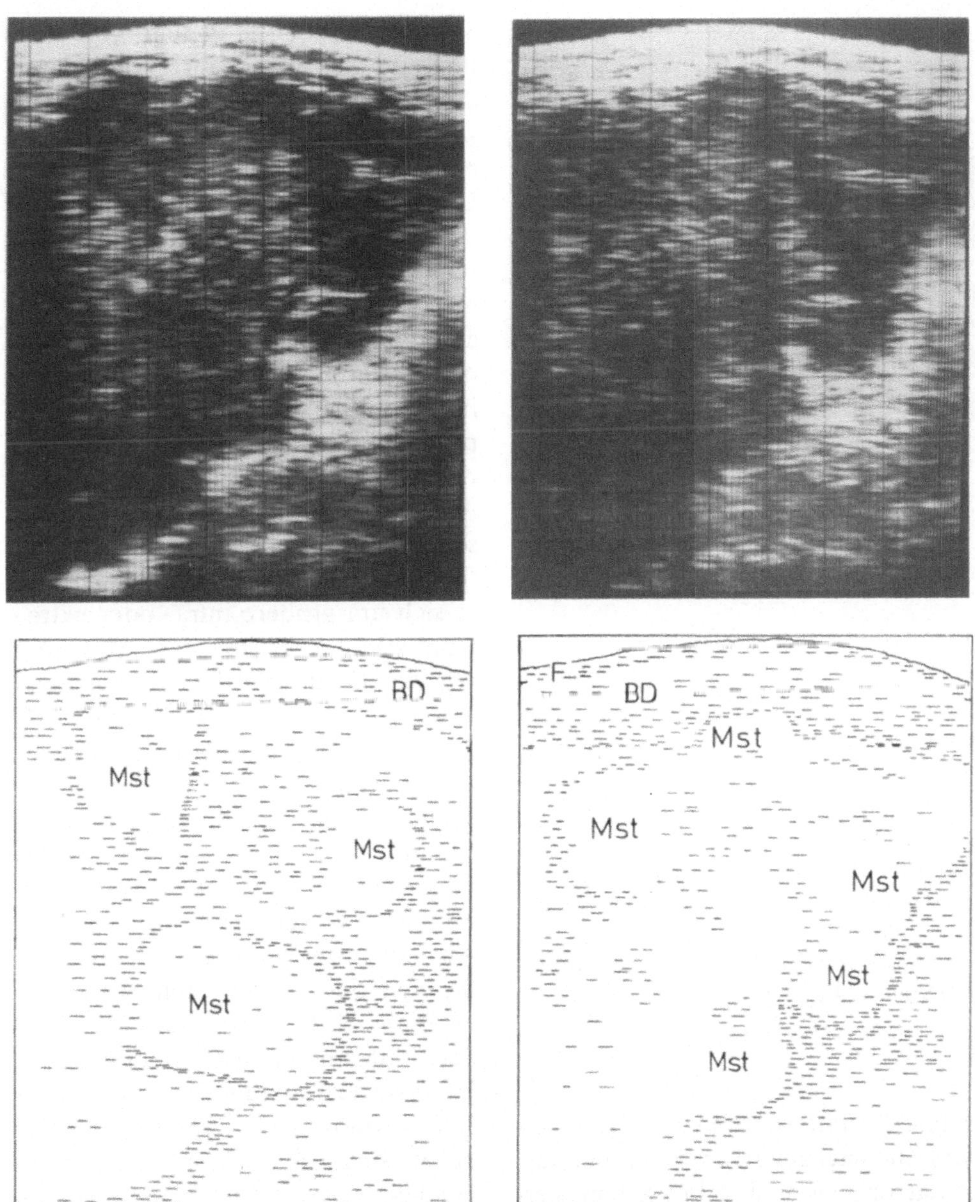

Abb. 38. Schnitt durch die Leber: Schallapplikation von ventral. Die ungeregelte Kontur und die abgegrenzten Areale sowie das stark unterschiedliche Echostrukturmuster sind sichere Zeichen einer fortgeschrittenen Lebermetastasierung bei einem ebenfalls sonographisch nachgewiesenen Nierentumor

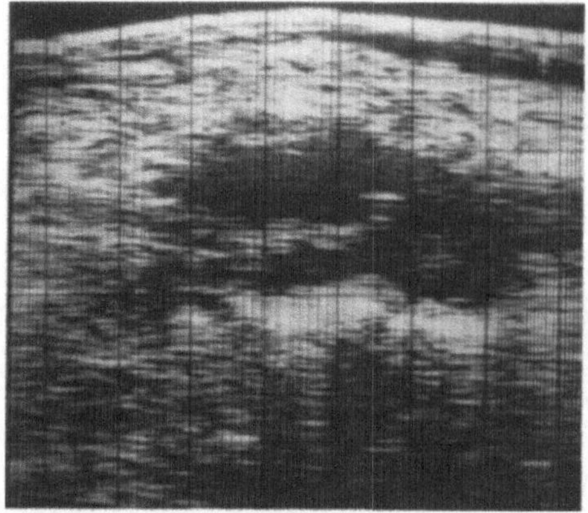

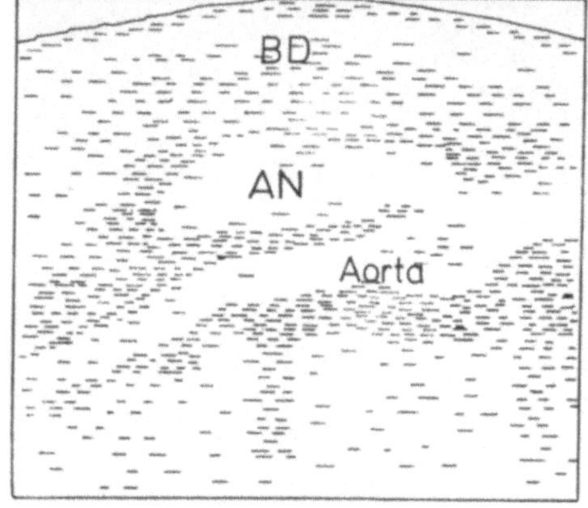

Abb. 39. Als Nebenbefund bei einer sonographischen Nieren- und Leberexploration fällt ein Aortenaneurysma auf. Die intraluminären Echos entsprechen thrombotischem Material

solide Raumforderung der Niere als Ursache nachgewiesen werden kann.

Zusätzlich wird man bei jedem Verdacht die Leber einstellen, um gegebenenfalls schon sonographisch eindeutige Metastasen nachweisen zu können (Abb. 38).

Dabei lassen sich auch gelegentliche Nebenbefunde – wie z. B. ein Aortenaneurysma – gleichzeitig erfassen. (Abb. 39).

Solche „groben" sonographischen Befunde der Leber, der Gallenblase, des Pankreas oder auch der Aorta sind vom Bild her dem sonographierenden Urologen durchaus geläufig. Über die Art und den evtl. Malignitätsgrad kann die Sonographie als rein morphologische Untersuchungsmethode natürlich nichts aussagen; andererseits weiß man, daß die soliden Raumforderungen der Niere fast immer maligne sind und meistens hypernephroiden Karzinomen entsprechen.

Aber keineswegs immer sind alle sog. sonographischen Tumorzeichen erfüllt und keineswegs immer handelt es sich um größere intra- oder extrarenal wachsende Tumoren. Abhängig von der Erfahrung des Untersuchers wird man bei entsprechendem Verdacht bei der dynamischen Untersuchung nach anderen fakultativen Zeichen suchen, um durch zahlreiche Variationen der Schallkopfapplikation vielleicht doch einen fraglichen Befund zu klären (Abb. 40).

Auch die immer wieder gefragte Größe, von der an ein Tumornachweis möglich wird, hängt viel mehr von der Erfahrung und dem Bemühen des Untersuchers ab, als von dem Auflösungsvermögen des Gerätes, das dabei wichtig, aber sekundär ist. Gelegentlich kann es gelingen, Prozesse um 2 cm im Durchmesser eindeutig darzustellen, wenn diese z. B. von einer Kapsel mit hohem Impedanzsprung umgeben sind. Andererseits können bei Fehlen aller Tumorzeichen auch größere Prozesse zunächst unerkannt bleiben. Die sonographische Beurteilung kann schwierig –

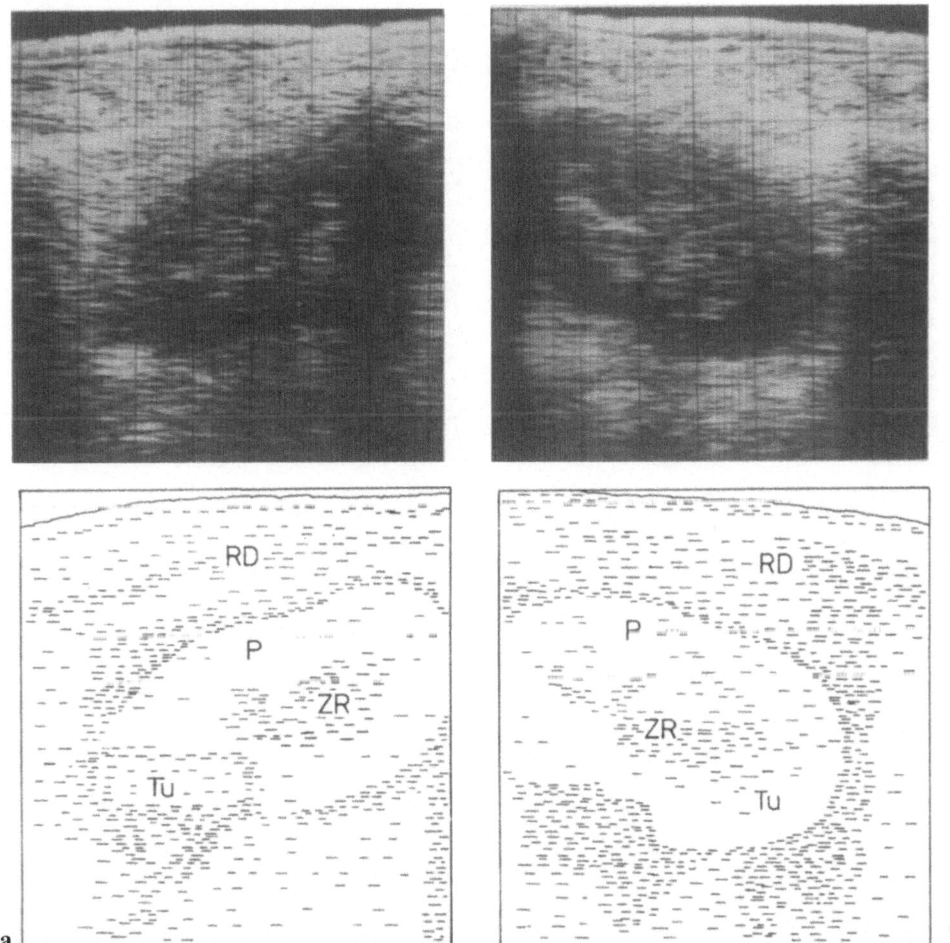

Abb. 40 a–d. Verschiedene Schnitte durch einen unteren Nierenpol. In **a** fällt zunächst nur die unregelmäßige Kontur und die Änderung des Strukturmusters auf. In **b** wird die Ausweitung der unteren Polkontur und in **c** (s. S. 56) der Sprung zur Protuberanz deutlich. In **d** wird dann ganz deutlich, daß am unteren Pol ein Vorsprung mit verändertem Echostrukturmuster hängt. Die übrige Niere ist unauffällig

auch unmöglich sein – z. B. bei sehr adipösen Patienten oder solchen, bei denen der obere Pol auch bei tiefer Inspiration nicht herunterkommt. Das Schallfenster des Interkostalraumes ermöglicht dann keinen genügenden Einblick, zumal bei starrem Thorax und Ateminsuffizienz. Bei solchen Verhältnissen kann die Sonographie dann keine Aussage machen, also weder einen Verdacht bestätigen noch ausschließen. In diesen – wenn auch seltenen – Fällen müssen dann andere diagnostische Verfahren bei fortbestehendem Verdacht herangezogen werden. Dafür kommen gege-

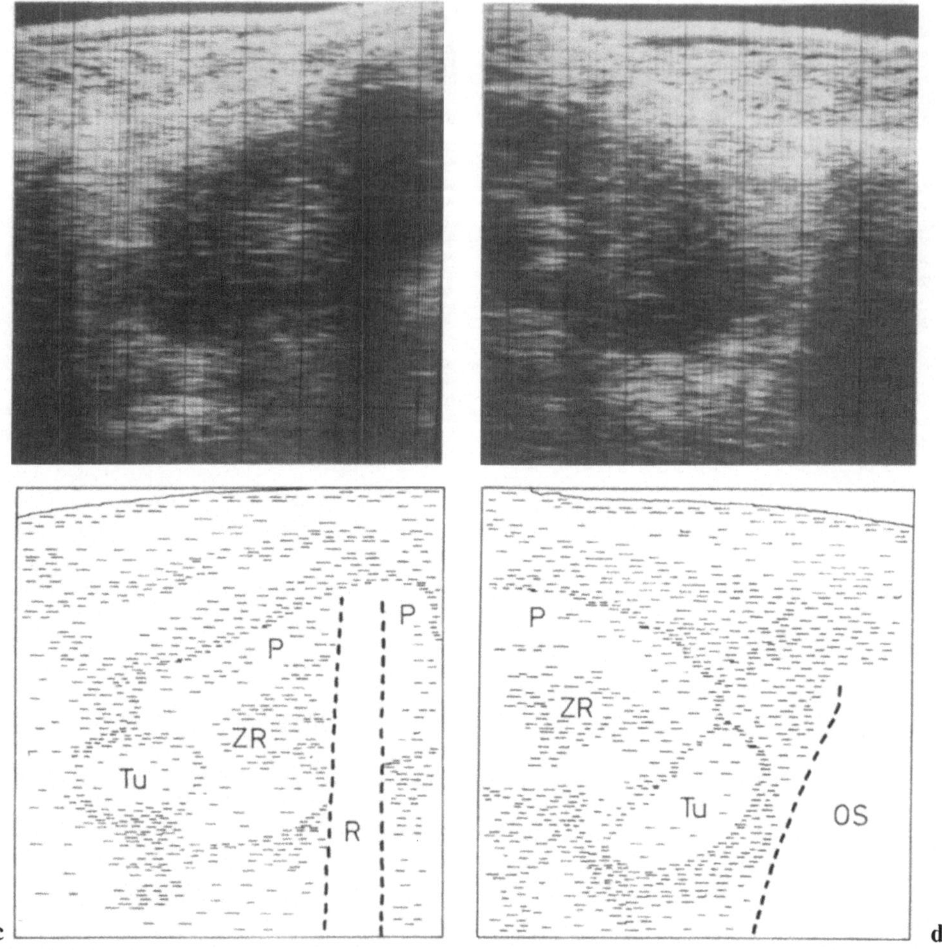

Abb. 40 c, d

benenfalls die Computertomographie und die Renovasographie in Betracht. Erst dann aber besteht eine wirkliche Indikation zur Computertomographie. Die Nephrosonographie und Computertomographie können keine konkurrierenden Verfahren sein, weil sie vom Aufwand, von der Indikation und von der primären Fragestellung her nicht vergleichbar sind. Kann die Nephrosonographie im Zusammenhang mit den Vorbefunden die Diagnose stellen, erübrigt sich die Computertomographie. Mögliche Metastasen in Hiluslymphknoten werden in der Konsequenz bei der transperitonealen Tumornephrektomie mit radikaler Lymphadenektomie im Bereich des Gefäßkreuzes ipsi- wie kontralateral entfernt und histologisch, nicht röntgenologisch, gesichert.

Anders dagegen die Aortographie und die selektive Renovasographie. Wegen der Art der Gefäßversorgung und möglicher akzessorischer Gefäße halten wir diese ebenso wie die Kavographie für wichtig als präoperative Information auch bei eindeutiger sonographischer Tumordiagnose. Nur in Einzelfällen haben wir bislang auf diese Information verzichtet.

Vor der Ära der Lymphknotenresektion auch beim Nierentumor, konnten wir einmal ein lokales Tumor-Rezidiv im Bereich des Gefäßstumpfes von etwa Tischtennisballgröße sonographisch nachweisen und operativ sichern. Aus diesem Grund stellen wir weiterhin in den Verlaufskontrollen und der Nachsorge solcher Patienten die betroffene paralumbale Region ein, die dann in der Regel von Darmkonvolut eingenommen wird.

Aus den geschilderten Möglichkeiten soll hervorgehen, daß die Nephrosonographie als Screening für Nierentumoren ohne Voruntersuchung sicher nicht in Betracht kommt. Grundlage der Tumordiagnostik nach der Anamnese, der klinischen Untersuchung und der Laboranalyse bleibt das Urogramm und gegebenenfalls das Nephrotomogramm. Wenn Konturen, Spreizeffekte oder unterschiedliche Anschoppungen verdächtig erscheinen, kann die Nephrosonographie gezielt weiter differenzieren und in den meisten Fällen einen Verdacht sichern oder ausschließen. Solche unmittelbare Befundklärung hat sich besonders im ambulanten Bereich als wertvoll und effektiv erwiesen.

4. Die röntgenologisch stumme Niere

a) Nierenaplasie

Die sonographische Aussage einer Nierenaplasie ist schwierig und kann nur eine Ausschlußdiagnose sein. Findet man nach Abtastung der normalen Region paralumbal und auch von ventral her im Bereich möglicher Dystopien keines der sonographischen Zeichen einer Niere, aber gegebenenfalls eine stärker kompensatorisch hypertrophierte kontralaterale Niere, kann man bei auch röntgenologisch fehlenden Hinweisen eine Nierenaplasie annehmen, die aber an sich selten ist.

b) Nierenhypoplasie

Eine kleine kongenital hypoplastische Niere, die vielleicht auch noch dystop liegt, kann dem sonographischen Nachweis durchaus entgehen. Andererseits ist die Darstellbarkeit von Größenunterschieden beider Nieren – sei er kongenital hypoplastisch oder erworben postentzündlich bedingt – eine Domäne der Nephrosonographie (Abb. 80).

Dabei kann die Konturierung der Niere besonders im Längsschnitt und die Dichte des verbliebenen Parenchyms ein differentialdiagnostisches Kriterium der „kleinen Niere" sein. Die Zeichen der Tabelle 2 sprechen für eine entzündlich bedingte Reduktion der Nierengröße (Abb. 5, 80, 85) während ein nur verminderter Maß-

Tabelle 2. Sonographische Zeichen einer Schrumpfniere

---

1. Erschwerte Darstellbarkeit (Exsikkose)
2. Größenverminderung
3. Dichteres Parenchymstrukturmuster
4. Unregelmäßige und nicht ganz scharfe Konturierung
5. Flauerer Übergang vom Parenchym zum ungeordneten Echoverband des ZRB
6. Eingeschränkte Atemverschieblichkeit.

---

stab einer sonst normalen Nierenfigur für eine Hypoplasie sprechen würde.

c) Harnstauungsnieren

Bei der röntgenologisch stummen, gegebenenfalls gestauten Niere kann der sonographische Befund oft schon die Ursache klären oder aber über das weitere diagnostische Vorgehen entscheiden. Hierbei stellt die Unabhängigkeit der Sonographie von der exkretorischen Nierenfunktion einen wichtigen Vorteil dar, der dem Patienten mancherlei aufwendigere Untersuchungen ersparen kann.

Am einfachsten ist die Diagnostik bei röntgenologisch stummer Niere, wenn klinisch eine typische Koliksymptomatik vorliegt. Obwohl auch röntgenologisch in Spätaufnahmen bis zu 24 h oder mehr meistens eine vollständige Information möglich wird, ist diese sonographisch unmittelbar erhältlich (Abb. 6, 47).

Eine solche Niere ist zufolge der Anschoppung etwas größer als der Norm entsprechend und gerade deswegen besonders gut darzustellen.

Typisch ist die Spreizung des ZRB und des ZRK mit dem dicken Echowall, der für ein akuteres Geschehen spricht im Gegensatz zur chronisch langfristigen Stauung mit dem schmaleren Echoring (Abb. 41).

Man findet diese Art chronischer Stauungsnieren bei sehr langsam zunehmender Abflußbehinderung, wie z. B. bei der Schädigung der prävesikalen Harnleiteranteile nach Strahlentherapie gynäkologischer Karzinome oder auch bei der retroperitonealen Fibrose. Diese Art der Abflußbehinderung ist sonographisch nicht zu unterscheiden von der allgemeinen Hypotonie eines Nierenbeckenkelchsystems und eines Harnleiters, wie man sie bei langfristigen chronischen Entzündungen durch den Elastizitätsverlust findet, z. B. nach langjährigem asymptomatischen und dadurch unbehandelten zysto-renalen Reflux (Abb. 42).

Das pathologisch-anatomische Substrat – nämlich Verlust der muskulären Wandelemente – ist bei der langsam zunehmenden mechanischen Abflußbehinderung wie bei der langjährig schwelenden Entzündung das gleiche. Die unterschiedliche Echodicke des sonographisch typischen Stauungsringes (ring sign) in der Nierenfigur ist durch den Stauungszustand in der Niere selbst bedingt: Bei der akuten, z. B. steinbedingten Abflußbehinderung ist die Niere strotzend angeschoppt, dagegen ist sie bei dem chronisch zunehmenden Elastizitätsverlust insgesamt eher schlaff und das Hohlsystem hypoton weitgestellt.

Ganz anders dagegen stellt sich ein

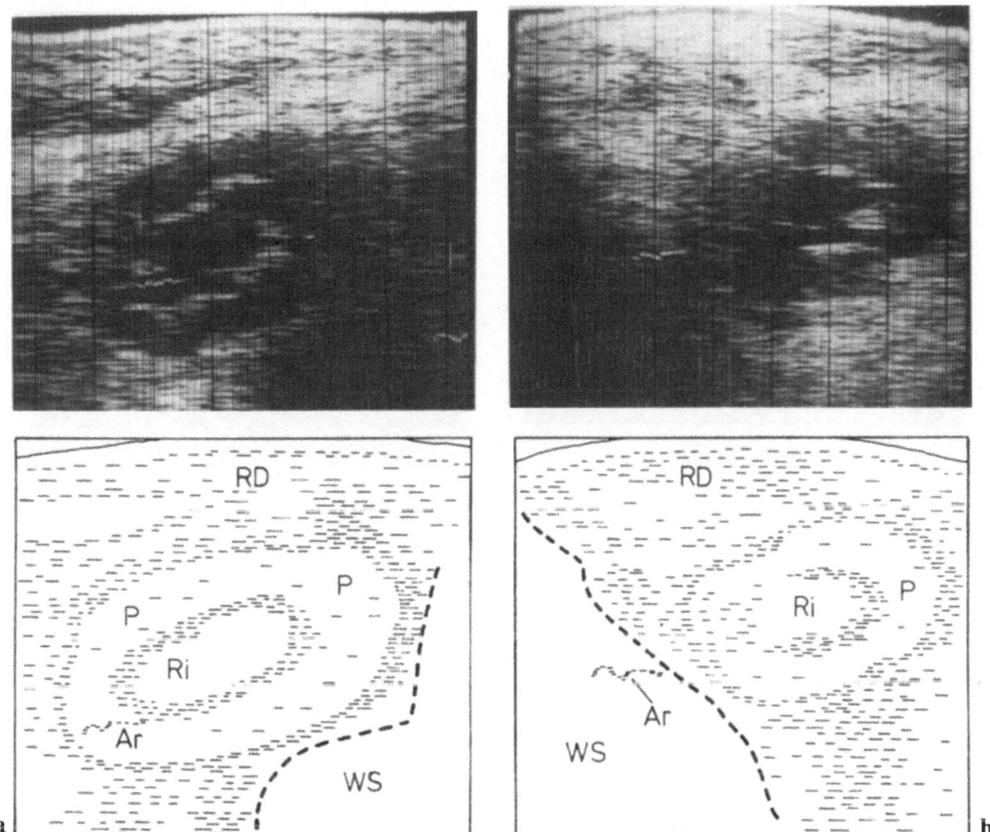

Abb. 41 a, b. Längs- **a** und Querscan **b** einer röntgenologisch auch in Spätaufnahmen stummen Niere. Man erkennt in beiden Schnitten die Ringfigur mit dem recht dünnen Echowall. Diese Figur findet man typischerweise bei Abflußbehinderungen mit sehr langsamer Progredienz. Hier schwerer Strahlenschaden des prävesikalen Harnleiteranteils nach gynäkologischem Malignom. Die gewellten queren Echos *(Ar)* entsprechen Artefakten, Schwalben genannt

lediglich noch hydronephrotischer Sack, aus welchem Anlaß auch immer, dar, der bei ganz oder größtenteils fehlendem Parenchym im Urogramm natürlich auch stumm bleiben muß. Solche extremen Hydronephrosen entsprechen sonographisch dem Bild einer großen Zyste. Die Differentialdiagnose wird leichter durch Kenntnis der Vorgeschichte und der urologischen Möglichkeiten:

Bei Kindern kommt am ehesten die kongenitale Harnleiterabgangsstenose in Betracht (Abb. 43), bei älteren Patienten eine langsame ureterale Obstruktion aus verschiedenen Ursachen (Abb. 44).
Zur weiteren präoperativen Diagnostik solcher Art röntgenologisch stummer Nieren bietet sich die ultraschallgezielte antegrade Pyelographie an (s. S. 66).

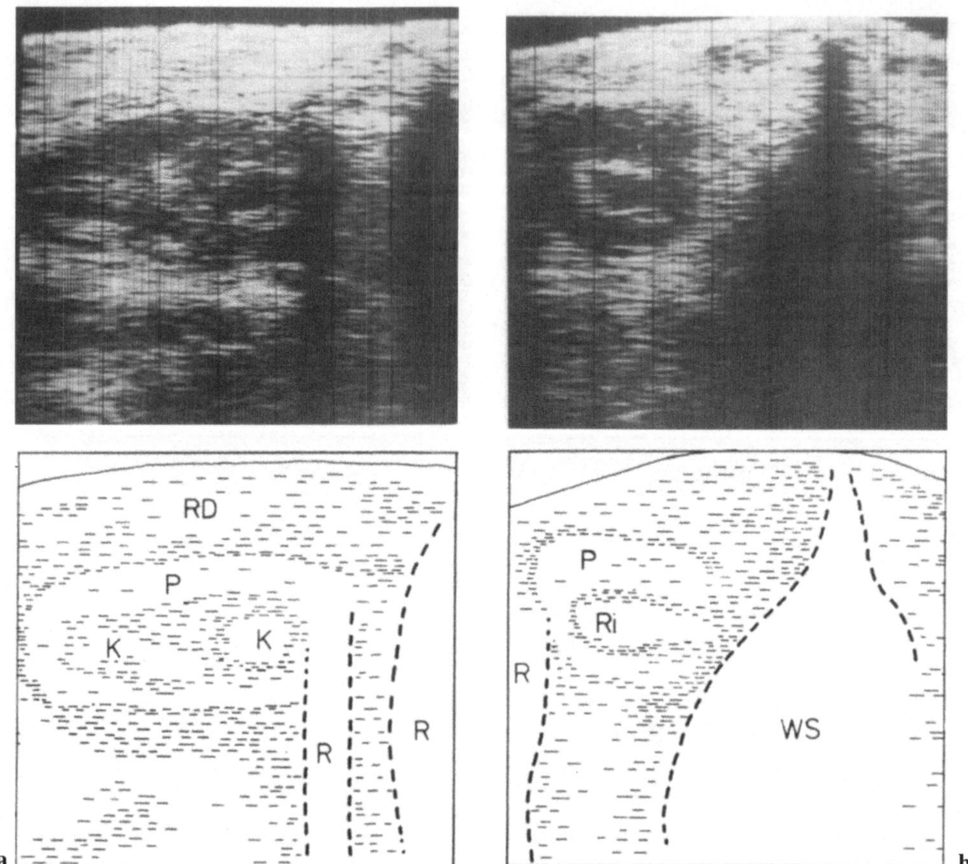

Abb. 42 a, b. Längs- und Querscan durch eine nicht mechanisch gestaute Niere. Es handelt sich vielmehr um eine entzündliche Hypotonie des Nierenbeckenkelchsystems bei langfristiger chronischer Entzündung der Harnwege. Man sieht besonders im Längsscan die unregelmäßige Dilatation der Kelche. Im Querscan ist das stark hypoton veränderte Nierenbecken, erkennbar an der exzentrisch medialen Lage, dargestellt

Natürlich lassen sich auch alle weniger extremen Formen der Stauung im Nierenbeckenkelchsystem, wie dargestellt, nachweisen. Eine nicht oder kaum bemerkte Harnleiterabgangsstenose kann ein Zufallsbefund sein (Abb. 20).

Andererseits kann eine Abgangsenge Ursache für unklare Rückenschmerzen und rezidivierende Harnwegsinfekte oder auch kausal für eine Steinbildung verantwortlich sein. Abgesehen von der möglichen Unterscheidung einer akuten von einer chronischen Harnstauungsniere anhand der Dicke des Echoringwalles kann man über die Ursache der Abflußbehinderung in der Regel sonographisch nichts aussagen. Immer aber kann im Querscan geklärt werden, ob es sich um ein großes extrarenales oder intrarenales Nierenbecken handelt und ob und wie stark der umgebende Parenchymsaum reduziert ist bis hin zur „Wassersack-Niere". Da es sich gerade bei Harnstauungsnieren und insbesondere bei Harnleiterabgangsstenosen um Operationsindikationen handelt, wird im Kapitel „Sonographische Befunde nach Operationen an der Niere und den ableitenden Harnwegen" darüber noch zu berichten sein.

d) Das akute Nierenversagen

Von besonderem unmittelbaren Wert erweist sich die Sonographie bei der Differentialdiagnose des akuten Nierenversagens (NV). Diese Symptomatik erfordert ja für das therapeutische Vorgehen die sofortige Klärung der Ursache. Die Nephrosonographie

kann als rein morphologische Untersuchungsmöglichkeit nichts über die Funktion und das Ausmaß der Einschränkung aussagen. Gerade diese Unabhängigkeit von der Nierenfunktion erweist sich bei der Diagnostik des NV als besonderer Vorteil. Während das Urogramm auch in Spätaufnahmen oft keine Information geben kann, und ein zusätzlicher zytotoxischer Effekt des Kontrastmittels nie auszuschließen ist (SCHERBERICH 1979), ermöglicht die Nephrosonographie in kurzer Zeit die Beantwortung folgender Fragen:

1. Sind beide Nieren angelegt oder nicht?
2. Wie groß sind diese Nieren und wie ist etwa die Relation des Parenchymmantels zum Hohlsystem?

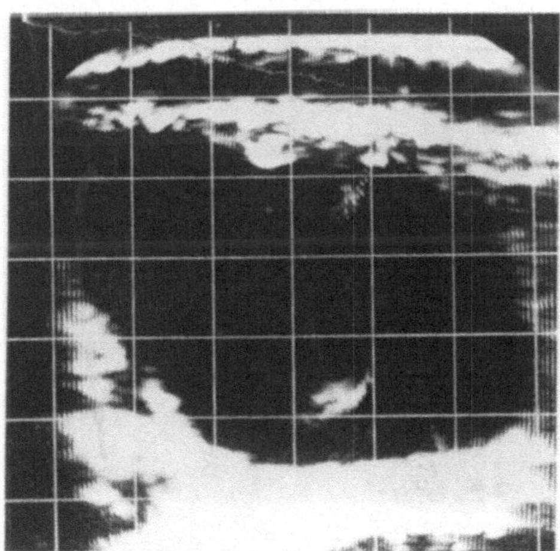
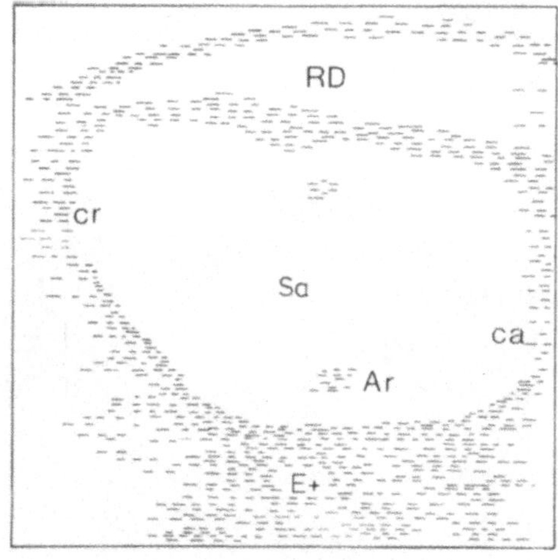

Abb. 43. 7jähriger Junge mit einer röntgenologisch ganz flauen riesigen Verschattung im Bereich des linken Ober- und Mittelbauches. Keine urographische Information, auch nicht in Spätaufnahmen. Nach dem Nephrosonogramm liegt ein riesengroßer, flüssigkeitsgefüllter Sack vor, der bei Kenntnis der kinderurologischen Möglichkeiten einer gigantischen Hydronephrose entsprechen kann zufolge einer kongenitalen Harnleiterabgangsstenose, die intraoperativ bestätigt wird

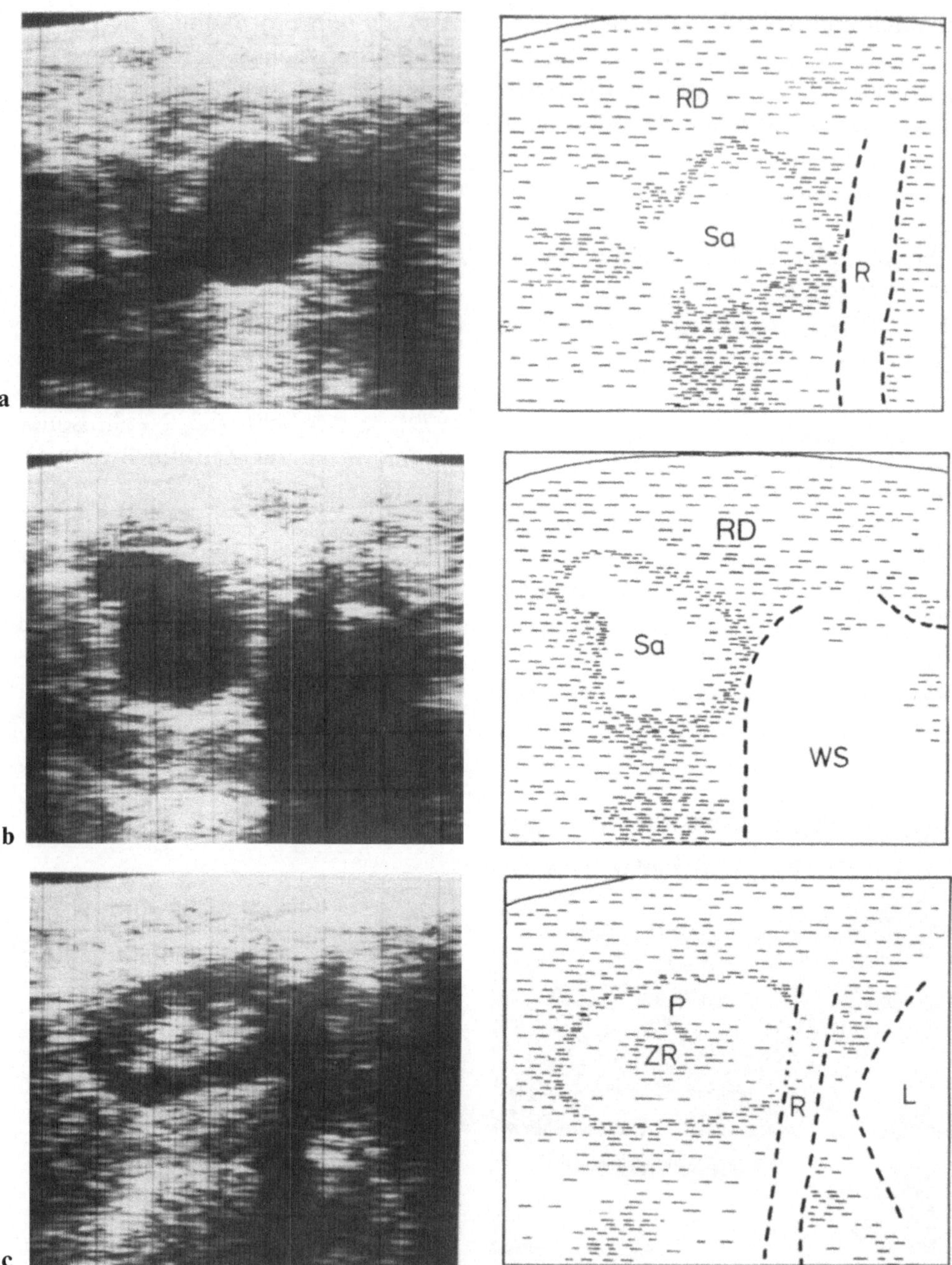

Abb. 44 a Längsscan durch eine röntgenologisch stumme Niere, die einem flüssig-
keitsgefüllten Sack entspricht mit minimalem Parenchymsaum. **b** Im Querscan keine
andere Information. Die antegrade Pyelographie (Abb. 51) läßt die Ursache erkennen.
Es handelt sich um eine prävesicale spezifische Harnleiterstriktur. Die rechte Niere **c**
ist nicht kompensatorisch hypertrophiert

3. Handelt es sich um Zystennieren evtl. zusätzlich mit Leber- und oder auch Pankreaszysten?
4. Sind die Hohlsysteme gestaut oder abflußbehindert?
5. Liegt eine Pulsation der Arteria renalis vor oder nicht?

Die Klärung dieser Fragen bestimmt oft das weitere Vorgehen: Bei beiderseits gestauten Nieren – z. B. als Folge einer gynäkologischen Vorgeschichte – erfolgt zunächst die Nephrostomie, gegebenenfalls ultraschallgezielt perkutan (s. S. 72). Kann sonographisch eine Stauung ausgeschlossen werden, liegt sicher keine postrenale Ursache dem NV zugrunde, vielmehr muß es sich dann um eine prä- oder intrarenale Genese handeln. Diese Krankheitsbilder würden nun eine intern-nephrologische Behandlung erfordern (Abb. 45), sofern nicht ein embolisches Geschehen, z. B. auch in einer Einzelniere, vorliegt.

Dieses haben wir einmal beobachtet und im Zusammenhang mit der Klinik durch die fehlende arterielle Pulsation auch vermutet. Renovasographisch und intraoperativ ließ sich die vermutete Diagnose einer Nierenarterien-Embolie dann sichern.

In jedem Fall aber erübrigt sich die früher häufig am Anfang der Diagnostik stehende retrograde Pyelographie zum Ausschluß einer postrenalen Obstruktion mit all ihren Nachteilen und Komplikationsmöglichkeiten. Darin liegt ein großer Wert der Nephrosonographie. Bei dem Symptom Anurie sollte nunmehr die Applikation des Schallkopfes auf die suprapubische Region zur Klärung der Blasenfüllung am Anfang stehen. Ist sie leer, kann der Patient umgewendet und nephrosonographiert werden. Diese Informationen sind sicher und sehr schnell ohne jede Belastung und Gefährdung für den Patienten erhältlich.

e) Das chronische Nierenversagen

Nicht nur beim akuten NV, sondern bei jeder Art der Niereninsuffizienz, kann die Nephrosonographie helfen, die Diagnose zu stellen. Besonders schnell und eindeutig gelingt dies bei der großzystischen Degeneration, eine Diagnose, die sich oft auf Anhieb stellen läßt (s. S. 41 ff.).
Aber auch bei den sog. Schrumpfnieren kann die Diagnose gestellt und der Verlauf – wenn auch nur grob – kontrolliert werden. Die typischen sonographischen Zeichen der Schrumpfniere sind in Tabelle 2 aufgeführt. Zwar sind diese niereninsuffizienten Patienten oft exsikkiert, wodurch die Impedanzunterschiede geringer werden, aber meist kann die Nierengröße, die Kontur und die Art des für diese Fragestellung besonders wichtigen Echomusters des Parenchyms schnell einen wesentlichen diagnostischen Hinweis geben. Über die Ursache der Niereninsuffizienz kann das Nephrosonogramm nichts aussagen; die unregelmäßige Kontur als pyelonephritische Narben zu deuten, ist kein zuverlässiges Zeichen einer ausschließlich pyelonephritischen Genese.
Unabhängig davon kann es nephrologischerseits sinnvoll sein, auch

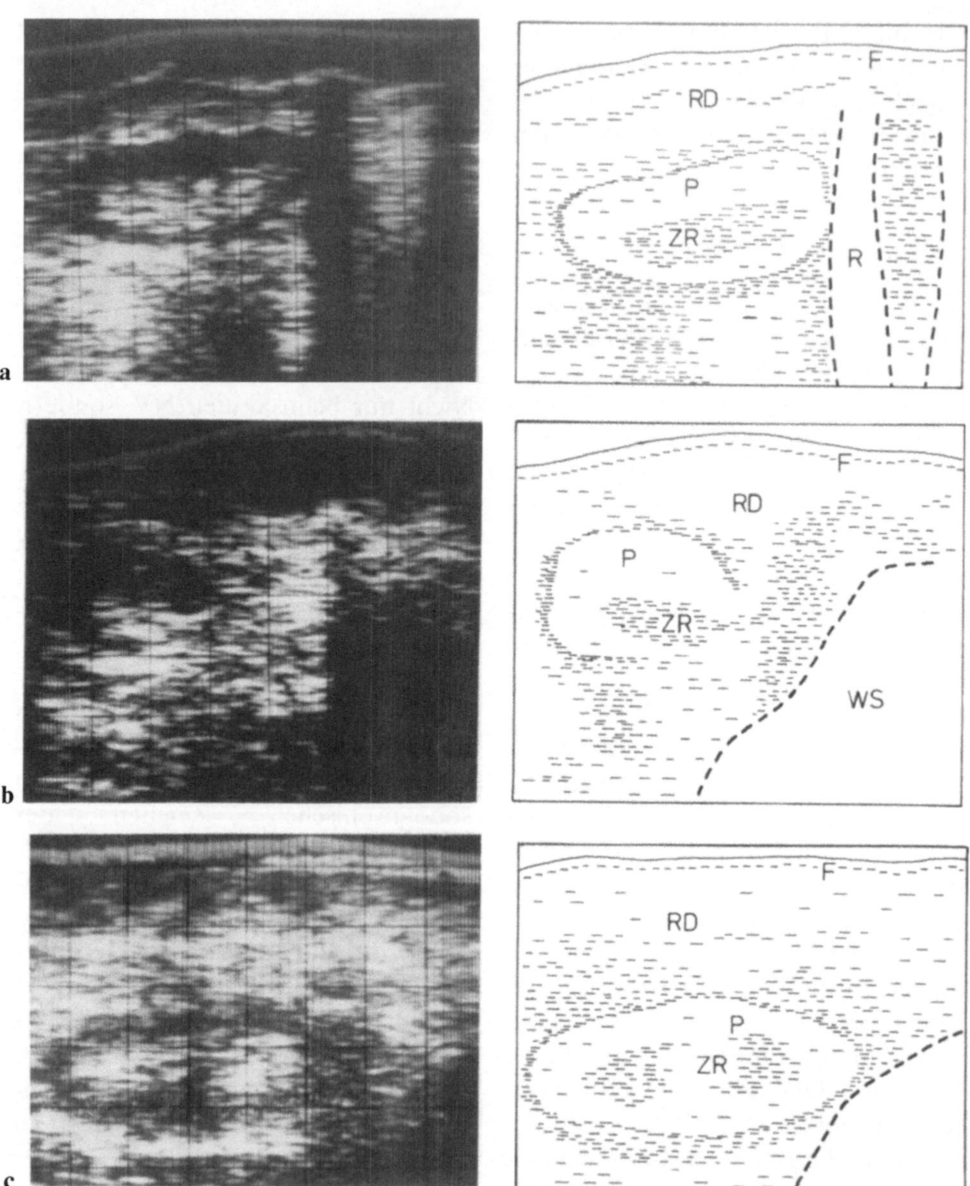

Abb. 45 a–d. 60jähriger Patient: Seit 3 Tagen anurisch, schlechter Allgemeinzustand. Sonographisch ist die Blase leer. Das Sonogramm beantwortet schnell die aufgeführten Fragen: Es liegt sicher eine intrarenale Genese dem akuten Nierenversagen zugrunde. Die Diagnose wird postmortal gestellt: Goodpasture-Syndrom. **a** linke Niere, Längsscan, **c** rechte Niere, Längsscan, **b** und **d** die jeweiligen Querscans

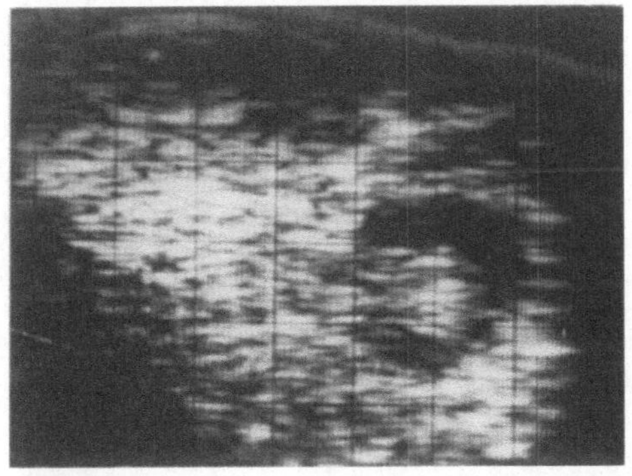 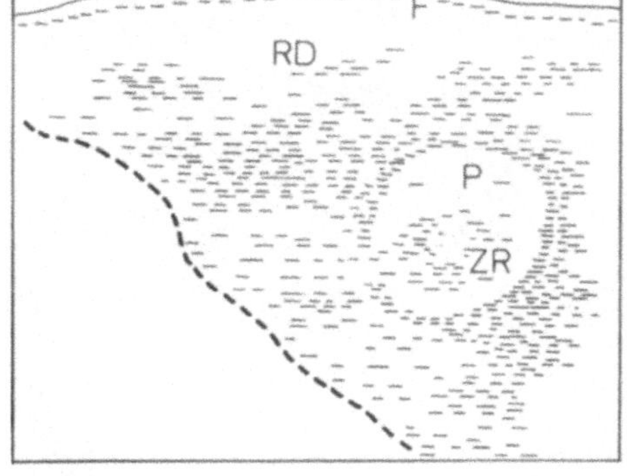

Abb. 45 d

nephrosonographisch Patienten zu überwachen, die im Dialyse-Programm stehen. Der Wert dieser einfachen und schnellen Möglichkeit erscheint viel zu wenig bekannt und genutzt.

5. Die Sonographie von Transplantatnieren

Die günstige Lage in der Fossa iliaca, die meist noch eingeschränkte Funktion und die fehlende Kontrastmittel- und Röntgenstrahlenbelastung prädestinieren die Sonographie zur Verlaufskontrolle nach Nierentransplantationen.

Die Untersuchung kann die verbesserte Schalleitung der vollen Blase nutzen und bei noch frischer Hautwunde auch schräg von der Seite her erfolgen.

Die Größe des Transplantates kann festgelegt und zum Vergleich auf der Haut angezeichnet werden. Zu- bzw. Abnahme des Volumens können schnell erkannt werden, jedoch ist die Prognose des Transplantates nicht immer von Größenveränderungen abhängig. Regelmäßig nimmt die Transplantatgröße wohl lediglich in der akuten Phase einer Abstoßungsreaktion zu.

Wichtig ist der zuverlässige Nachweis einer Harnstauung durch das Spreizungszeichen des meist atypisch nach dorsal hin gelegenen zentralen Reflexbandes und weiterhin die Exploration des pararenalen Bereiches (Abb. 46).

Insbesondere lassen sich Lymphozelen, Urinome, Abszesse und Hämatome in ihrer Größe und Lage darstellen und im Verlauf kontrollieren. Ihre Differenzierung anhand des Echomusters ist verständlicherweise nicht möglich, denn es handelt sich jeweils um fast echolose Flüssigkeiten mit dem typischen Echoplusphänomen. Durch ihre regelmäßige, glatte Begrenzung lassen sich aber Lymphozelen von den mehr unregelmäßig begrenzten Raumforderungen durch Hämatome und Abszesse unterscheiden. Im Zweifelsfall ist die Punktion einfach und sicher (GOLDBERG 1977). Auch über Nierenbiopsien aus Trans-

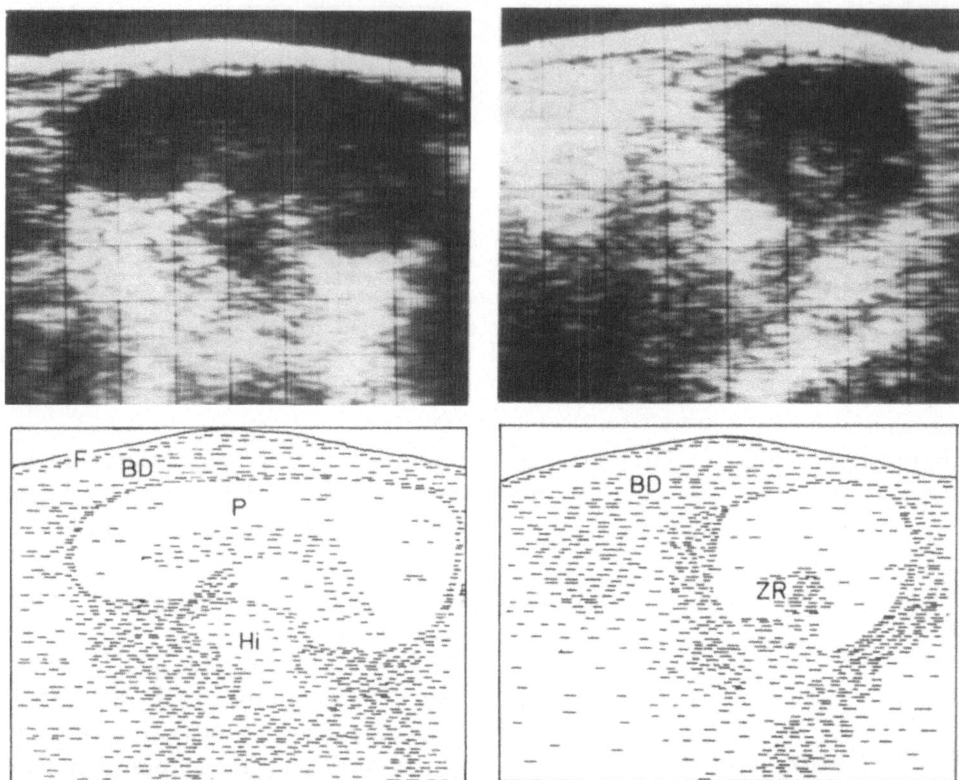

Abb. 46. Längs- und Querschnitt durch eine Transplantatniere in der linken Fossa iliaca unmittelbar unter der Haut gelegen, Schallapplikation von ventral. Auffällig ist die starke Transparenz der großen Niere. Das zentrale Reflexband projeziert sich entsprechend der Lage dieser Niere in und über die dorsale Begrenzung der Niere hinaus. Im Querscan findet sich in dieser Höhe kein Hinweis für eine pararenale Veränderung

plantatnieren zur Frage der Prognose wird berichtet (SPIGOS 1977).

Diese sonographisch erhältlichen Informationen machen das Verfahren für diese Indikationen wichtig, auch wenn sich über die Transplantatprognose zuverlässig zunächst nichts aussagen läßt.

Die Sonographie von Transplantatnieren kommt weniger für Urologische als für Nephrologische Kliniken in Betracht, so daß dort auch die größeren Erfahrungen bestehen.

6. Die invasive urologische Ultraschall-Diagnostik

a) Die ultraschallgeführte antegrade Pyelographie

Die sonographische Diagnose einer röntgenologisch stummen Harnstauungsniere sagt noch nichts über die Ursache der Abflußbehinderung aus. Die Feststellung der Höhe der Obstruktion ist aber für das weitere diagnostische und therapeutische Vorgehen unerläßlich. Die Abklärung kann durch die retrograde Pyelographie erfolgen. Diese erfordert die Urethrozystoskopie und die sterile Injektion von Kontrastmittel über einen Woodruff-Katheter gegen den Harnstrom in einen gestauten Harnleiter oder in das Nierenbeckenkelchsystem. Wegen der Infektionsgefahr – aus einer Hydro- kann eine Pyonephrose entstehen – ist dafür Operationsbereitschaft angezeigt. Deswegen ist eine solche weiterführende Diagnostik der Klinik vorbehalten. Andererseits ist manchmal die Information auch durch die retrograde Darstellung unbefriedigend und bei Harnableitungen in den Darm gar nicht möglich.

Unter diesen Voraussetzungen bedeutet die ultraschallgezielte perkutane antegrade Pyelographie einen wichtigen Fortschritt. Geübt durch die schon lange vorher durchgeführte Nierenzystenpunktion mit nachfolgender Renozystographie (s. S. 37), läßt sich ebenso ein gestautes Nierenbecken in folgender Weise punktieren:

Die typische Ringfigur (Abb. 47 a) des gestauten Nierenbeckenkelchsystems wird im Längsscan auf dem Monitor eingestellt.

Zwischen Applikator und Rückendecke wird mit Hilfe eines schmalen Metallstäbchens (Abb. 47 c, cc u. d) das Zentrum der Stauungsfigur festgelegt und auf dem Rücken markiert (Abb. 48).

Die Tiefe von der Rückenhaut bis ins Zentrum der Stauung wird gemessen. In analoger Weise wird bei gleicher Atemlage der Stauungsring im Querscan dargestellt (Abb. 47 b); auch hier erfolgt die Markierung und Tiefenbestimmung. Im Zentrum des auf dem Rücken oder in der Flanke entstandenen Fadenkreuzes wird nun nach Lokalanästhesie – wiederum in der gleichen Atemlage – bis zur vorausgemessenen Tiefe mit einer 20- oder 22-Gauge-Kanüle eingegangen. Ein Reiter auf der Kanüle legt die Eindringtiefe fest (Abb. 49), so daß nicht unbeabsichtigt tiefer eingestochen werden kann.

Die Aspiration von Nierenbeckeninhalt bestätigt die korrekte Lage der Kanüle (Abb. 49). Zur Diagnostik werden 10–20 ml Inhalt aspiriert und je nach Größe der Stauungsfigur 2–8 ml 30%iges Kontrastmittel über die liegende Kanüle injeziert (Abb. 50).

Danach erfolgen Röntgenaufnahmen in verschiedenen Durchmessern. Diese lassen immer die proximale Höhe und oft auch die Art der Obstruktion nachweisen (Abb. 51).

Bei inzwischen eigenen 84 antegraden Pyelographien haben wir ebenso wie andere Autoren (EHRMEIER 1976; WEINSTEIN et al. 1978, FRIED et al. 1978) keine der denkbaren Komplikationen gesehen. Zweimal traten schnell zu beherrschende Kollapszustände bei Patienten auf, die gerade zuvor zu Mittag gegessen hatten. Obwohl nie größere Blutungen beschrieben wurden, erscheint uns ein vorheriger Gerinnungsstatus sicherheitshalber wichtig. Andere Vorbereitungen erübrigen sich. Eine Urinphlegmone durch ein Leakage im Nierenbecken, Fieberattacken und

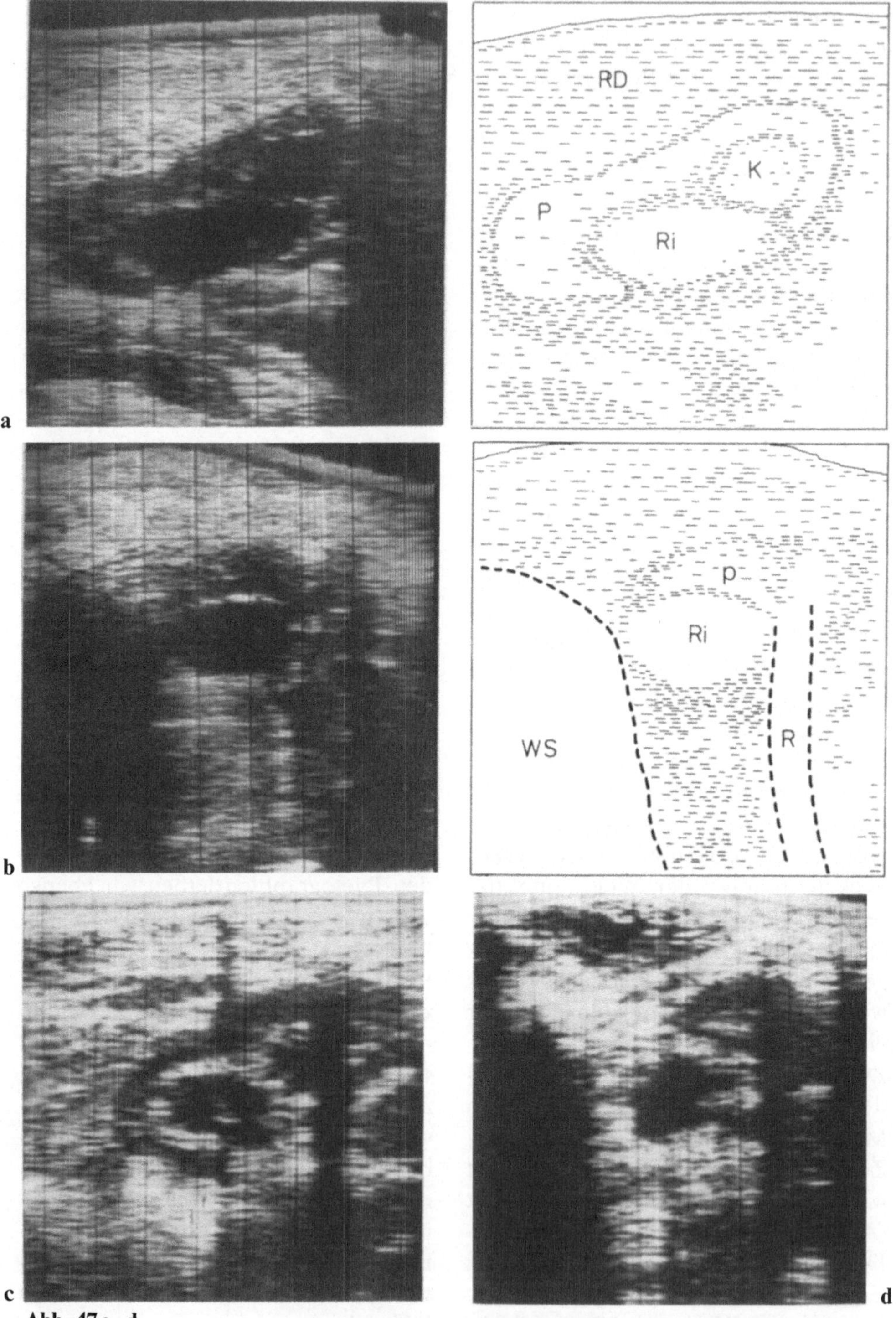

Abb. 47 a–d

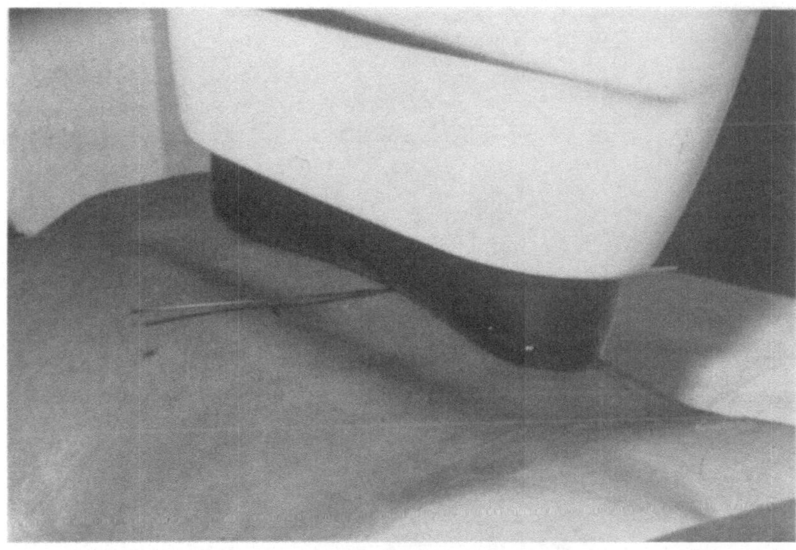

Abb. 47.a Längsscan: Harnstauungsniere, erkennbar an der typischen Ringfigur. Kranial davon erkennt man einen ebenfalls angeschnittenen gestauten oberen Kelch. **b** Die gleiche Stauungsfigur im Querbild. Zur Punktion wird das Zentrum der Stauungsfigur im Längs- und Querdurchmesser mit Hilfe des·dünnen Metallstabes in Form eines Fadenkreuzes auf dem Rücken aufgezeichnet und die Tiefe, hier in 7,5 cm, an der Kanüle eingestellt. **c** zeigt einen Stauungsring, durch den von dorsal nach ventral ein schmaler echofreier Streifen verläuft. Er entspricht dem Auslöschungsphänomen des Metallstäbchens (**cc**). **d** zeigt den gleichen Streifen durch die Stauungsfigur im Querscan. Lateral des Streifens das Auslöschungsphänomen der Rippe

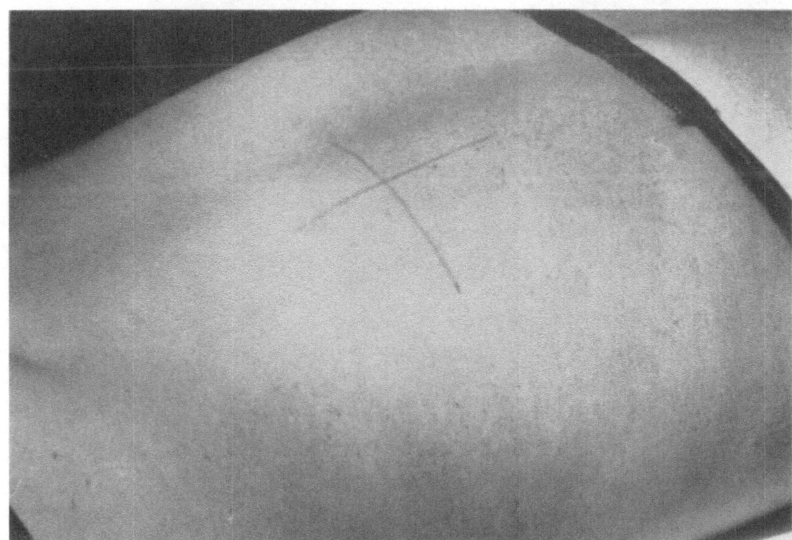

Abb. 48. Längs- und Querdurchmesser der Stauungsfigur sind auf dem Rücken markiert. Im Zentrum des Fadenkreuzes wird bis 7,5 cm Tiefe nach vorheriger Lokalanästhesie eingegangen

 Spezielle Uro-Sonographie

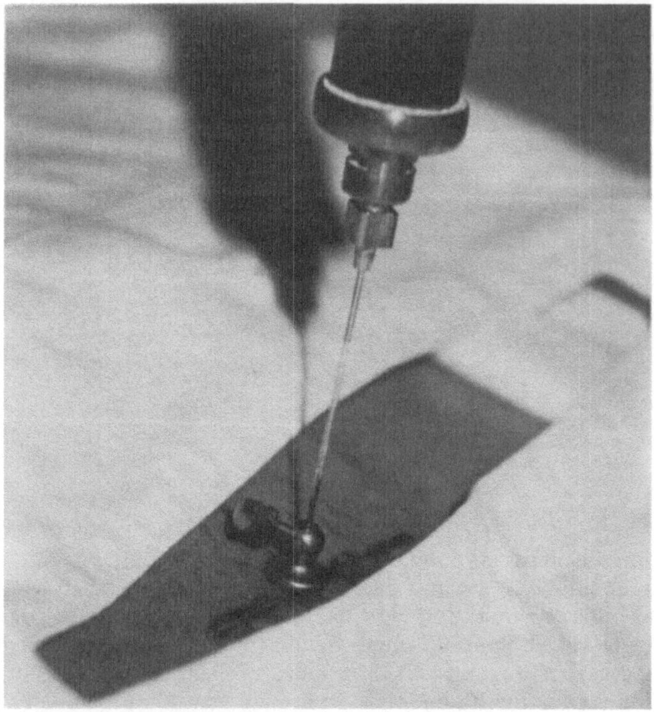

Abb. 49. Das Reiterchen legt die Punktionstiefe fest. Hier erfolgt bereits die Aspiration makroskopisch blutigen Urins

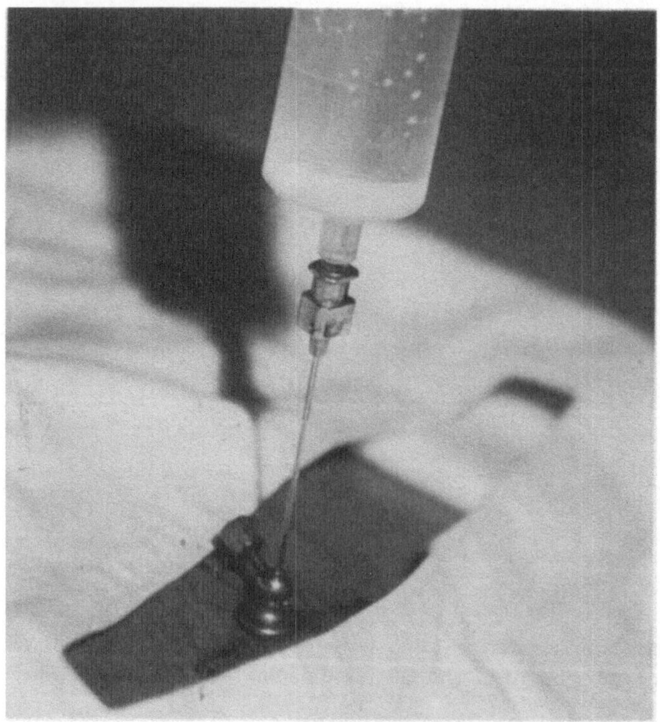

Abb. 50. Injektion von Kontrastmittel zur antegraden Pyelographie über die liegende Punktionskanüle

Abb. 51. Antegrade Pyelographie. Man erkennt das stark gestaute Nierenbekkenkelchsystem mit nur noch minimalem Parenchymmantel. Der Kontrastmittelstopp liegt unmittelbar medial der distalen Grenze der Kreuz-Darmbeinfuge. Es handelt sich um eine spezifische prävesikale Harnleiterstriktur, die asymptomatisch zu einer sog. Autonephrektomie der linken Niere geführt hat

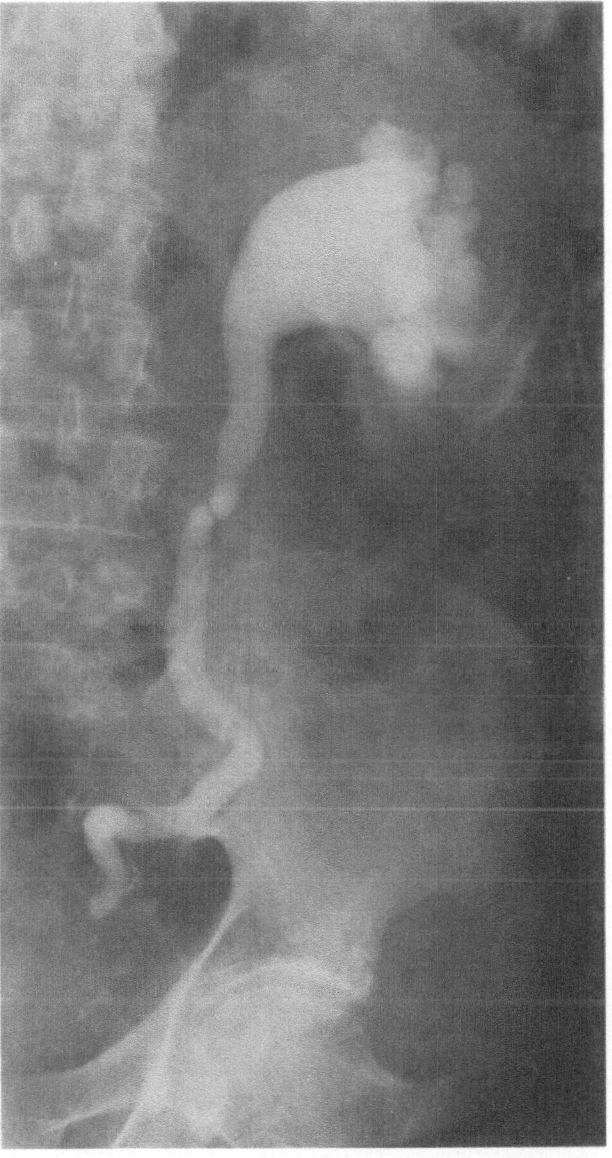

Schmerzzustände haben wir nicht beobachtet.

Die diagnostische Information dieser nicht belastenden, schmerzlosen und nicht infektionsgefährdenden Untersuchung ist beträchtlich. Man erhält

1. eine gezielte Probe für die bakteriologische Urinuntersuchung,
2. eine gezielte Probe für die zytologische Urinuntersuchung,
3. eine unmittelbare Information über eine mögliche Hydro- oder Pyonephrose,

4. eine unmittelbare Information über die proximale Höhe der Obstruktion,
5. eine Möglichkeit zur Darstellung röntgenologisch stummer, gegebenenfalls gestauter Nieren bei Harnableitungen in den Darm.

Daraus ergeben sich oft entscheidende Hinweise für die Therapie. Im Einzelfall kann unabhängig von der antegraden zusätzlich die retrograde Pyelographie wünschenswert werden. Sie kann dann eine Information über den Harnleiter distal der Obstruktion und über deren Länge geben.

Die Untersuchungsdauer der antegraden Pyelographie ist kurz. Sie kann – falls nicht andere Gründe dagegen sprechen – durchaus ambulant durchgeführt werden.

b) Die ultraschallgeführte perkutane Nephrostomie

In manchen Fällen der Obstruktion und insbesondere bei dadurch bedingtem postrenalen Nierenversagen mit Anurie kann die supravesikale Harnableitung akut erforderlich werden. Dies bedeutet vor allem auch bei infizierten Harnstauungsnieren eine absolute Notfall-Indikation zur operativen Nephrostomierung bei den oft vorgeschädigten uroseptischen Patienten mit entsprechend hohem Operationsrisiko. Für diese Indikationen oder schon anstelle der antegraden Pyelographie bietet sich die perkutane ultraschallgeführte Nephrostomie als passagere, wenig aufwendige Maßnahme an.

Auch hierfür ist als Vorbereitung lediglich ein Gerinnungsstatus erforderlich.

Die sonographische Einstellung der Stauungsfigur, die Markierung des Fadenkreuzes und die Lokalanästhesie entsprechen dem Vorgehen der antegraden Pyelographie. Zur Punktion verwenden wir jetzt nicht mehr die frühere Trokar-Technik, sondern wegen der wesentlich geringeren Traumatisierungsmöglichkeit eine modifizierte Seldinger-Technik. Ein inzwischen im Handel erhältlicher Set enthält alle erforderlichen Teile als Einmal-Artikel (Abb. 52).

Unter sterilen Bedingungen wird nach kleiner Hautinzision in LA eine Plastikkanüle mit geschliffenem Mandrin ins Nierenbecken vorgeschoben. Nach Entfernung des Mandrins wird Nierenbeckeninhalt zur Diagnostik aspiriert. Ein flexibler und distal sehr weicher Führungsdraht wird durch die liegende Plastikhülse ins Nierenbecken vorgeführt, wonach die Hülse entfernt werden kann. Der Nephrostomie-Katheter läßt sich nunmehr über den liegenden Führungsdraht ins Nierenbecken vorschieben. Der distal perforierte Katheter streckt sich nur über dem Führungsdraht, rollt sich aber nach Entfernung des Drahtes sofort ein, so daß er nicht herausrutschen und nicht traumatisieren kann (Abb. 53). Der Katheter von 6 Charr wird an der Haut mit einer Naht fixiert (Abb. 54).

Falls erforderlich, kann die Nephrostomiefistel im Verlauf für stärkere Katheter bougiert werden. Die Fistel sollte möglichst lateral flankenwärts angelegt werden, um ein Abknicken beim Liegen auf dem Rücken zu vermeiden. Allerdings läßt sich das Abknicken auch durch Fixierung des Katheters über einer kleinen Mullrolle bei mehr paralumbaler Lage des Katheters vermeiden.

Der Katheter kann bei guter Pflege auch langfristig belassen werden, wenn es sich natürlich auch nur in Einzelfällen um eine definitive Maßnahme handeln kann. Falls nötig, ist der Katheterwechsel ebenfalls unkompliziert: Nach Einführen des Drahtes in den zu wechselnden Katheter wird dieser entfernt und der neue Katheter über den liegenden Draht ins Nierenbecken vorgeschoben und nach Entfernung des Drahtes neu fixiert. Bei 3 Patienten haben wir diese einfache Entlastung des gestauten Hohlsystems anstelle der sonst indizierten temporären lateroterminalen Hautfistel mit gutem Erfolg hinsichtlich der urodynamischen Auswirkungen verwandt. Einmal ist es dabei zu einer Infektion mit eintägiger schnell beherrschbarer hoher Fieberzacke gekommen. In der Fistelurin-Kultur ließen sich Staphylokokken anzüchten.

Wie wertvoll die einfache Messung des Nierenbeckendrucks über die Pyelographie-Kanüle oder den Nephrostomiekatheter als urodynamisches Kriterium sein kann, wird sich erst noch erweisen müssen.

Bei 65 eigenen perkutanen Nephrostomien waren bislang weder stärkere Blutungen noch ernstere Infektionen oder andere Komplikationen zu beobachten. Kurzfristige Hämaturien sind jedoch häufig. In einigen Fällen verstopfte dadurch die Nephrostomie. Sie ließ sich dann entweder freispülen oder aber mußte, selten, er-

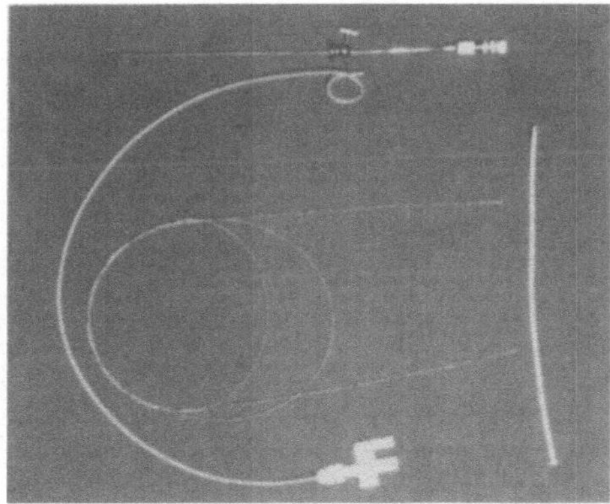

Abb. 52. Nephrostomiekatheter-Set. Man erkennt die Punktionskanüle mit der Kunststoffhülse, den Seldingerführungsdraht sowie den distal aufgerollten Katheter, s. Farbtafel S. 142

neuert werden. Dies war auch notwendig, wenn der Katheter herausrutschte oder aber abriß.

Der besondere Wert der perkutanen Nephrostomierung liegt in der Möglichkeit, schnell, ohne Narkose und Operationsrisiko und ohne Schmerzen eine Notsituation zu beherrschen. Nach Erholung des meist vorgeschädigten Patienten und dessen Niere kann dann die fast immer erforderliche operative Revision unter ungleich besseren Voraussetzungen im Verlauf erfolgen.

c) Die ultraschallgeführte perkutane Nierenbiopsie

Neben der Nierenzystenpunktion, die dort besprochen wird, hat sich mancherorts die ultraschallgeführte Nierenbiopsie durchgesetzt. BAHLMANN (1972), KHRISTENSEN (1978), SAITHO (1978) und HECKMANN (1979) haben

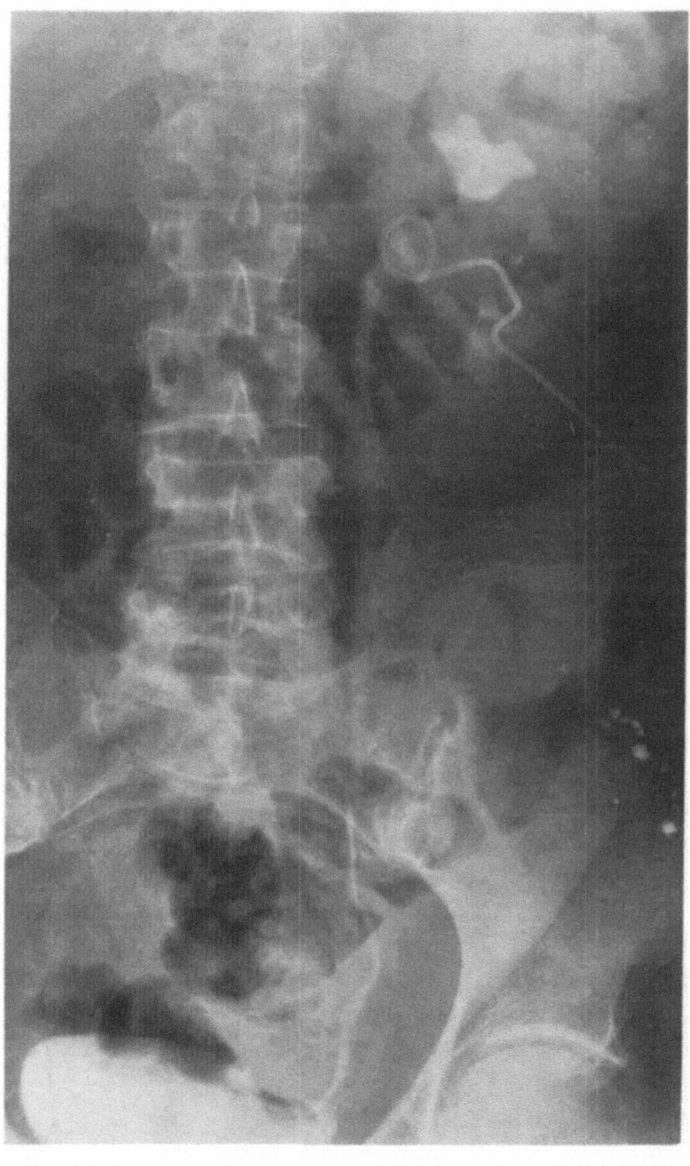

Abb. 53 a

über ihre Techniken berichtet. Wir selbst hatten zunächst eine Spiral-Kanüle verwandt, dabei aber nur selten eine genügende Zahl beurteilbarer Glomerula erhalten.

Seit kurzer Zeit verwenden wir die aus der Prostata-Diagnostik bekannte Tru-Cut-Stanze. Wir stellen zur Bio-psie den Bereich des unteren linken Nierenpols etwas lateral der unteren Kelchetage dar. Die Stanze wird bis an die Nierenoberfläche herangeführt. Die korrekte Lage wird an den atemsynchronen Bewegungen der Tru-Cut-Nadel erkannt. Ähnlich der Stanzung beim Prostata-Karzinom-

Abb. 53 a Nephrostomiekatheter im Röntgenbild. Das NBKS ist entstaut und erscheint bei kontinuierlichem Abfluß zart. Das Katheterende liegt aufgerollt im Nierenbecken. Als Ursache der ehemaligen Stauung erkennt man die langstreckige Stenose am Übergang vom mittleren zum unteren Harnleiterdrittel links. **b** Infizierte Harnstauungsniere rechts mit totaler Inkontinenz durch Scheidenfistel im Zustand 3 Wochen nach abdomineller Uterusexstirpation. Die Harnableitung über den perkutanen ultraschallgezielt eingelegten Nephrostomiekatheter erreicht sofort Beschwerdefreiheit und Normalisierung der Temperatur. Die Injektion von Kontrastmittel läßt gut das leakage im Ureter erkennen mit der Darstellung der Scheide. Etwas Kontrastmittel läuft auch in die Blase. Diagnose: Infizierte Harnstauungsniere mit Ureter-Scheidenfistel. Bei Harnableitung über den Nephrostomiekatheter kann es zum Spontanverschluß der Ureterfistel kommen, so daß sich gegebenenfalls die operative Reimplantation erübrigen kann.

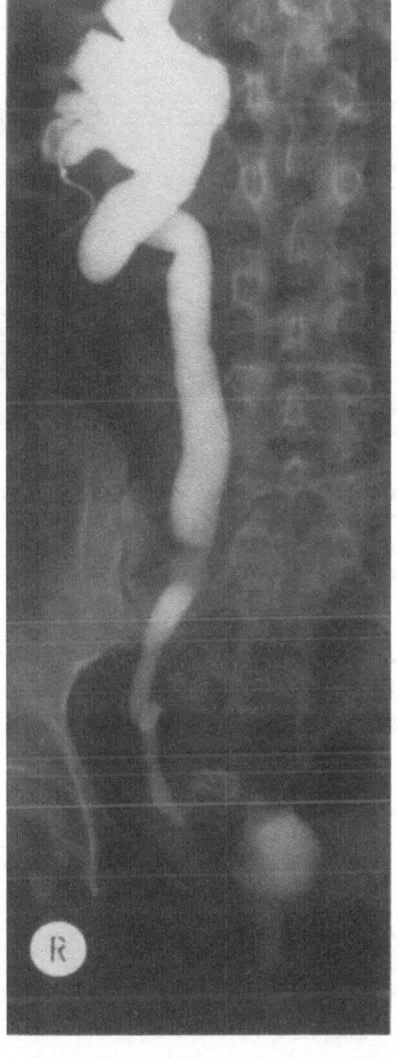

b

Verdacht wird dann der Zylinder durch schnelles Vorführen der Kammer und Darüberschieben der Hülse abgeschnitten. Die Technik ist nicht schwierig; jedoch wird man vorsichtiger, wenn man gelegentlich einer Nierenfreilegung eine offene Biopsie mit der Tru-Cut-Kanüle vornimmt und die Blutung sieht, die man bei der ultraschallgezielten Biopsie ja nicht chirurgisch versorgen kann. Wir hatten so auch eine schwere Blutung bei einer adipösen Hypertonikerin. Bei ihr war dann die offene Versorgung notwendig bei einem Blutverlust von ca. 2000 ml in 14 h. Die Niere konnte glücklicherweise erhalten werden.

Die Stanzzylinder sind gut und ausreichend für die nephropathologische

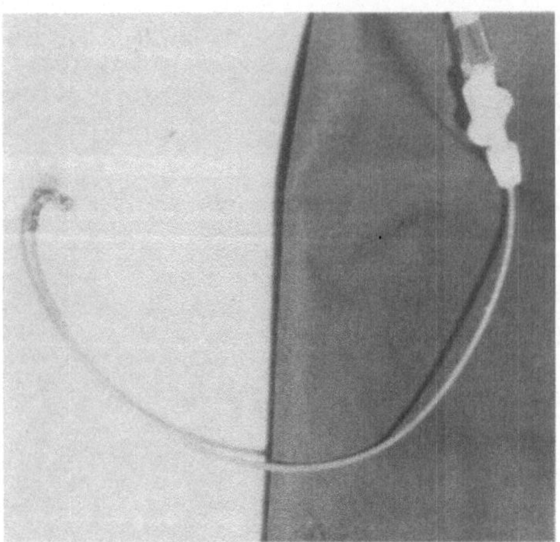

Abb. 54. Nephrostomiekatheter am Patienten. Er liegt gut handbreit paralumbal im Bereich der hinteren Axillarlinie, s. Farbtafel S. 142. Nur geringfügige Hautreizung nach 10 Wochen

Beurteilung. Dennoch sollte diese Biopsie nur unter folgenden Voraussetzungen durchgeführt werden:

1. unter stationären Bedingungen,
2. nur bei guter und vollständiger Darstellbarkeit der unteren Kelchetage einer Niere,
3. nach Ausschluß oder Senkung einer bestehenden Hypertonie,
4. bei normalem Blutgerinnungsstatus,
5. in Operationsbereitschaft über mindestens 24 h,
6. nie bei numerischer oder funktioneller Einzelniere.

Sind diese Voraussetzungen erfüllt, erspart die ultraschallgeführte perkutane Nierenbiopsie die Narkose und die operative Nierenfreilegung.
Für die invasive Ultraschall-Diagnostik, also die antegrade Pyelographie, die perkutane Nephrostomie, die

Nieren-Biopsien und die Nierenzysten-Punktionen (s. S. 37) sind perforierte Schallköpfe sowohl für Compound- als auch real-time-Geräte entwickelt worden. Sie lassen im zusätzlichen A-Bild zumindest die Spitze der Punktionskanüle in situ erkennen. Das könnte für den noch weniger erfahrenen Untersucher den Vorteil haben, vielleicht auch kleinere Prozesse gezielt zu punktieren. Diese Notwendigkeit ergibt sich aber im klinischen Alltag ausgesprochen selten. Ein gestautes Nierenbecken und eine mutmaßlich zystische Raumforderung ab einer Größe von etwa 3 cm lassen sich in der geschilderten Weise bei sorgfältigem Vorgehen und entsprechender Erfahrung fast immer auf Anhieb punktieren. Durch seitliche Schallkopfapplikation ist auch ohne Punktionsschallkopf eine Lagekontrolle der Punktionskanüle möglich, aber selten eben erforderlich. In Einzelfällen wäre auch ein zweiter Punktionsversuch nicht unzumutbar, weil er immer die bessere Alternative gegenüber allen anderen sonst zur Verfügung stehenden diagnostischen Maßnahmen bei entsprechender Fragestellung sein würde.

7. Supra- und pararenale Raumforderungen und Veränderungen

Bei der sonographischen Untersuchung der Niere erfolgt gleichzeitig auch die Exploration des Retroperitonealraumes – soweit als möglich. Bei dorsaler Schallkopfapplikation sind dabei medial die Wirbelsäule, kranial die Lungen und kaudal das Darmbein die Begrenzung. Bei entsprechender Fragestellung wird man versuchen, durch Schallkopfapplikation auch von der Flanke oder von ventral her die fragliche Information zu erhalten. Die Sonographie kann bei Bemühen und Erfahrung oft wichtige diagnostische Hinweise geben, zumal alle anderen Untersuchungsmethoden in diesem „schwer zugänglichen" Bereich wenig ergiebig sind.

a) Pararenale Veränderungen

Bei routinemäßiger Sonographie aller Patienten, deren Nierenkonturen im Urogramm nicht völlig eindeutig beurteilbar sind oder auch nur geringfügig verändert erscheinen, findet man erstaunlich oft Veränderungen, die man in diesem Ausmaß nie vermutet und ohne die Sonographie zu diesem Zeitpunkt nicht aufgedeckt hätte. Meistens handelt es sich dabei um große adrenale oder pararenale asymptomatische Zysten (Abb. 55, 56), paranephrische Abszesse oder aber ältere Hämatome. Die weitere Abklärung dieser Befunde ist stets erforderlich und möglich. Ihre Ausbreitungsrichtung, Abgrenzung und Konturierung sind immer gut erkennbar. Dagegen sind die Dichteunterschiede zwischen Zystenflüssigkeit, Abszeßinhalt, Urin in Urinomen und Blut in abgekapselten Hämatomen gering und meist nicht zu differenzieren. Die sonographische Figur erscheint praktisch

echofrei mit entsprechendem Echopluseffekt hinter der Raumforderung, so daß nur die ultraschallgezielte Punktion (s. S. 37) die weitere Abklärung ermöglicht. Durch das Ergebnis der Punktion wird dann das weitere Vorgehen festgelegt:

1. Bei zystischem Inhalt: Zystogramm (Abb. 55 c) und in der Regel lediglich sonographische Kontrollen im Verlauf.
2. Bei Abszeßinhalt: Unmittelbare operative Freilegung nach der Punktion.
3. Bei Aspirationen von Blut ohne Traumavorgeschichte: Ebenfalls möglichst baldige operative Freilegung.

Diese Erfahrungen lehren, daß mit, aber auch ohne entsprechende Anamnese, bei jeder unklaren Nierenkontur oder Achsenverschiebung im Urogramm (Abb. 56 a/b) die absolute Indikation zur Sonographie besteht, auch wenn in vielen Fällen lediglich Darmgasüberlagerung die Konturbeurteilung im Urogramm nicht vollends zuläßt. Die von dorsal erfolgende Nephrosonographie läßt jederzeit die Nierenkontur immer eindeutig erkennen.

b) Retroperitoneale Hämatome

Die Darstellung und Kontrolle von traumatisch-rupturbedingten Hämatomen, Einblutungen bei Überdosierung von Antikoagulantien, Nachblutungen im postoperativen Verlauf und nach Nierenbiopsien gehört

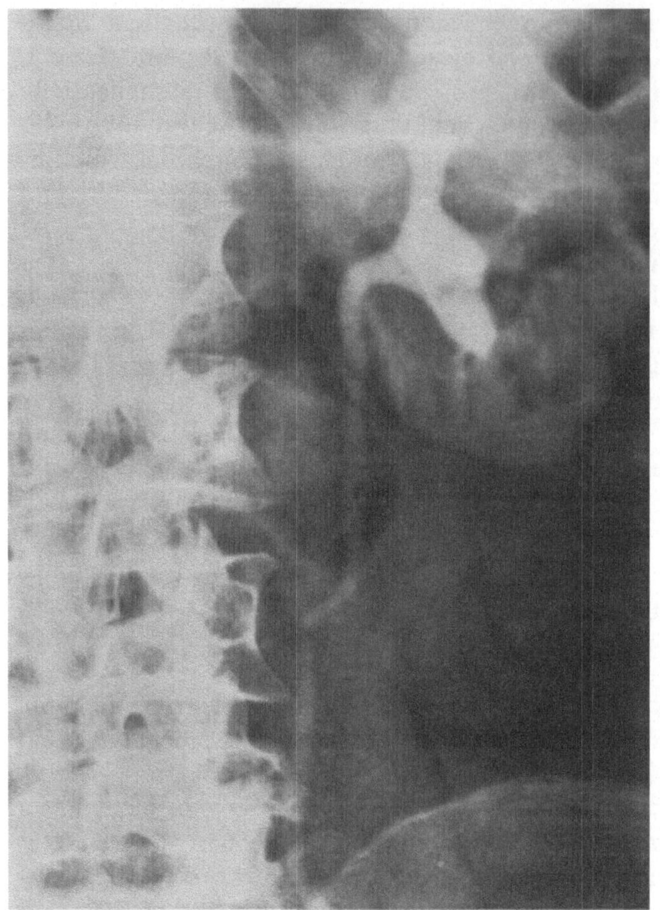

a

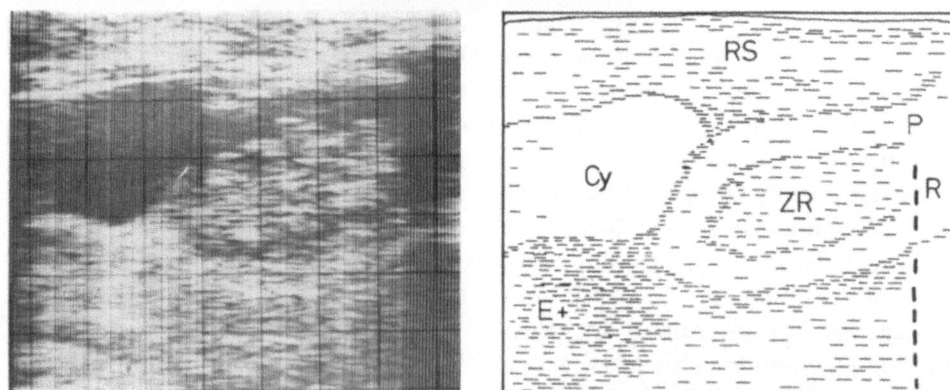

b

Abb. 55 a–c. Im Urogramm **a** fällt die leichte Abflachung der Medialseite des unteren Nierenpols auf. Der nephrosonographische Längsscan zeigt eine echofreie, nach dorsokaudal entwickelte, glatt begrenzte, große Raumforderung **b.** Punktion und Renozystographie **c** sichern die Diagnose einer großen, dem unteren Nierenpol anliegenden retroperitonealen Zyste

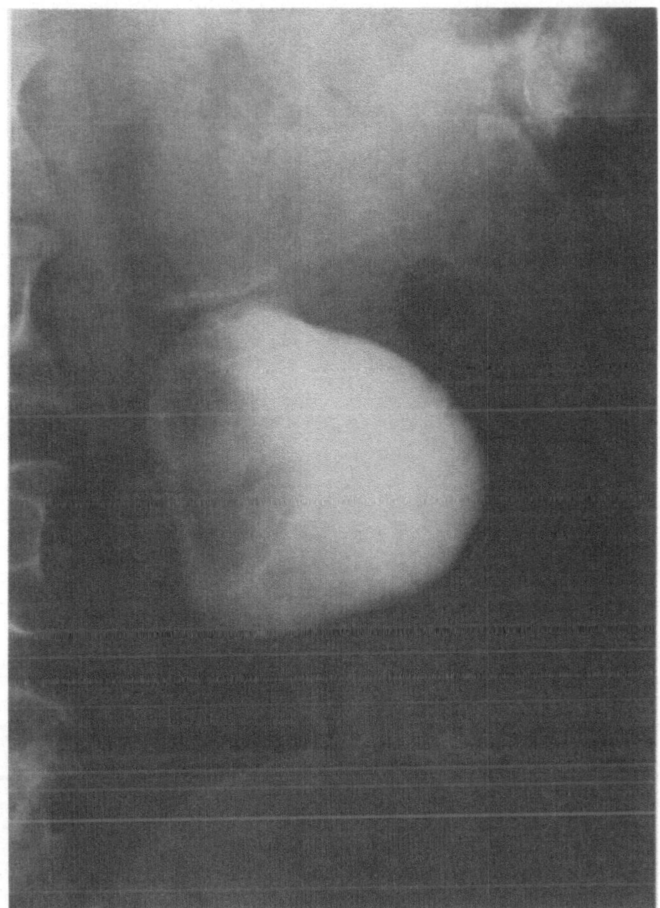

c

ebenfalls zu den wichtigen Indikationen für eine Sonographie. Die Blutansammlungen verhalten sich zunächst sonographisch wie Flüssigkeit, d. h. sie sind echofrei und zeigen scheinbar verstärkte Schallreflektionen an den Grenzflächen. Besonders durch die Anamnese, aber auch durch die ungeregelte Ausbreitung und die Aufhebung der Atemverschieblichkeit ist jedoch immer die differentialdiagnostische Abgrenzbarkeit gegenüber anderen Flüssigkeitsansammlungen gegeben. Für den Verlauf – insbesondere bei traumatisch bedingten Rupturen – ist die kurzfristige Kontrolle mit der Frage der Zunahme der Einblutung zusammen mit dem klinischen Aspekt und den übrigen Parametern eine wichtige Entscheidungshilfe für die Notwendigkeit einer Renovasographie und für den Zeitpunkt einer evtl. operativen Versorgung der Ruptur.
Werden solche Hämatome nicht operativ ausgeräumt, kann mit fortschreitender Organisation die Echodichte im Hämatom zu- und entsprechend

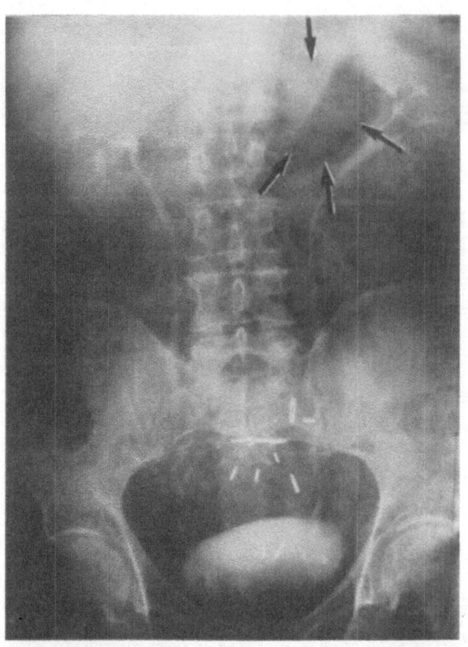

a

Abb. 56 a–c. Im Urogramm **a** des 60jährigen Patienten im Zustand nach Rektum-Amputation erkennt man eine Veränderung im oberen Polbereich der linken Niere. Die sonographischen Querscans in Höhe des Nierenhilus **b** und kranial davon **c** lassen eine nach kranio-medial entwickelte Raumforderung gut nachweisen, wobei es sich am ehesten um eine Zyste handelt. Die unmittelbar folgende Punktion und Zystographie sichern die Diagnose einer adrenalen Nieren-Zyste und schließen eine solide Raumforderung aus. Sofort-Diagnose

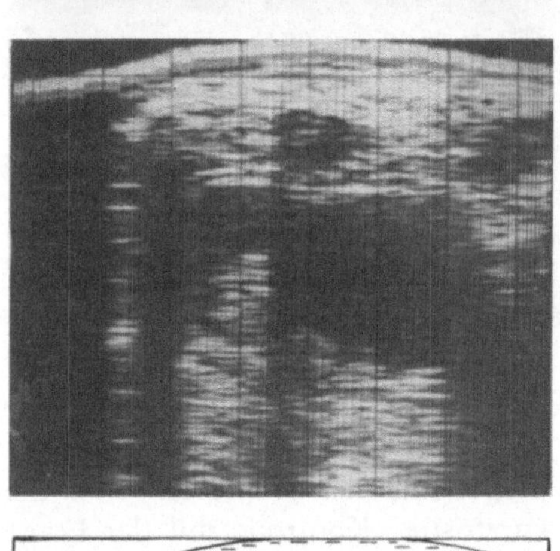

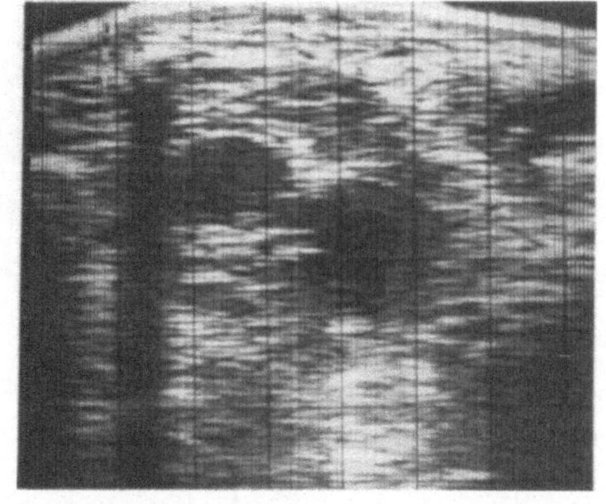

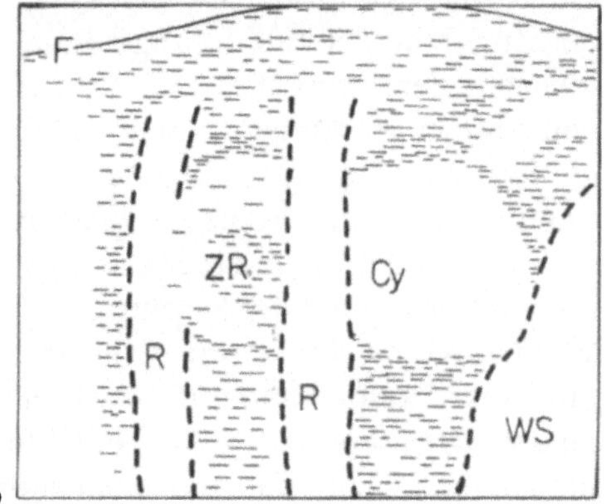

b

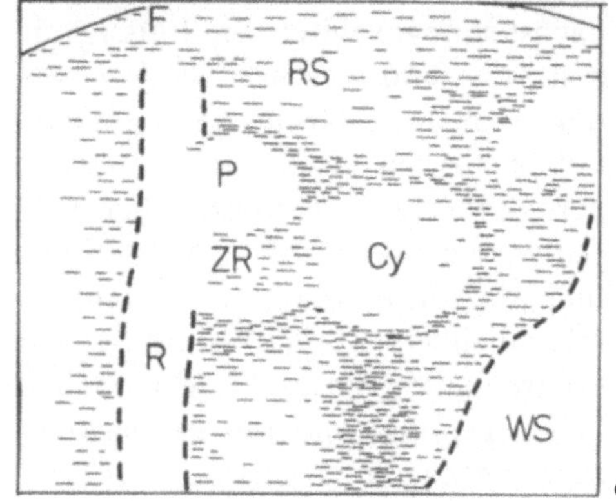

c

der Echopluseffekt an den Grenzen abnehmen. Nach einiger Zeit ist dann eine Unterscheidung von solidem Gewebe nicht mehr möglich (Abb. 59).

Solche Befunde können besonders schwierig zu interpretieren sein in der Differentialdiagnose zu einem soliden Nierentumor bei marcumarisierten Patienten und neuerlicher Hämaturie. Das gleiche gilt für Hämodialyse-Patienten, bei denen ebenfalls Blut in der noch erfolgenden Ausscheidung auf einen Nierentumor hinweisen könnte.

Das Ausmaß und die Menge einer retroperitonealen Blutung ist sonographisch sehr schwer quantifizierbar und nur grob abzuschätzen.

Die Abhebung der Kapsel ohne Zerreißung – also ein subkapsuläres Hämatom – kann recht gut dargestellt werden, wie am Beispiel einer Patientin nach einem Sturz auf die Flanke bei einem epileptischen Anfall (Abb. 57). Nur durch genaue Exploration im Querscan können lateral und medial gelegene Blutansammlungen in ihrem Verhältnis zur Niere erkannt werden (Abb. 58).

Gelegentlich kann die Kompression der Niere durch ein größeres Hämatom bei entsprechender Anamnese vermutet werden (Abb. 59).

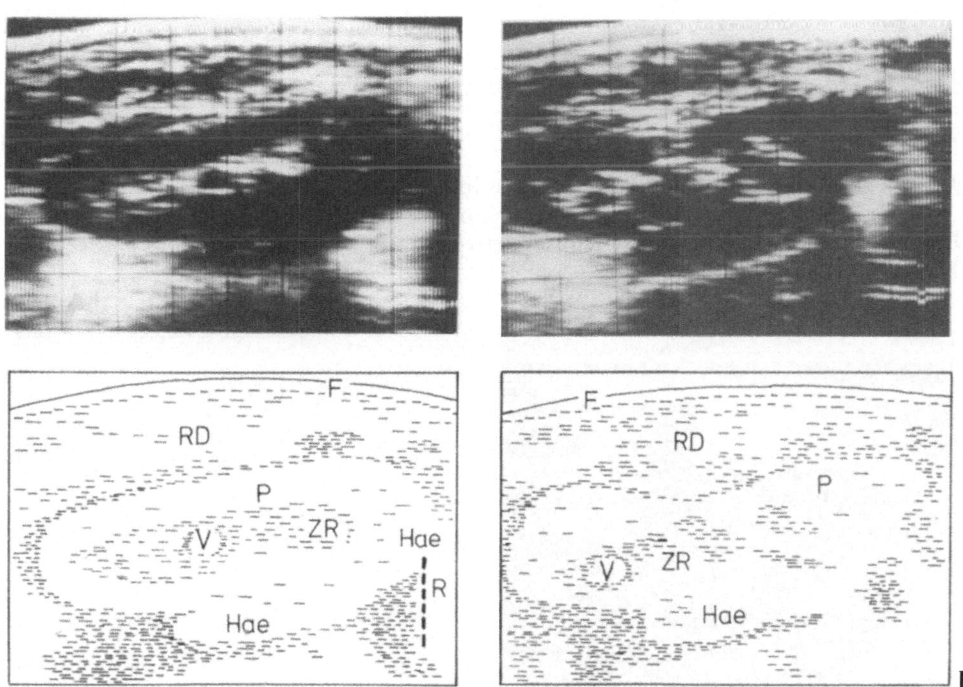

Abb. 57 a, b. 19jährige Patientin nach Sturz auf die rechte Flanke beim epileptischen Anfall mit nachfolgender Hämaturie. Der Längsscan **a** zeigt ein nach ventral entwickeltes subkapsuläres Hämatom. 14 Tage später **b** erkennt man das sich in Organisation befindliche Hämatom an der gleichen Stelle

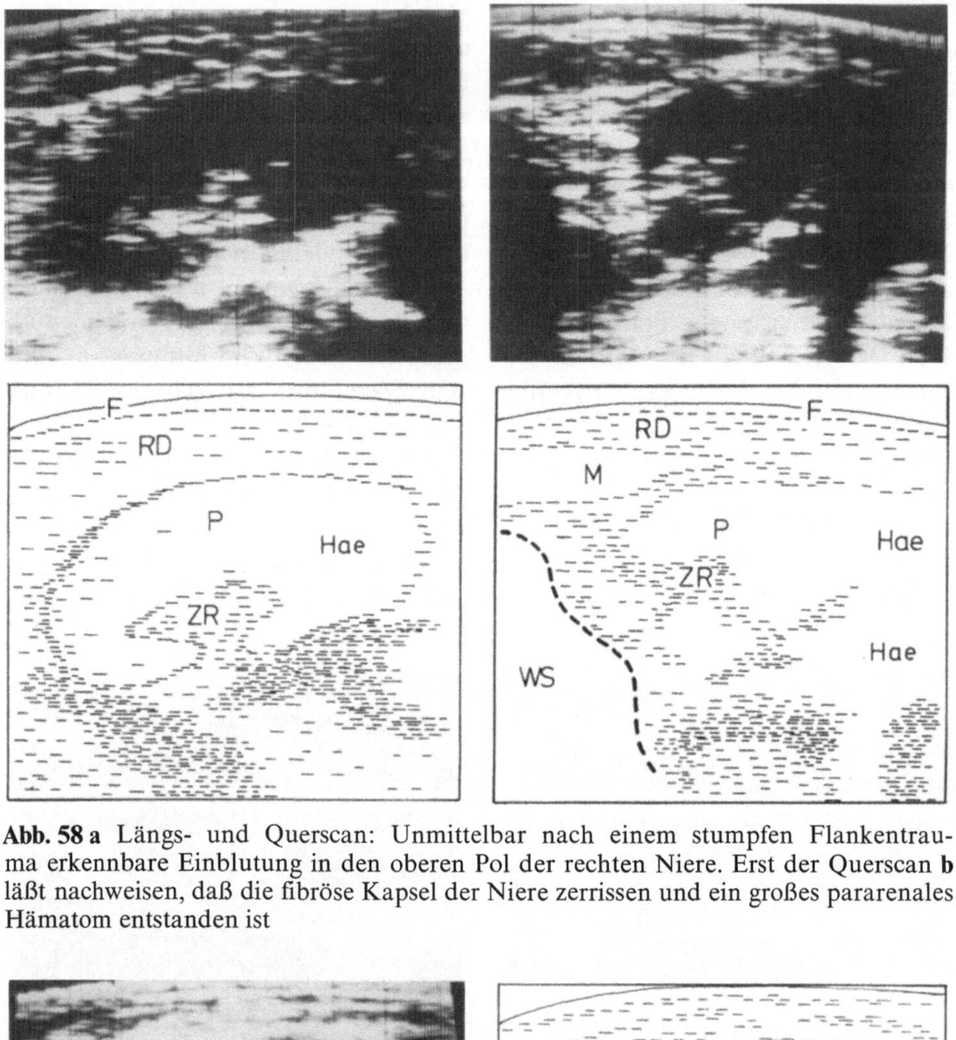

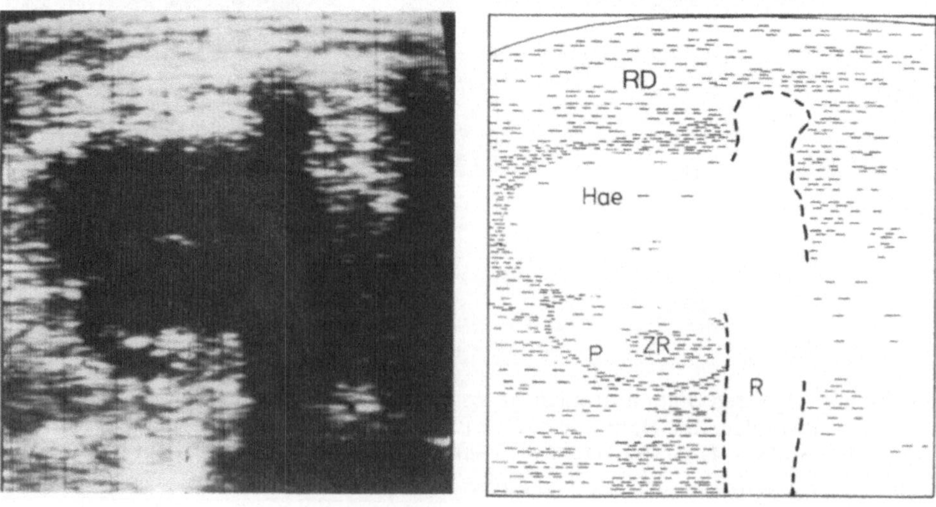

Abb. 58 a Längs- und Querscan: Unmittelbar nach einem stumpfen Flankentrauma erkennbare Einblutung in den oberen Pol der rechten Niere. Erst der Querscan **b** läßt nachweisen, daß die fibröse Kapsel der Niere zerrissen und ein großes pararenales Hämatom entstanden ist

Die operative „Dekapsulierung" der Niere sollte dann sehr bald erfolgen.

Die zahlreichen differentialdiagnostischen Erwägungen lassen erkennen, wie wichtig die Anamnese, der klinische Befund und die übrigen Parameter, z. B. das Urogramm, für die richtige Interpretation der sonographischen Befunde auch bei dieser Indikation sind.

c) Die Nebennierenpathologie

Normale Nebennieren sind sonographisch nicht oder nur höchst selten darstellbar und schon gar nicht ihr mehrschichtiger Aufbau. Das verwundert nicht, wenn man die Lage, Größe und Konsistenz der normalen Nebenniere bedenkt. Die flache, oft gerade etwa fünfmarkstückgroße Nebenniere liegt in oder an der Nierenfettkapsel und hat palpatorisch kaum eine andere Konsistenz als das sie umgebende Gewebe. Sie liegt keineswegs immer suprarenal, sondern eher medio-kranial, manchmal auch suprahilär. Bei entsprechender Fragestellung, z. B. bei Verdacht auf ein Phäochromozytom, eine Hyperplasie oder eine Nebennieren-Metastase, wird man diesen Verdacht sonographisch nie sicher ausschließen, im typischen Fall aber bestätigen oder gar verifizieren können. Insofern ergibt sich durchaus eine Indikation zur Sonographie bei der Nebennierendia-

gnostik, auch wenn sie selbst im Regelfall nicht darstellbar ist.

Einfach kann die sonographische Diagnose einer suprarenalen Zyste sein, wenn diese alle sonographischen Zeichen erkennen läßt und die Punktion, Zytologie, Biochemie und Zystographie typisch sind. Die Zugehörigkeit zur Nebenniere oder aber zur äußersten Peripherie der Niere kann sonographisch nicht immer geklärt werden. Gar nicht so selten sind röntgenologische Kalksicheln, die dann immer einen sehr intensiven Echowall bedingen (Abb. 60).

Beim geringsten Verdacht auf eine Echinokokkuszyste wird man vor der Punktion und Operation in jedem Fall alle immunologischen und serologischen Möglichkeiten zur Klärung nutzen. Gerade solch größere Nebennierenveränderungen sind manchmal besser auch von der Flanke oder von ventral her mit der davorliegenden Leber als gutes „Schallvehikel" überschaubar (Abb. 60).

Solide Gewebsveränderungen und Vergrößerungen der Nebenniere, für die eigenständige Tumoren, Hyperplasien und besonders Metastasen in Betracht kommen, sind ab einer Größe von 2,5–3 cm nachweisbar (SCHERER 1979), und zwar besonders gut, wenn eine Kapsel des Prozesses einen Impedanzsprung bedingt (Abb. 61 a, b).

Über die Art-Diagnose solcher Nebennierenveränderungen kann sonographisch natürlich nichts ausgesagt

---

Abb. 59. Sehr großes, nach dorsal entwickeltes Hämatom, das die Niere stark komprimiert. Zustand nach überdosierter Antikoagulantien-Behandlung. Die Atemverschieblichkeit ist aufgehoben

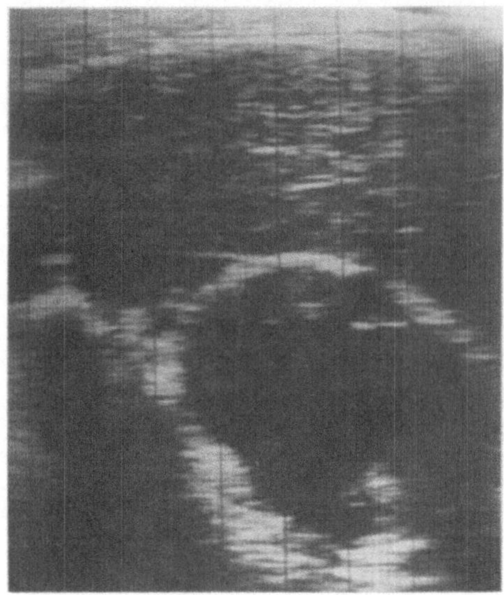

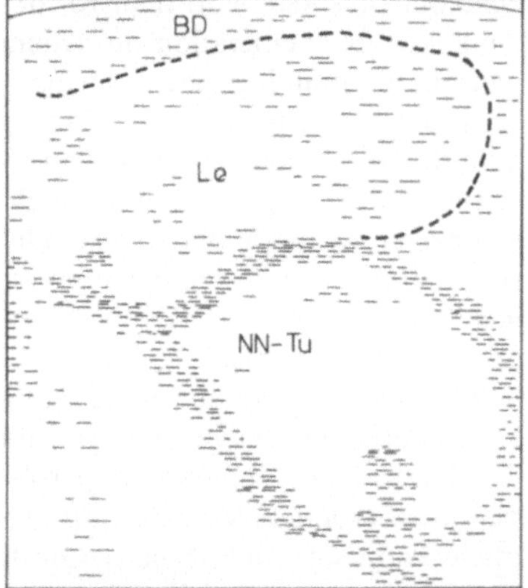

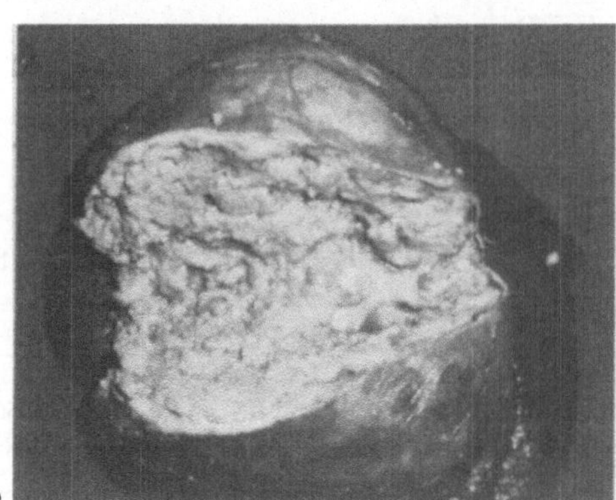

b

werden. Dennoch ist gerade für sonst schwer nachweisbare endokrin inaktive Tumoren und Metastasen die sonographische Diagnostik wertvoll. Differentialdiagnostisch müssen andere retroperitoneale Tumoren, besonders Pankreas-Prozesse immer in Betracht gezogen werden.

d) Solide retroperitoneale Raumforderungen

Grobe, fraglich metastatische Prozesse, die bereits röntgenologisch indirekt durch ihr verdrängendes Wachstum auffallen, können sonographisch weiter differenziert werden. Da Bronchialkarzinome ungewöhnlich häufig in die Nebennieren metastasieren, wäre eine entsprechende sonographische Untersuchung regelmäßig bei all diesen Patienten angezeigt und sinnvoll. Die weitere sonographische Kontrolle solcher Prozesse kann im Verlauf unter dem Aspekt einer therapeutischen Ansprechbarkeit von Nutzen sein.

Andere retroperitoneale Metastasen, bei denen es sich am häufigsten um

Abb. 60 a, b. Großer Nebennierenprozeß. **a** Applikation quer von ventral. An die Dorsalfläche der Leber grenzt der ca. 12×9 cm große, stark abgekapselte Tumor. Die retroperitoneale suprarenale Lagebestimmung des Tumors ergibt sich aus verschiedenen ventralen, dorsalen und lateralen Schallapplikationen. **b** Das Operationspräparat zeigt ein sehr großes, teilweise organisiertes, abgekapseltes Hämatom nach einer subjektiv nicht bemerkten massiven Einblutung in die Nebenniere, s. Farbtafel S. 142

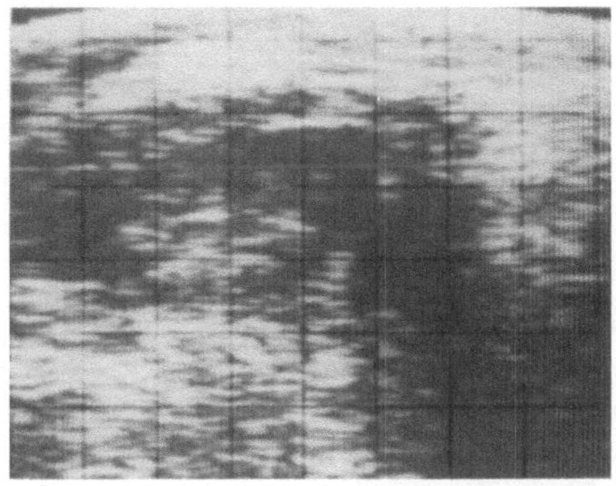

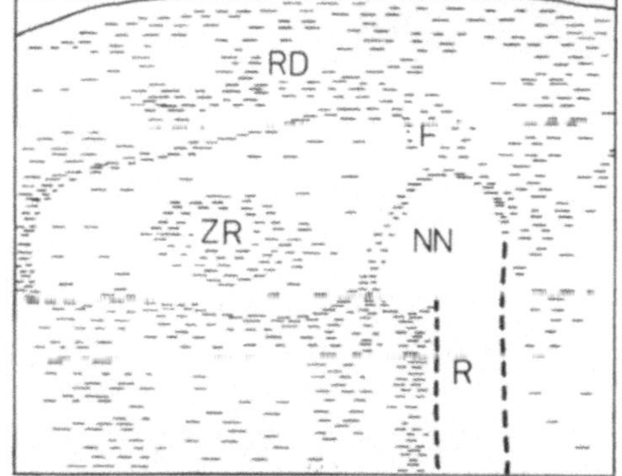

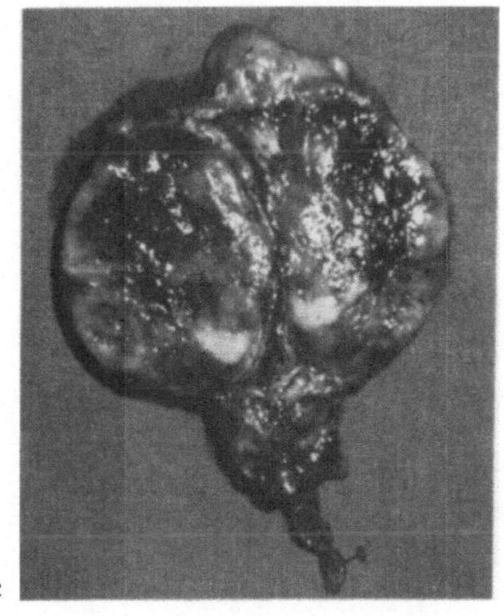

Abb. 61. a Die Nebenniere findet man bei Vergrößerung kranial und ventral des oberen Nierenpols, abgegrenzt vom Fett der Nierenkapsel. **b** Phaeochromozytom. Die Diagnose war klinisch und laborchemisch gestellt und sonographisch gesichert worden. **c** Das Operationspräparat. Beachte die Kapsel des Tumors, die für den Impedanzsprung verantwortlich ist, s. Farbtafel S. 142

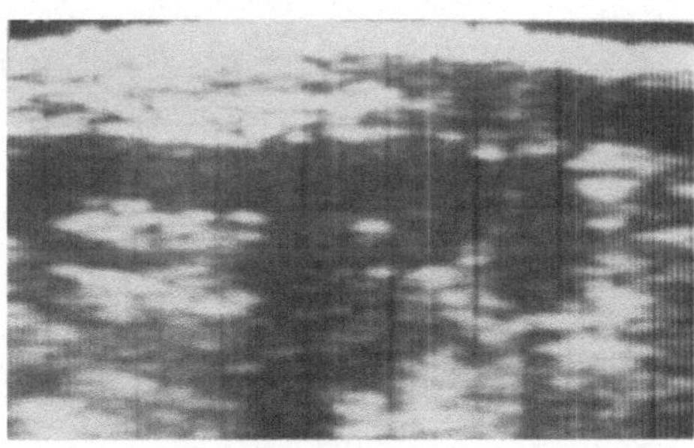

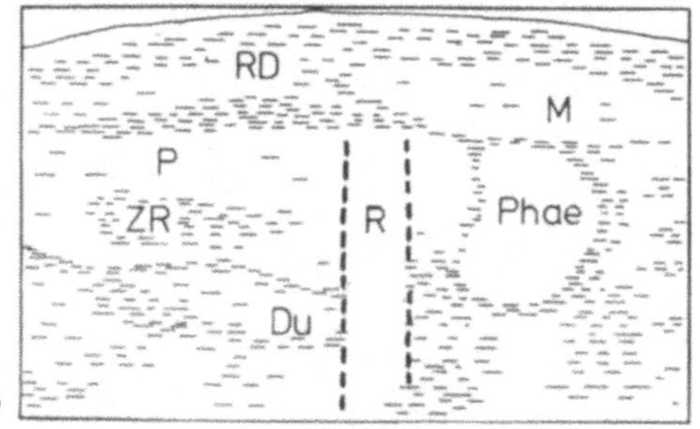

Lymphknotenkonglomerat-Tumoren oder aber um ein Substrat bei Hämoblastosen handelt, können ab einer Größe von ca. 3 cm entlang der großen Gefäße vermutet werden (Abb. 63). Diese Untersuchung muß von ventral erfolgen, da Vena cava und Aorta von dorsal her wegen der Wirbelsäule und der Querfortsätze nicht erschallbar sind. Konturunregelmäßigkeiten und Kompressionen im sonst glatten Band der Vena cava oder aber eindeutig abgrenzbare atypische Raumforderungen links paraaortal, rechts parakaval oder ventral der großen Gefäße sind bei entsprechenden klinischen Befunden stets suspekt. Wie wertvoll die diagnosti-

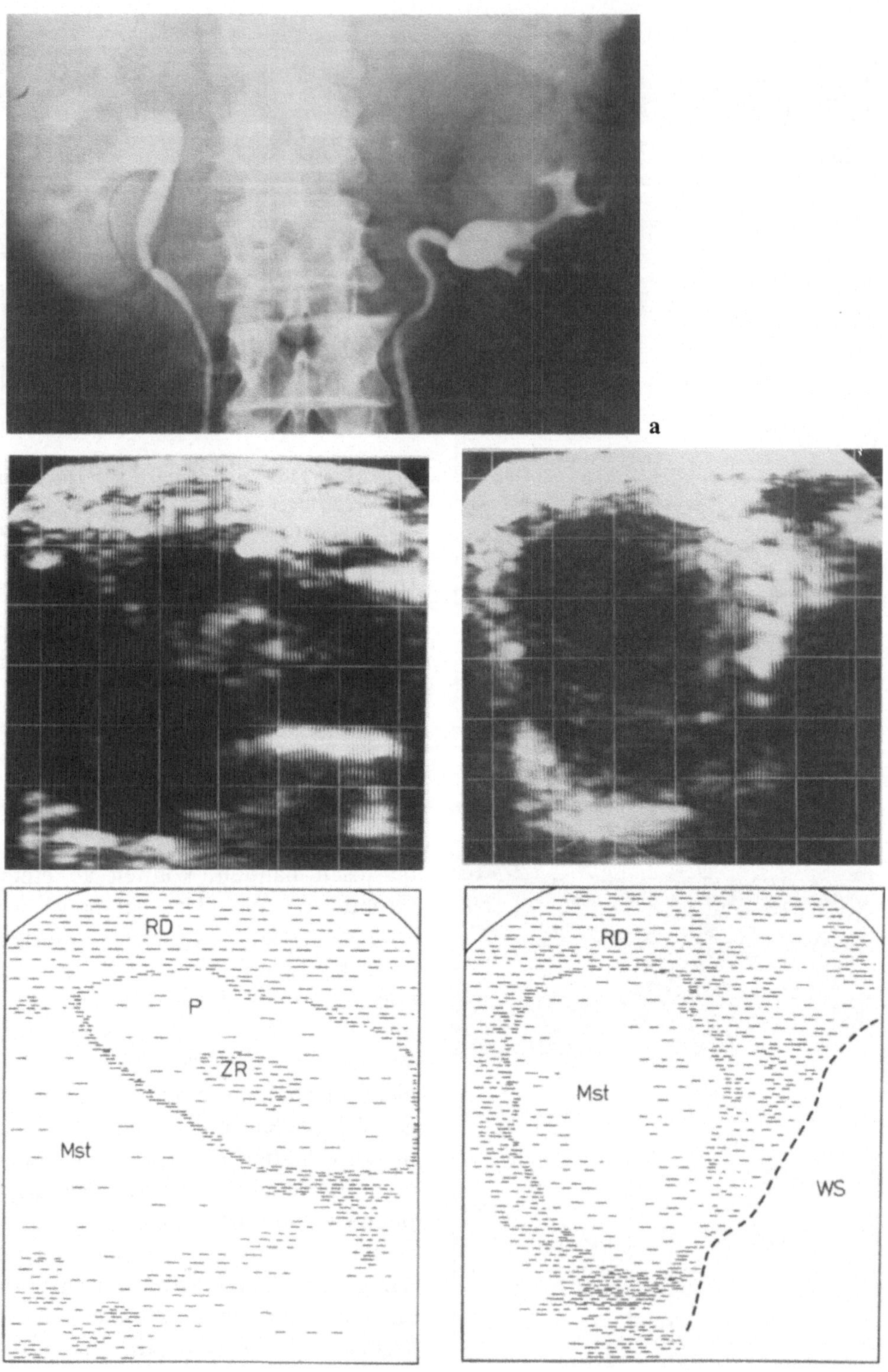
a
RD
P
ZR
Mst
b
RD
Mst
WS
c

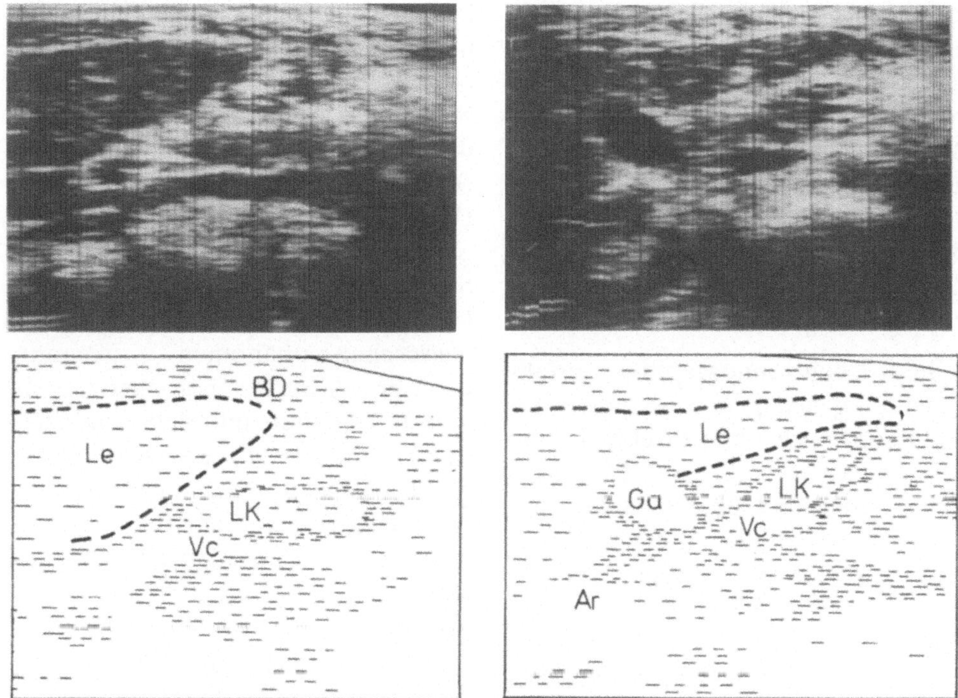

Abb. 63. Bei dem 28jährigen Patienten liegt ein Hodentumor mit nachgewiesener Lungenmetastasierung vor. Die Schallkopfapplikation von ventral läßt im Längs- und Querscan jeweils die Vena cava mit einem davorliegenden Lymphknotenkonglomerat-Tumor erkennen

sche Punktion solcher Prozesse sein kann und mit welcher therapeutischen Konsequenz ihr Ergebnis, steht noch dahin. Ganz wichtig ist aber bereits jetzt, gerade bei hämoblastotischen Veränderungen, der Nachweis eines strahlentherapeutischen und/oder zytostatischen Therapieeffektes.
Bei jedem Hodentumor und auch bei einem Hodentumor-Verdacht wird der Nierenstielbereich, nämlich etwa der Höhe der 1. Lymphknotenstation des Hodenlymphabflusses entsprechend, besonders aufmerksam exploriert werden müssen (Abb. 14 c).
Die exakte Darstellung des Nierenstiels für diese Fragestellung gelingt am besten im Querscan. Eine Venenstauung ohne Valsalvabedingungen weist frühzeitig auf eine Kompression

Abb. 62 a–c. Im Urogramm **a** erkennt man die Verdrängung der linken Niere nach lateral und kaudal. Im Längsscan des Nephrosonogramms **b** erkennt man ebenfalls die Verdrängung der Niere nach dorso-kaudal. Im Querscan **c** fällt das flau-schummrige Echostrukturmuster auf. In Anbetracht der Anamnese (Gastrektomie wegen eines Malignoms ein Jahr zuvor) gibt es keinen Zweifel an der Genese dieser Raumforderung mehr

in diesem Bereich hin (Abb. 14 c). Unabhängig vom Befund im Nierenstielbereich wird man natürlich auch von ventral her das Längsband der Aorta und der Vena cava einstellen und verfolgen. Trotz dieser Möglichkeit bleibt der Wert der Lymphographie, besonders zur Kontrolle der Radikalität der Ausräumung vor Beendigung der Operation, unumstritten.

Jede Nephrosonographie erfaßt gleichzeitig den peri- und pararenalen Raum auch ohne direkte Fragestellung. Nicht selten sieht man dabei unvermutete und überraschende pathologische Befunde. Der Nachweis und die Kontrolle von Flüssigkeitsansammlungen im Retroperitonealraum sind eine Domäne des Verfahrens. Hierfür und für die Einordnung aller Befunde der Nebennierensonogra- sind stets die Kenntnis der Anamnese und der klinischen Befunde, für die während der oft auch langwierigen Untersuchung anzustellenden differentialdiagnostischen Erwägungen erforderlich. Von Bedeutung kann ferner der Nachweis retroperitonealer Metastasen und hämoblastotischer Infiltrate sein, besonders im Verlauf zur Frage eines Therapieeffektes.

8. Nierensteine im sonographischen Bild

a) Die Steinkriterien

Steine lassen sich sonographisch besonders gut in Flüssigkeiten darstel-

len. Sie sind dann experimentell oder in situ in einer gefüllten Gallenblase oder Harnblase in einer echofreien Schallfigur an einem sehr intensiven dichten Steinreflex zu erkennen (Abb. 64).

Hinter diesem Steinecho entsteht ein glatt begrenzter Schatten, da der Stein keine Schallwellen hindurchläßt. Dieser Schlagschatten wird auch Auslöschungsphänomen genannt, denn er verhindert jede sonographische Information unterhalb des Steines. So sind z. B. andere Steine in der gleichen Ebene distal oder Wandunregelmäßigkeiten nicht mehr auszumachen. In der Gallenstein-Diagnostik ist nach LUTZ (1978) die Sonographie der Cholezystographie mindestens ebenbürtig. Sie kann vielfach die röntgenologische Kontrastdarstellung der Gallenblase für diese Indikation überflüssig machen.

Bei der Nierenstein-Diagnostik ist der flüssigkeitsgefüllte Raum nur bei Hydro- oder Pyonephrosen gegeben. Abbildung 65 zeigt schon vom sonographischen Aspekt her eine solche große pyonephrotische Sackniere mit den typischen Steinkriterien:

1. Sehr dichtes helles Echo als Steinreflex.
2. Gerade, längliche Schattenzone.

b) Praktische Bedeutung des sonographischen Steinnachweises

Aber auch im nichtgestauten Nierenbecken kann der Impedanzunterschied zwischen Stein und umgebendem Gewebe so groß sein, daß ein Steinecho und ein Auslöschungsphä-

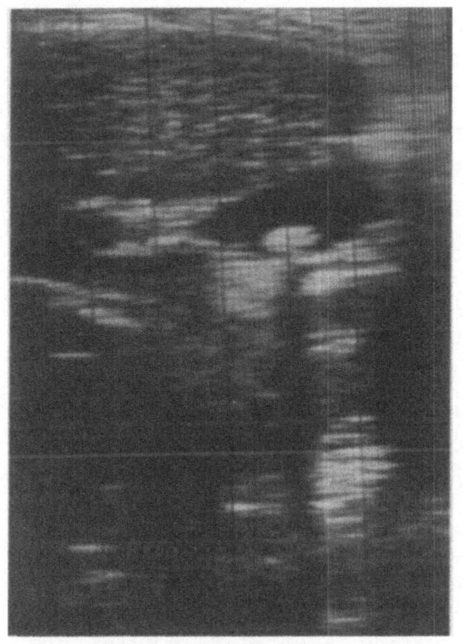
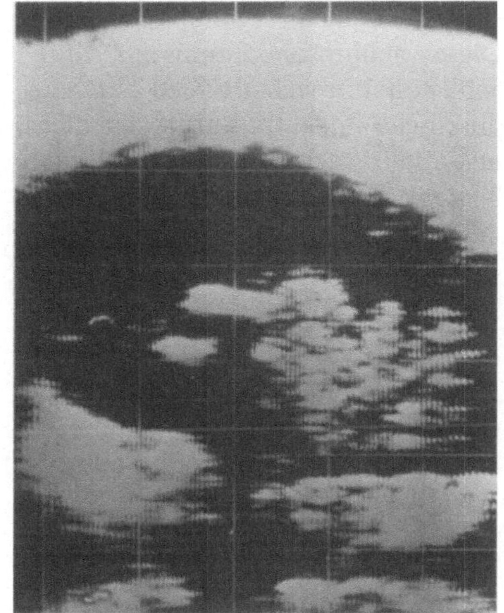

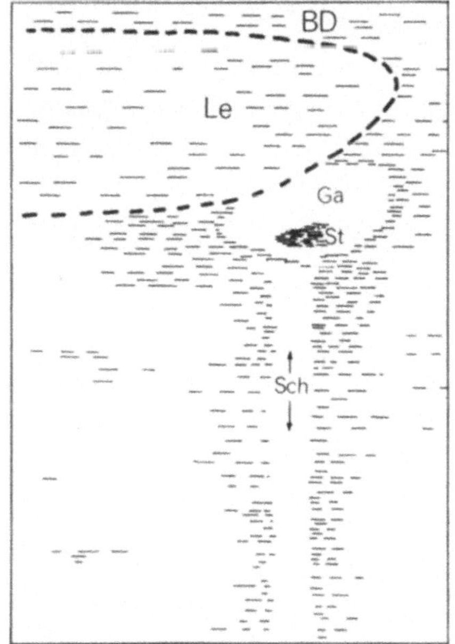

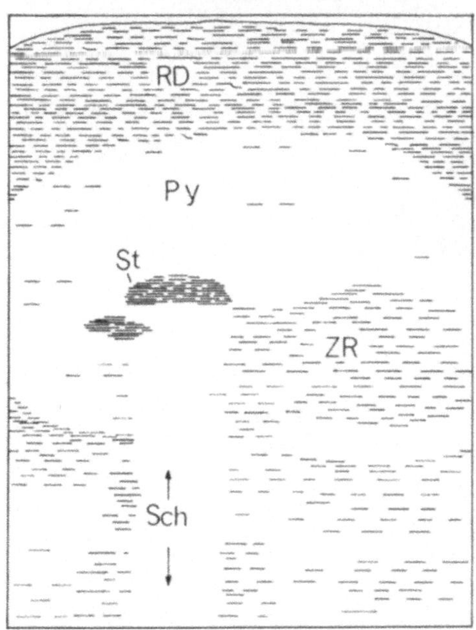

Abb. 64. Demonstration der Steinzeichen am Beispiel eines Gallensteins. Applikation von ventral: Unter der Leber die gefüllte Gallenblase. Das helle Echo am Boden der Gallenblase entspricht dem Stein. Dieser ist selbst nicht durchschallbar und verursacht so den Schlagschatten

Abb. 65. Uroseptische 66jährige Patientin zufolge steinbedingter Pyonephrose: Große Sackniere mit typischem Steinecho und -schatten, erkennbar an der geöffneten ventralen Kontur. Die Diagnose wurde durch die unmittelbare Punktion und die sofort folgende Operation bestätigt

nomen deutlich erkennbar werden. Diese nephrosonographische Möglichkeit hat in vielen Fällen durchaus praktische Bedeutung trotz der meist unkomplizierten röntgenologischen Nierensteindiagnostik:

α) Steindiagnostik
bei Kontrastmittelallergie

Im Fall aller Schweregrade einer Kontrastmittelunverträglichkeit oder gar Allergie kann nach Anamnese, klinischem Befund und Sediment eine Röntgen-Leer-Aufnahme einen bestehenden Verdacht weiter erhärten. Findet sich eine kalkdichte Abschattung in Projektion auf das Nierenlager, kann das Nephrosonogramm ohne Kontrastmittelgabe folgende Fragen beantworten (Abb. 66):

1. Entspricht die kalkdichte Abschattung der Röntgen-Leer-Aufnahme einem Nierenstein?
2. Liegt dieser Stein eher im Nierenbecken oder in einem dorsalen oder ventralen Kelch (Abb. 67)?

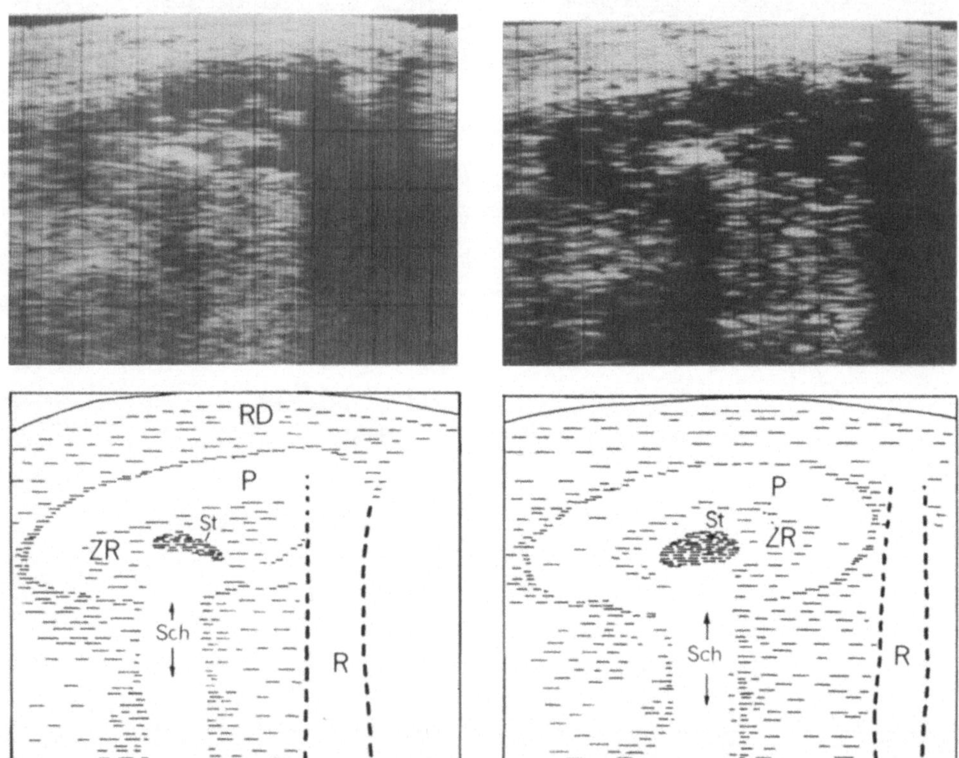

Abb. 66. 75jähriger Patient mit schmerzloser Makrohämaturie. Schwerer M. Bechterew und bekannte Kontrastmittelallergie. In der Rö.-Leeraufnahme wird eine kalkdichte Abschattung links paralumbal erkannt. Die Frage: Nierenstein oder nicht, kann sonographisch beantwortet werden: Das typische Steinecho liegt unmittelbar im zentralen Reflexband, jedoch wird keine Stauung oder Abflußbehinderung durch den Stein verursacht

Abb. 67. a In Projektion auf das linke Nierenfeld eine kalkdichte Abschattung. Im Gegensatz zum Röntgenbild läßt das im Nephrosonogramm **b** dorsal gelegene Steinecho den Schluß zu, daß der Stein in einem dorsalen Kelch der oberen Etage gelegen ist. **c** (s. S. 92) Querscan: Das Auslöschungsphänomen ist gut erkennbar

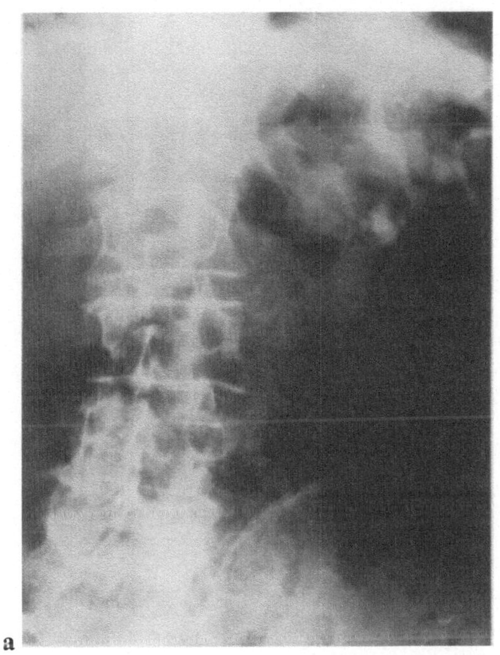

a

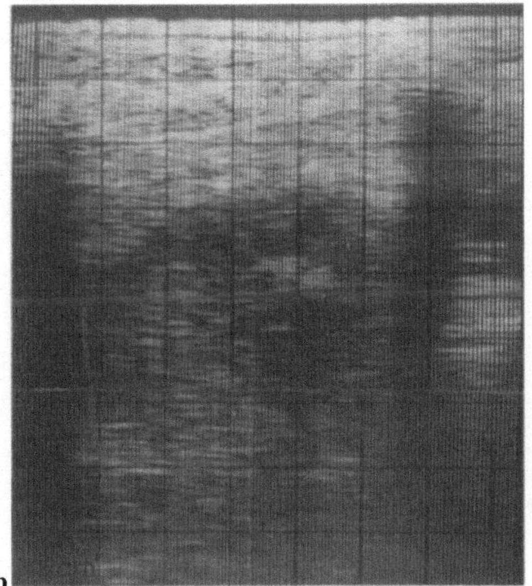

b

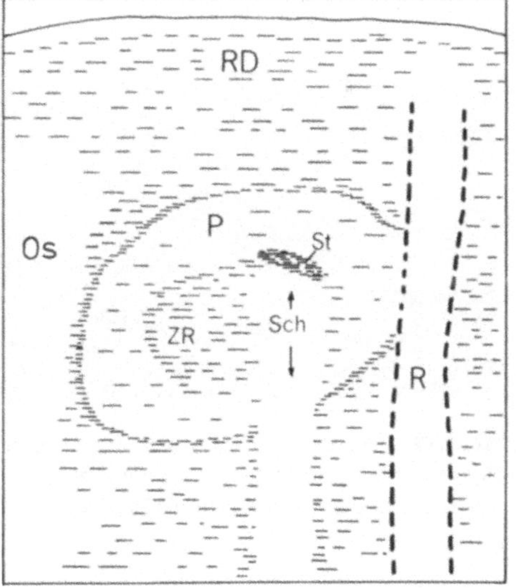

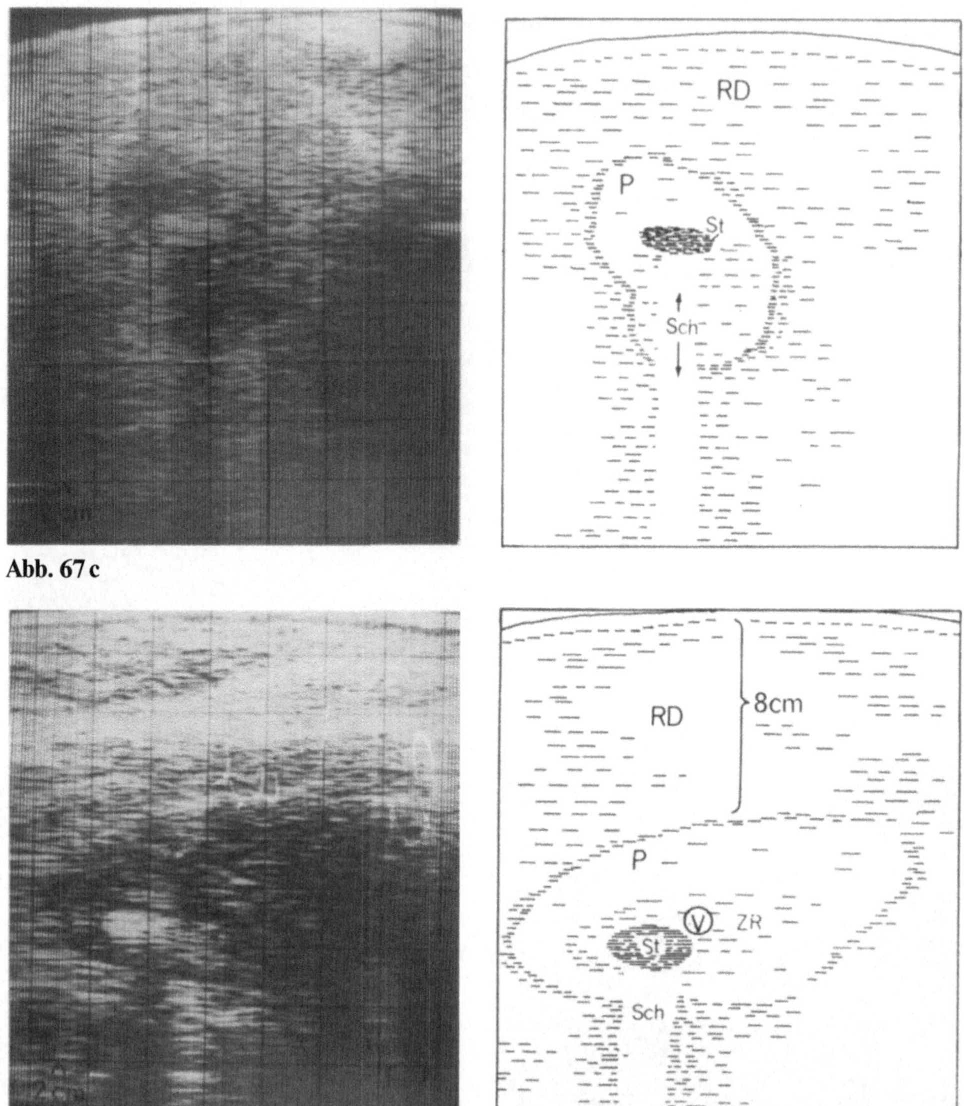

Abb. 67 c

Abb. 68. Längsschnitte durch eine auch in Spätaufnahmen röntgenologisch stumme Niere. Die deutlich erkennbaren Steinzeichen lassen als Ursache des Ausscheidungsverlustes dieser Niere einen Harnsäurestein bei dem sehr adipösen Patienten sichern

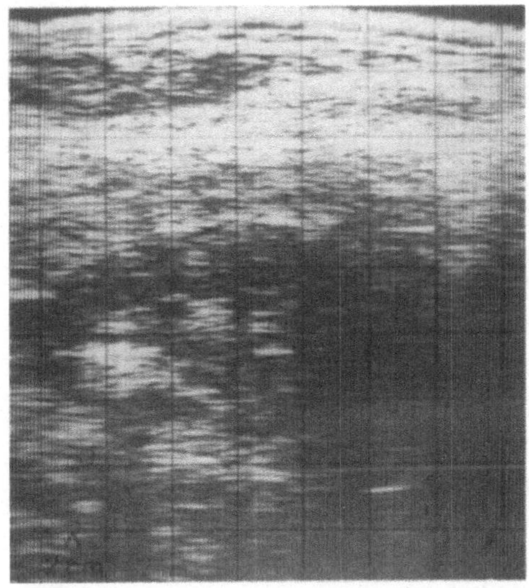
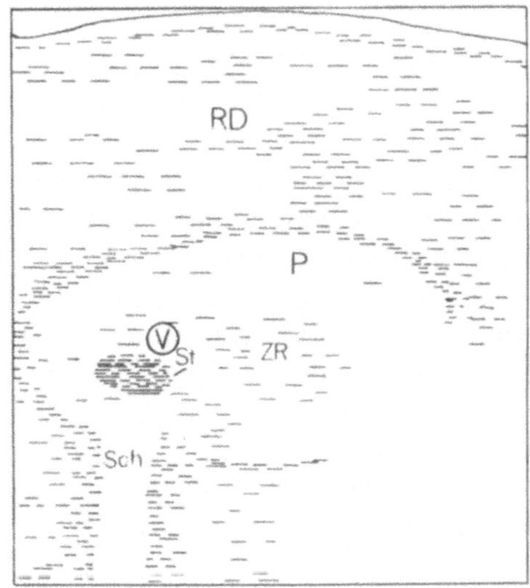

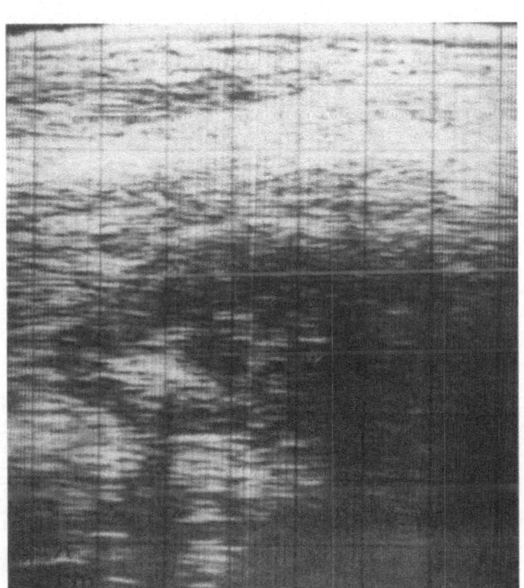
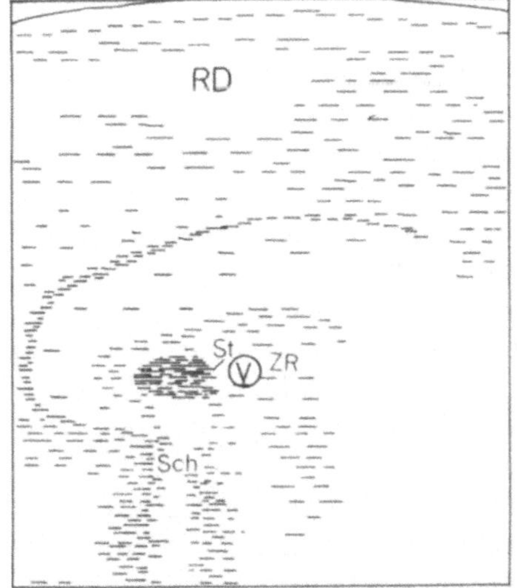

Abb. 68 (Forts.)

3. Verursacht der Stein mutmaßlich eine Abflußbehinderung oder nicht?

Diese Informationen können bei manchen Patienten zur Diagnostik ausreichen, so daß eine gefährdende Kontrastmittelgabe unterbleiben kann. Jede im klinischen Verlauf vermutete Änderung der Steinlage kann ebenfalls sonographisch geklärt werden. Auch der oft sonographisch mögliche Nachweis eines Steinsitzes in einem ventralen oder dorsalen Kelch (Abb. 67) kann ohne zusätzliche Röntgenaufnahmen gelegentlich wertvoll sein.

β) Diagnostik röntgennegativer Steine gegenüber Urothelprozessen

Harnsäuresteine im Nierenbeckenkelchsystem können subjektiv unbemerkt bleiben, so daß bei der Untersuchung zunächst lediglich eine symptomatische Mikrohämaturie mit ihrer manchmal schwierigen Differentialdiagnose auffällt. Im Urogramm kann dabei eine auch in Spätaufnahmen röntgenologisch stumme Niere gefunden werden, die der unbedingten Abklärung bedarf. Findet man im anschließenden Nephrosonogramm erfüllte Steinzeichen, kann der röntgennegative Harnsäurestein Ursache für den Ausscheidungsverlust dieser Niere sein. Jede weitere diagnostische Maßnahme erübrigt sich, insbesondere eine retrograde Abklärung mit ihrer Infektionsgefahr, besonders bei der Harnsäuresteindiathese.

Die sonographischen Steinzeichen sind ebenfalls ein wichtiges Kriterium für die Differentialdiagnose der Kontrastmittelaussparung im Nierenbekkenkelchsystem. Selbst wenn der erfahrene Urologe röntgennegative Steine aus der Anamnese, dem Habitus und dem Urin-pH sowie der glatten Kontur der Kontrastmittelaussparung im Nierenbecken und (oder) Kelch meist sicher diagnostizieren kann, bleibt doch ein Rest Unsicherheit, ob nicht doch ein Blutgerinnsel oder ein Urothelprozeß die Aussparung bedingt. Praktisch klärt sich die Diagnose dann sicher, wenn durch die eingeleitete Urinalkalisierung im Kontroll-Urogramm eine Verkleinerung oder gar schon eine Auflösung der Aussparung nachweisbar wird. Bei dieser Fragestellung kann durch Erkennung der Steinzeichen (Abb. 17, Abb. 68) die Diagnose der Harnsäuresteinaussparung unmittelbar gestellt und der Verlauf ohne neuerliches Urogramm ebenfalls sonographisch verfolgt werden.

Andererseits macht das Fehlen der Steinzeichen den Harnsäurestein unwahrscheinlich (Abb. 69) und erfordert die weitere Diagnostik unter dem Verdacht eines Blutkoagels im Nierenbecken oder aber eines Urothelprozesses.

Die Steingröße, die nachweisbare Steinzeichen im Nephrosonogramm verursacht, ist im Einzelfall schwer festzulegen. Der Steinreflex ist technisch bedingt nach LUTZ (1978) immer etwas größer als der Stein selbst. Die Breite des Steinschattens dagegen entspricht etwa der Steingröße. Unter den günstigeren Voraussetzungen in Flüssigkeitsmedien sind z. B. Gallensteine in praxi ab 6 mm an den Steinzeichen erkennbar. Nach unseren Erfahrungen müssen Nierensteine etwa 1 cm groß sein, um sie in nicht gestauten Nierenbecken sonographisch an den typischen Zeichen erkennen zu können. Aber auch die übrigen Bedingungen, nämlich der Hydratationszustand des Patienten, die Adipositas, die Lagerungsmöglichkeit und die Atemverschieblichkeit der Nieren, spielen im Einzelfall eine wichtige Rolle. Bei entsprechender Fragestellung muß der Untersucher ganz gezielt nach diesen Steinzeichen suchen, weil sie bei der einfachen Exploration der Niere ohne Kenntnis

Abb. 69. a Im Urogramm ist im rechten gestauten Nierenbecken eine Aussparung erkennbar. Die Nephrosonographie läßt im Längsscan **b** und Querscan **c** das dilatierte Nierenbekken nachweisen, nicht aber Steinzeichen. Differentialdiagnostisch spricht dieser sonographische Befund für einen „weichen" Inhalt im dilatierten Nierenbecken, z. B. Urotheltumor und/oder Blutkoagel

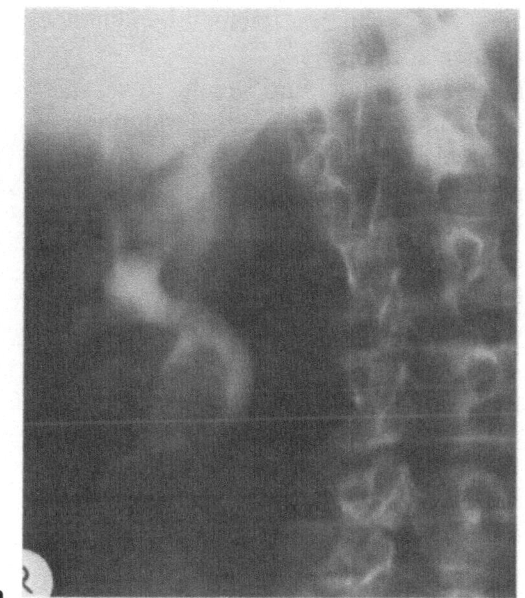

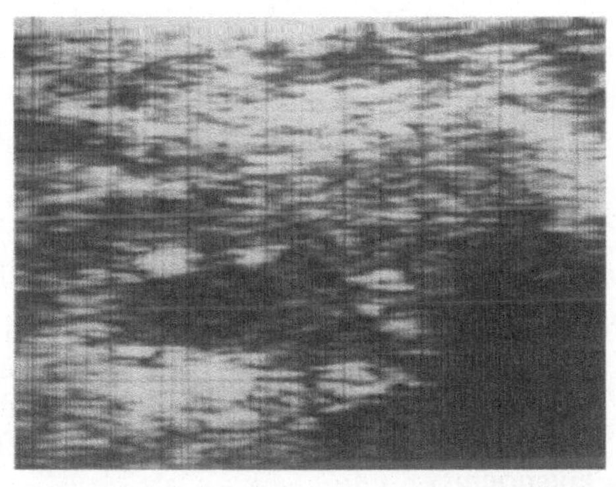

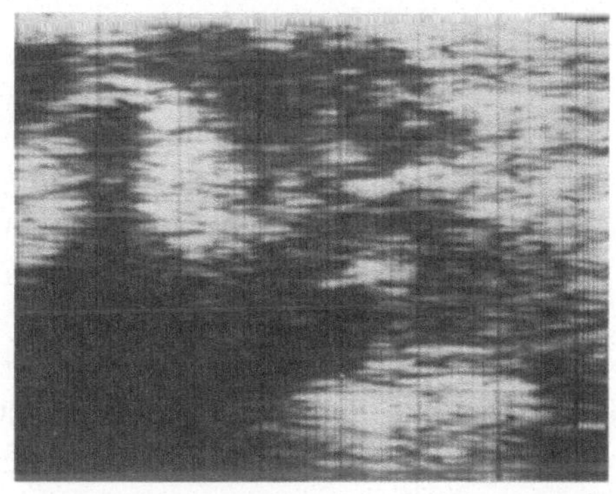

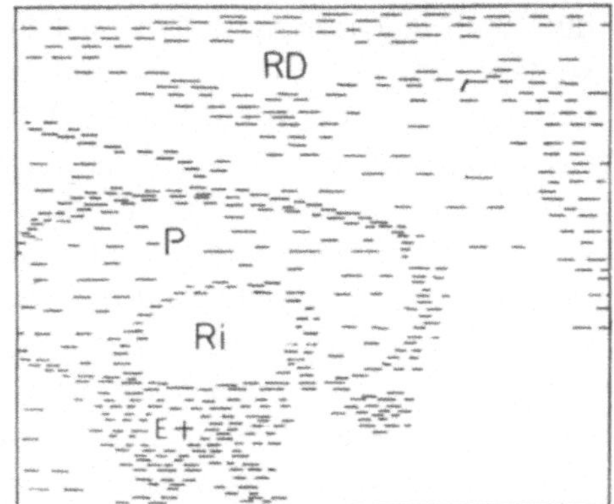

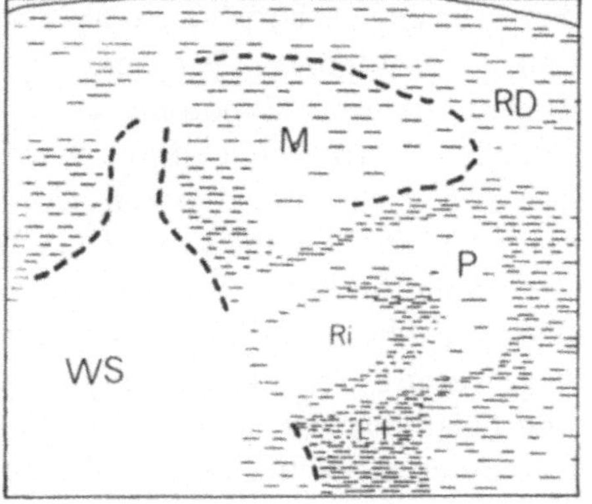

der Vorgeschichte leicht übersehen werden können.

Harnleitersteine sind nach unseren Erfahrungen direkt nicht darstellbar, können jedoch durch ihre Folgen, nämlich die Stauung des proximalen Hohlsystems, vermutet werden. Nach erfolgtem Steinabgang, sei es spontan, nach Schlingenversuch oder durch Operation erübrigt sich aber im Regelfall das „Kontroll-Urogramm" oder die röntgenologische „Ablaufkontrolle". Eine Restdilatation oder ein ungestörter Abfluß kann sonographisch jeweils sicher nachgewiesen werden.

9. Die Niere in der Schwangerschaft im sonographischen Bild

Mit der Ultraschall-Diagnostik steht erstmals eine Methode zur Verfügung, mit deren Hilfe eine Information über den Zustand der Niere und des Hohlsystems unter Schwangerschaftsbedingungen zu erhalten ist, und zwar ohne Strahlenbelastung für Fetus und Mutter.

Die frühere Vermutung, daß durch die Schwangerschaftshormone Choriongonadotropine, Östrogene und Progesteron eine Hypotonie der ableitenden Harnwege bedingt würde, ließ sich nicht objektivieren (MARCHANT 1972, CORRIERE et al. 1970). Die früher durch Isotopennephrographie und Urographie nachgewiesene Verzögerung der Entleerungsphase und Dilatation der oberen Harnwege ist am ehesten mechanisch bedingt

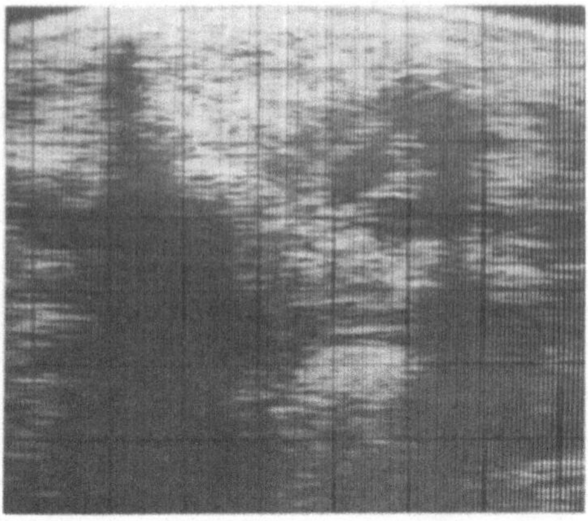

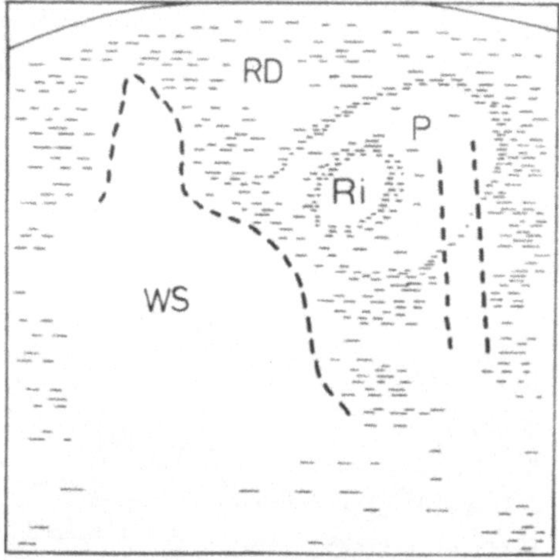

Abb. 70. Querschnitt durch die rechte Niere einer Schwangeren (M. VII) mit schwangerschaftsphysiologischer Ringfigur, die einem dilatierten Nierenbecken entspricht

und auch lageabhängig, z. B. in Rükkenlage stärker als in Seitenlage. Durch die Größenzunahme des Uterus ändern sich die Druckverhältnisse im Becken. Dadurch und durch die stärker sich füllenden Venen des Ovarialplexus ist der Harnabfluß, besonders aus der rechten Seite, erschwert. Durch die bekannte Hyperplasie der Muskelzellen des Harntraktes unter der Schwangerschaft re-

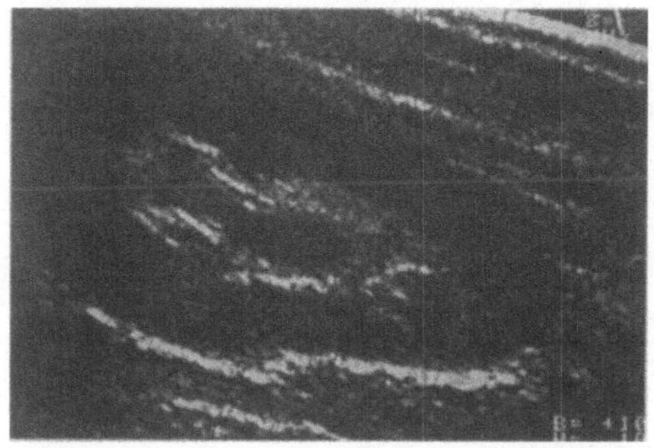

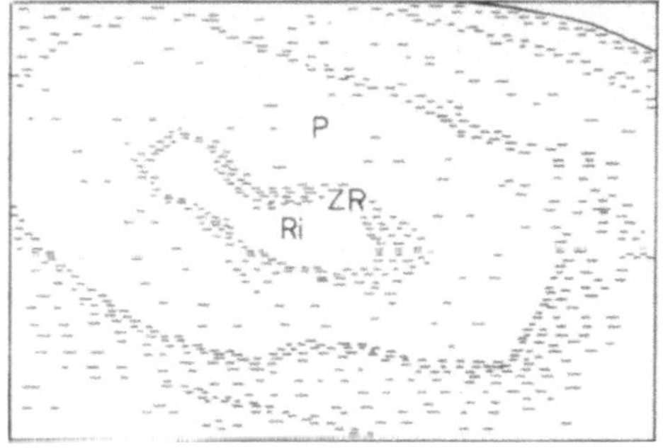

Abb. 71. Längsschnitt durch die rechte Niere einer schwangeren Patientin (M. VIII). Die Niere läßt sich mit der Zoom-Technik sehr groß darstellen. Man erkennt deutlich die Ringfigur des zentralen Reflexbandes. Die Patientin ist subjektiv völlig beschwerdefrei, die Urinanalyse ist unauffällig

Für den urologischen Untersucher ist es wichtig, diesen schwangerschaftsphysiologischen Befund nicht mit einer Obstruktion zu verwechseln. Die Differentialdiagnose zu einer Obstruktion muß die Klinik ergeben und kann nicht sonographisch erfolgen; es sei denn, es läge eine hochgradige Stauung im Sinne einer Hydronephrose oder eine andere sonographisch faßbare Pathologie vor. Der sonographische Befund kann allerdings einen klinischen Verdacht auf eine z. B. steinbedingte Obstruktion bei normalem ZRB ausschließen.

Der Nachweis schwangerschaftstypischer Hohlsysteme und Nieren überhaupt, die wegen des erhöhten Glomerulusfiltrates besonders gut darstellbar sind, kann für Patientin und Gynäkologen eine leicht zu erbringende Beruhigung sein, besonders bei den so häufigen Rückenschmerzen, für die die Nieren dann objektiv nicht verantwortlich sind.

sultiert deswegen aber keine verringerte Peristaltik, wie auch zystoskopisch bei Schwangeren leicht nachzuweisen ist.

Die Dilatation kann im Nephrosonogramm der Schwangeren leicht und schnell nachgewiesen werden. SCHMOLLER (1978) fand bei 128 Schwangeren eine Spreizung des ZRB in 65%, davon in 58% nur rechts, in 35% rechts mehr als links und nur in 7% ausschließlich links. Die Dilatation findet man auch in Bauchlage, also bei dorsaler Schallkopfapplikation (Abb. 70/71).

10. Sonographische Befunde nach Operationen an der Niere und den ableitenden Harnwegen

Auf den für die operative Urologie in vielen Fällen besonders günstigen Umstand, nämlich die Kontrolle des präoperativen sonographischen Befundes mit dem Operationssitus, wurde bereits hingewiesen. Aber auch die Auswirkung einer Operation auf die Niere und deren weitere Entwicklung können im Verlauf unkompliziert kontrolliert und verfolgt werden. In

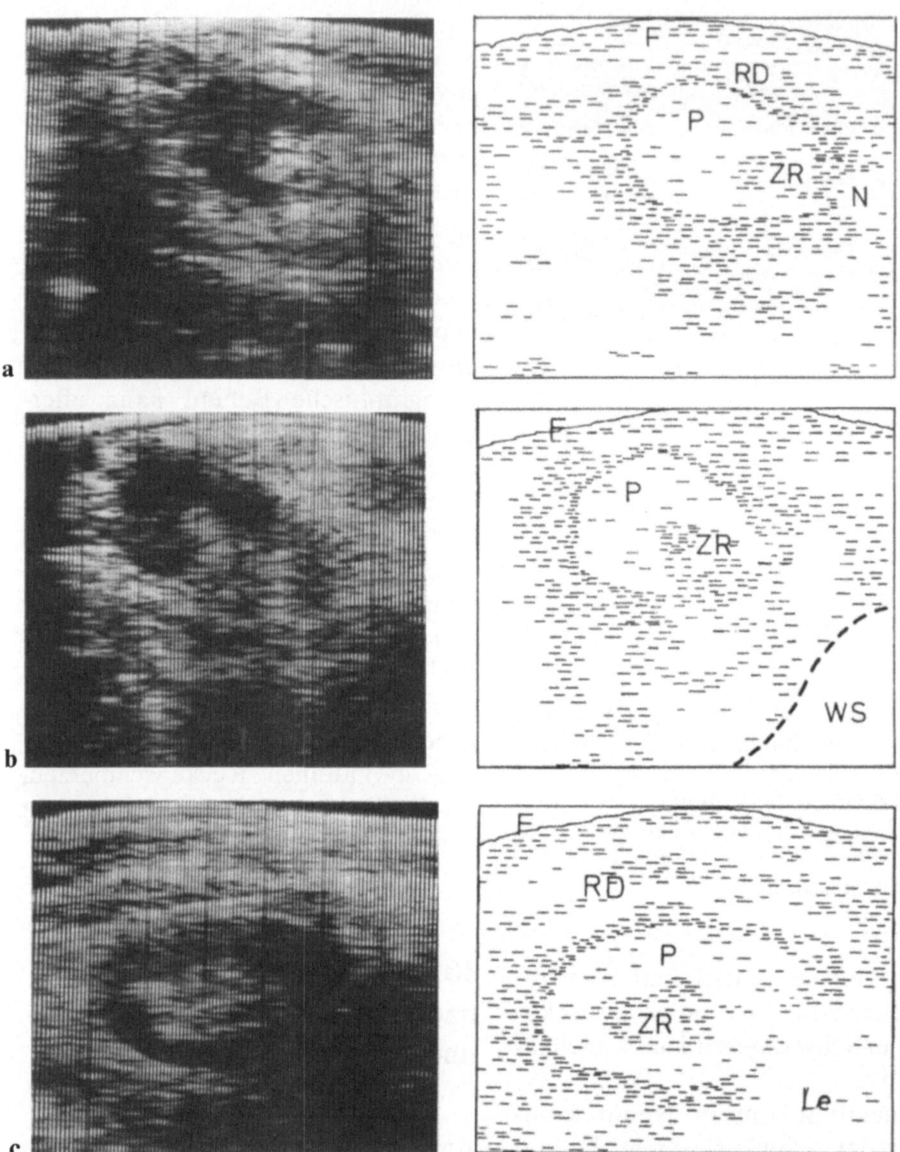

Abb. 72. a Linke Niere im Längsscan: Zustand nach unterer Polresektion. Das zentrale Reflexband mündet geradezu in den Narbenbereich der Resektionsfläche (N). Kein Parenchymmantel mehr im unteren Polbereich. Dicker Parenchymmantel im Hilusbereich **b**, am besten im Querbild beurteilbar. **c** Zum Vergleich die normale rechte Niere im Längsscan

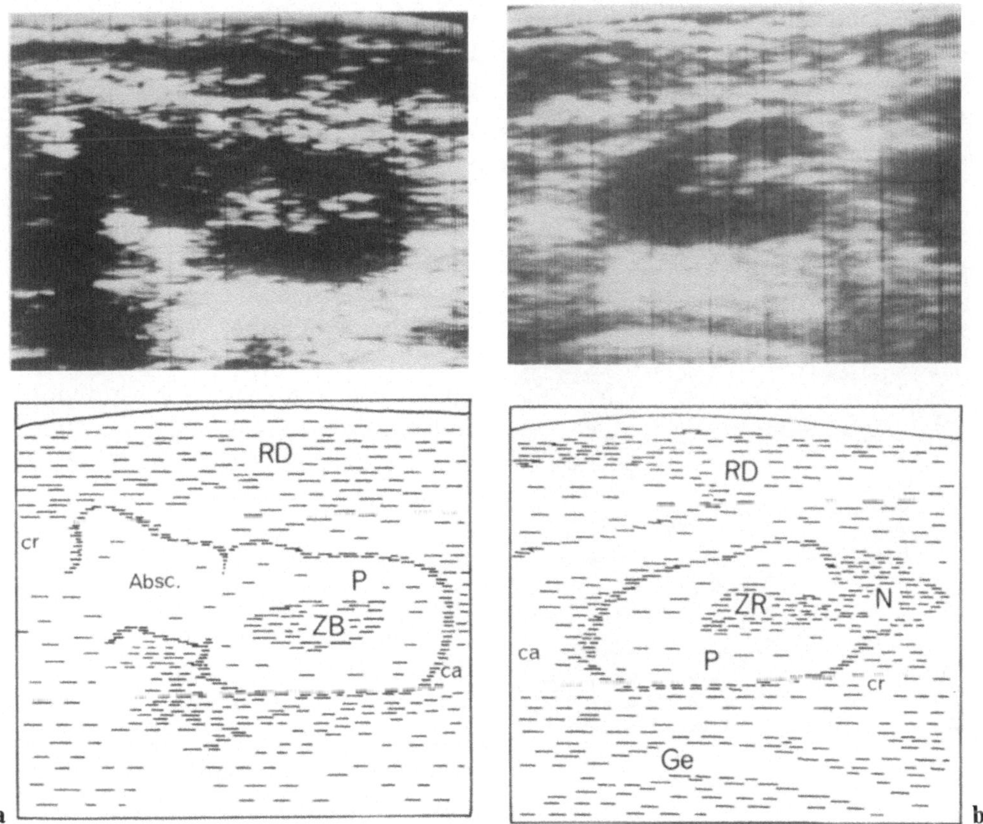

Abb. 73 a, b. Zustand nach oberer Polresektion wegen eines Nierenkarbunkels **a.** Diagnosesicherung durch Punktion der Raumforderung im oberen Pol. **b** 6 Monate postoperativ: Das zentrale Reflexband mündet in den Narbenbereich der Resektionsfläche. Im übrigen normales Nierenparenchym und orthotopes zentrales Reflexband

der Phase der Nachsorge und der engmaschigen Verlaufskontrolle können diagnostische Röntgenstrahlen nicht nur in der Kinder-Urologie (s. S. 106) ohne jeden Informations- und Sicherheitsverlust eingespart werden.

a) Zustände nach Parenchymoperationen

Die Indikation zur Polresektion kann sich aus verschiedenen Gründen ergeben: z. B. bei starker steinbedingter Kelchektasie und weitestgehender Parenchymreduktion dieses Pols (Abb. 72)

Ein solcher vorgeschädigter Kelch würde bei Belassung einem „Schlammfang" entsprechen können, in dem sich schnell ein Rezidivstein bilden könnte. Weiterhin gibt es polständige Abszesse, die, möglichst früh operiert, eine Organerhaltung ermöglichen können, aber die Polresektion erzwingen (Abb. 73).

Große polständige Zysten können einen Teil der Niere aufbrauchen, Kompressionen verursachen und dadurch ihre Abtragung erfordern (Abb. 27 a u. 74).

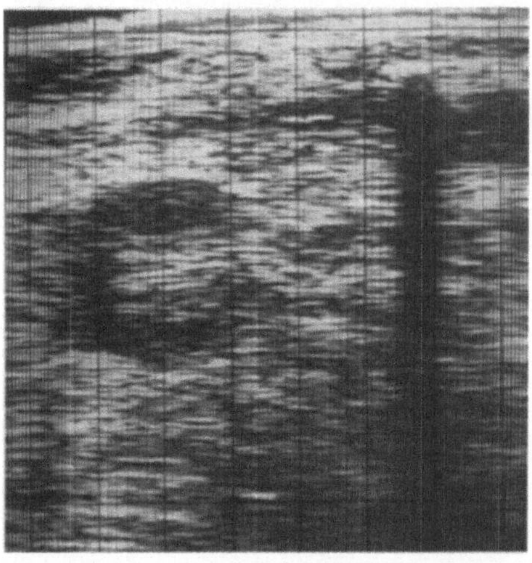

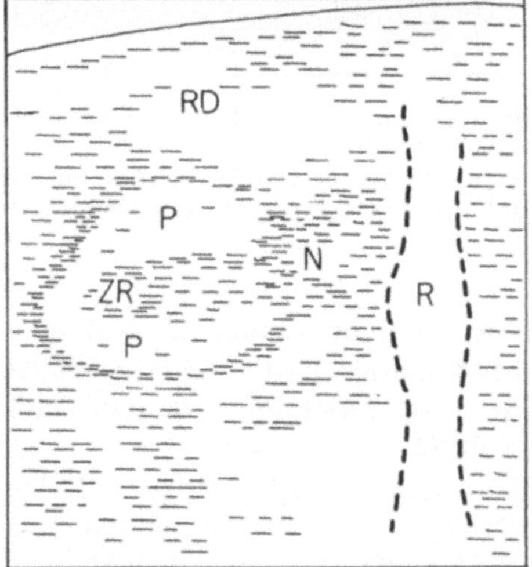

Abb. 74. Längsscan einer linken Niere im Zustand nach Resektion einer großen cystischen Raumforderung im oberen Polbereich dieser Niere. 6 Wochen post operationem: Der Restnierenanteil sieht normal aus, das ZRB reicht bis in die Resektionsfläche hinein

Das postoperative sonographische Bild nach Polresektionen ist immer gleich und schnell erkennbar (Abb. 72, 74):

Das zentrale Reflexband, das ja dem Nierenbeckenkelchsystem und dem Hilusbereich entspricht, schließt mit dem Narbenbereich der Resektionsfläche ab; es fehlt also das sonstige Polparenchym (Abb. 72, 73, 74). Man sieht kranial der Resektionsfläche ein im Verlauf immer dichter werdendes Reflexmuster, das Narben- und Fettgewebe darstellt (Abb. 74). Entsprechend der meist kräftigen Narbenbildung ist die sonographisch erkennbare Atemverschieblichkeit im Vergleich zur gesunden kontralateralen Seite aufgehoben oder eingeschränkt. Hämatome in diesem Bereich sind im Frühstadium fast echolos, sie wirken sonographisch wie Flüssigkeit. Mit zunehmender Organisation des Hämatoms nimmt die Echozahl und Intensität immer mehr zu und ist bald nicht mehr vom Narbengewebe zu unterscheiden. Wenn das verbliebene Nierenparenchym und das zentrale Reflexband unauffällig sind, erübrigt sich eine urographische Kontrolle nach der Polresektion.

Auch nach ganz anderen Parenchym-Operationen (z. B. nach Sektionsschnitten, Nephrotomien usw.) können durch den klinischen Befund vermutete Nachblutungen und Verhaltungen in klinisch relevanter Menge schnell erkannt und ihre Zunahme kontrolliert werden. Der sonographische Befund kann dann zusammen mit der Klinik der entscheidende Hinweis für oder gegen eine operative Reintervention sein.

Ebenso lassen sich Urinome zufolge Naht- oder Anastomoseninsuffizienzen und verlegten oder falschen Drainagen einfach – im Zweifelsfall mit der Punktion – nachweisen und im Verlauf kontrollieren. Ganz ähnlich kann auch der Verdacht eines Chylo-Retroperitoneums, z. B. nach retroperitonealer Lymphknotenausräumung bestätigt werden.

b) Zustände nach plastischen Operationen an den ableitenden Harnwegen

Eine eindrucksvolle Verlaufskontrolle ist sonographisch nach plastischen Eingriffen im Harnleiterabgangsbereich möglich. Präoperativ kann die Harnstauung und deren Ausmaß gut erkannt werden (Abb. 15). 14 Tage nach einer erfolgten Harnleiterabgangsplastik z. B. in der Methode nach Anderson-Hynes wird in der Regel die Nephrostomie entfernt. In diesen Tagen findet man immer noch eine unterschiedlich starke Hypotonie und Dilatation des Nierenbeckenkelchsystems, die sich erst im Laufe von Monaten langsam normalisiert, wenn der vordem unterforderte Harnleiter seine volle Funktion aufgenommen hat (Abb. 75, 76).

Diese schrittweise Normalisierung der Hypotonie ist sonographisch an der ständig schmaler und flacher werdenden Ringfigur des zentralen Reflexbandes im Längs- und des zentralen Reflexkomplexes im Querscan gut verfolgbar. Ebenso ist natürlich eine bleibende Stauung, die auf eine stenosierende Narbenbildung im Anastomosenbereich hinweisen kann, stets erkennbar. Dieser Nachweis der Abflußbehinderung kann besonders wertvoll sein bei der Differentialdiagnose zunächst ungeklärter Temperaturen in der Phase nach der Krankenhausentlassung. Ist sonographisch keine Zunahme der Stauungsfigur im Vergleich zum Vorbefund erkennbar, erübrigt sich eine Diskussion über eine evtl. operative oder instrumentelle Reintervention. Diese Möglichkeit hat sich auch in der Kinder-Urologie (s. S. 106) bewährt. Dabei erscheint die sonographische Information ohne Urogramm, also ohne neuerliche Strahlenbelastung, besonders wertvoll (Abb. 87, 88).

Nach zahlreichen anderen plastischen Operationen an den ableitenden Harnwegen können je nach Erfordernis, beliebig oft wiederholbar, die Abflußverhältnisse kontrolliert werden:

Ähnlich wie nach operierten Harnleiterabgangsstenosen besteht auch nach Antirefluxplastiken, z. B. nach Cohen oder Leadbetter-Politano, nach Entfernung des Harnleitersplints eine unterschiedlich starke Hypotonie des Nierenbeckens und Harnleiters. Die Dilatation des Nierenbeckens ist zum Zeitpunkt der Splintentfernung immer an der Spreizung des ZRB und des ZRK nachweisbar; die meßbare Distension des ZRB ist ein direktes Maß für die Stärke der Dilatation (Schwab 1977).

Dabei entspricht bei der Schallkopfapplikation von dorsal die dorsale Echolinie der Hinter- und die ventrale Echolinie der Vorderwand des Nierenbeckens. Man kennt diese Befun-

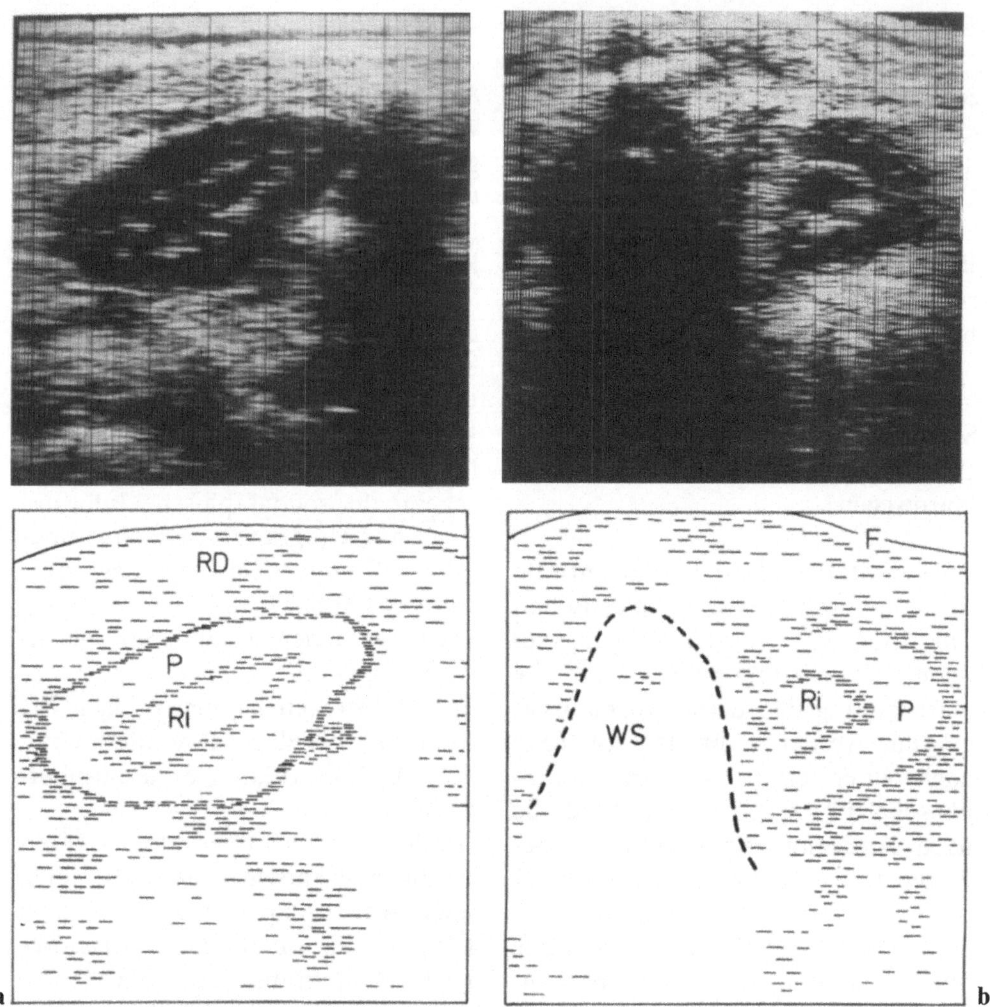

Abb. 75 a, b. Zustand nach Anderson-Hynes-Plastik 6 Wochen postoperativ. **a** Längsscan der rechten Niere. **b** Querscan

de unmittelbar nach der Reimplantation. Sie sind nicht beunruhigend, wenn sich dieser Spreizeffekt in Verlaufskontrollen kontinuierlich zurückbildet und spätestens nach etwa 3 Monaten ein normales geschlossenes Reflexband vorliegt. Auch diese Verlaufskontrolle nach Operationen haben in der Kinder-Urologie besonderen Wert und Bedeutung, weil Antireflux-Operationen überwiegend im Kindesalter in Betracht kommen und die Einsparung postoperativer Röntgenstrahlenbelastung gerade beim Kind besonders dankbar erscheint (Abb. 88).

Auch nach anderen Eingriffen an Nierenbecken und Harnleiter und an der uretero-vesikalen Junktion kann die ganz schnell und sicher erhält-

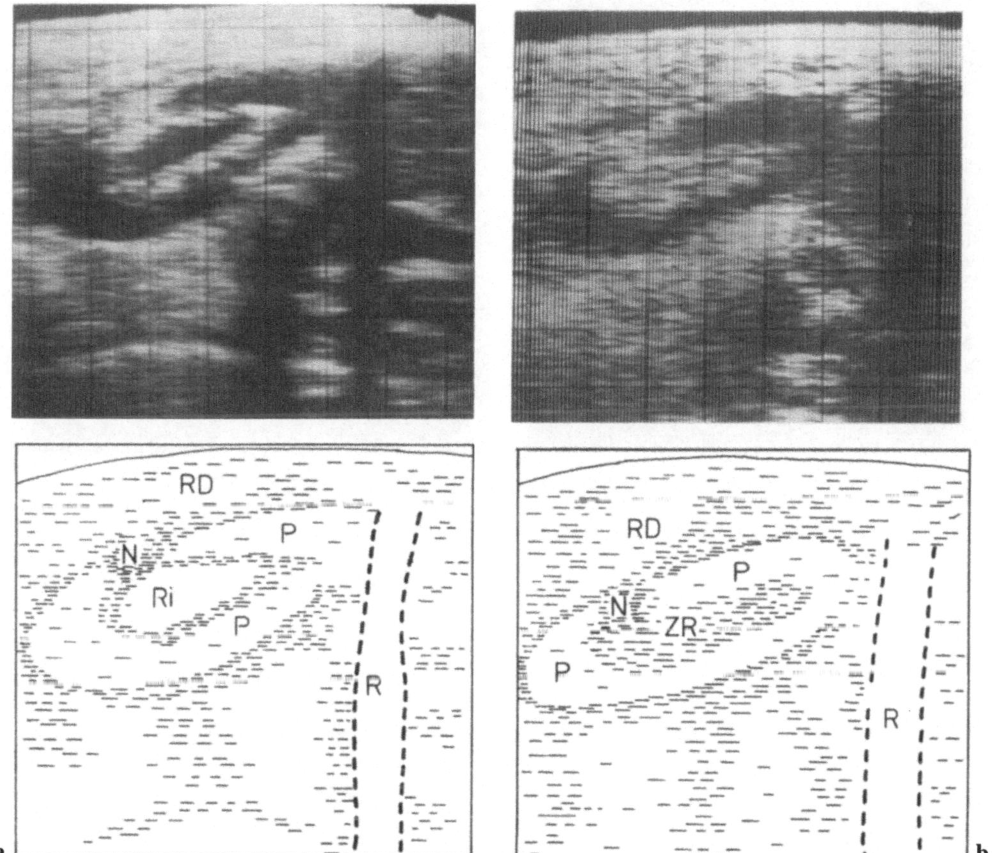

Abb. 76 a, b. Zustand nach Anderson-Hynes-Operation 14 Tage **a** und 5 Monate **b** post operationem im Längsscan. Deutlich erkennbar die Nephrostomienarbe im Parenchymmantel (N) sowie die Rückbildung der Ringfigur

liche Information über die Abflußverhältnisse – gerade auch im Verlauf – von erheblicher Bedeutung für Patient und Arzt sein. Nach einer unkomplizierten Stein-Operation kann man sich bei der Klinikentlassung schnell ein Bild über den Abfluß im Bereich der operierten Seite machen. Der Befund kann jetzt schon normal sein oder aber es kann sich bei einer Reststauung, z. B. durch ein Schleimhautödem bedingt, die Notwendigkeit zur Kontrolle ergeben. Noch wichtiger natürlich ist dieses Wissen und die Verlaufskontrolle bei Harnleiterteilresektion oder Harnleiter-Blasen-Plastiken (Hörnerblase, Boari-Plastiken usw.) und ganz besonders nach supravesikalen Harnableitungen in das Sigma, das Kolon oder in eine Ileumschlinge.

Hinsichtlich postoperativer Veränderungen im Bereich der unteren Harnwege s. Kap. 12.

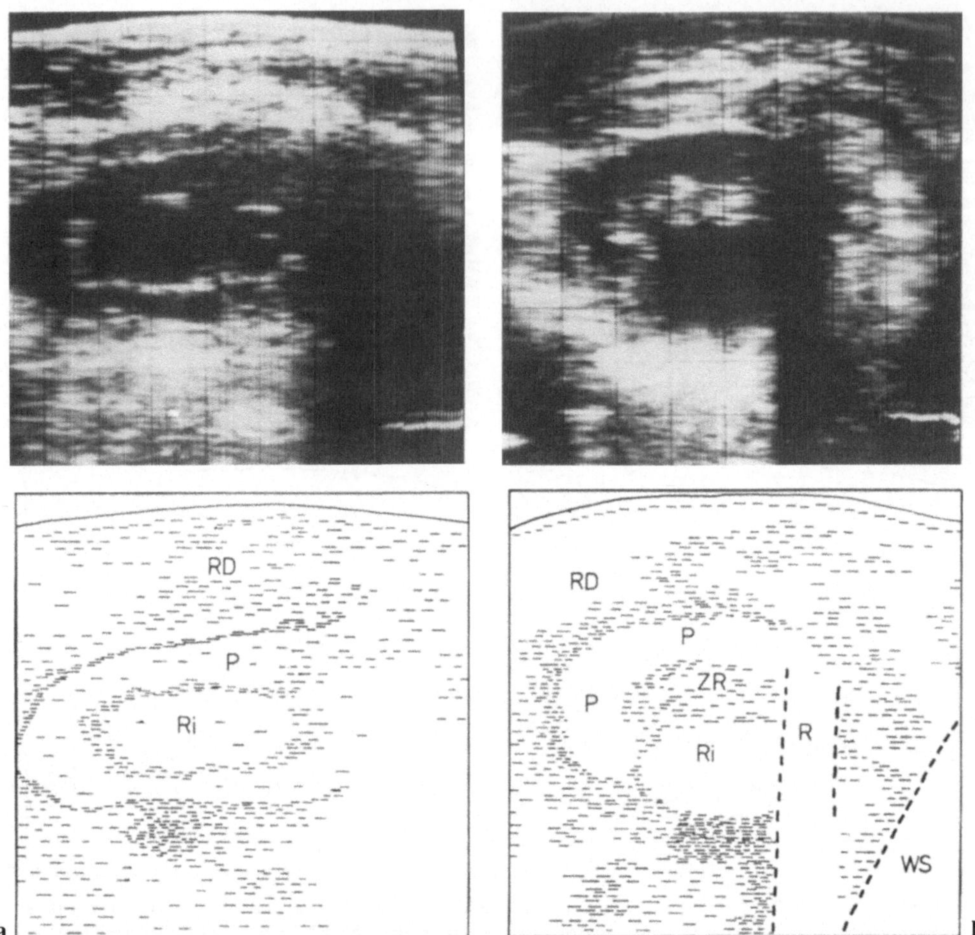

Abb. 77 a–d. *Oben:* Rechte Niere im Längs- (**a**) und linke Niere im Querscan **b.** Beide Nieren hochgradig gestaut mit der Symptomatik einer Anurie bei leerer Blase im Verlauf einer Bestrahlungstherapie eines Prostata-Karzinoms. 3 Monate nach Einlegung von beidseitigen Gibbon-Kathetern hatten sich beide vorher hochgestaute Nieren in der Größe normalisiert. Beide Hohlsysteme zeigen 6 Monate (**c, d**) später nur noch eine geringe Ektasie

c) Zustände nach strahlentherapeutischen Maßnahmen

Auch der medikamentöse, instrumentelle oder strahlentherapeutische Behandlungseffekt hinsichtlich der Harnabflußverhältnisse kann beurteilt werden. Das Beispiel eines infiltrierend in das Trigonum wachsenden Prostata-Karzinoms stellt die Abb. 77 dar. Im Verlauf der Bestrahlungstherapie kam es bei bereits vorher nachgewiesener, aber asymptomatischer Stauung beider Hohlsysteme zur Anurie. Diese ließ sich durch transurethrales Einlegen von beiderseitigen

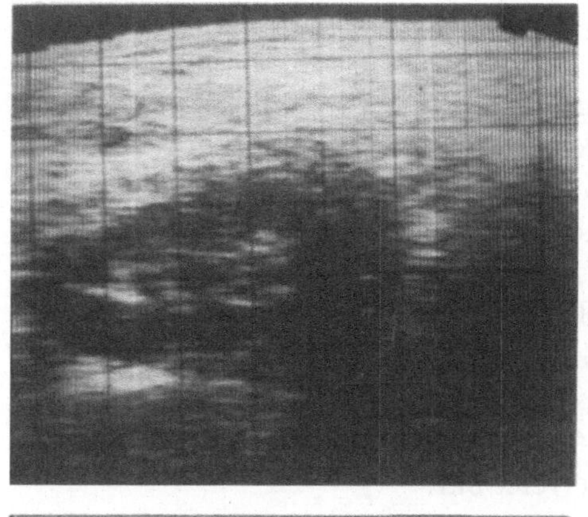
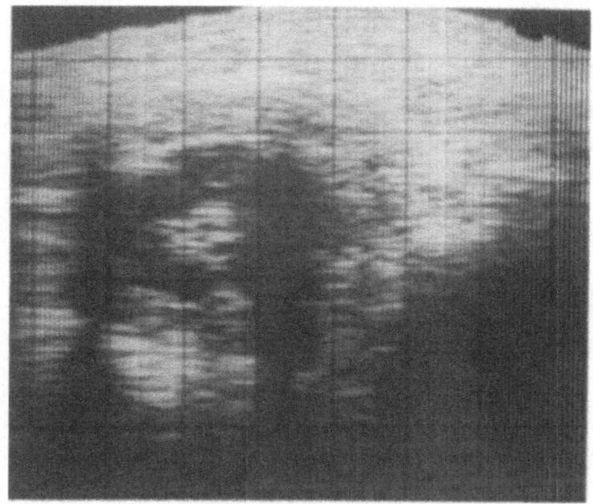

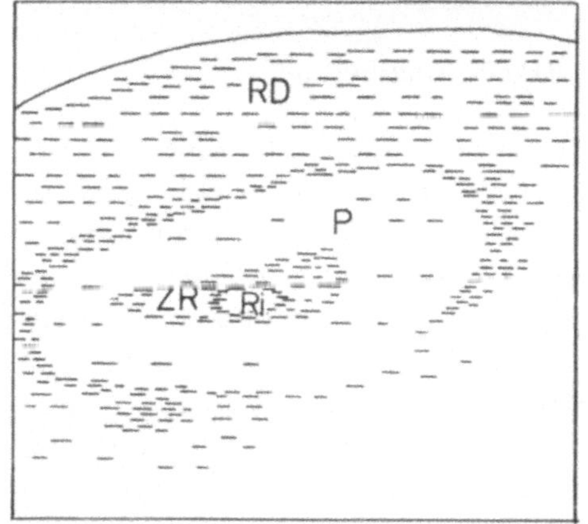

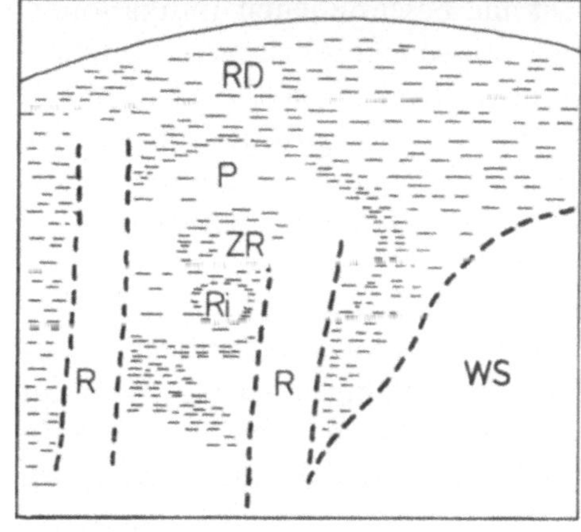

Abb. 77 c   d

Gibbon-Kathetern schnell beseitigen. 3 Monate nach beendeter Bestrahlungsbehandlung konnten die Gibbon-Katheter entfernt werden. Beide Hohlsysteme erscheinen 6 Monate später sonographisch nur noch minimal ektasiert.

Gleiche Befunde und Informationen lassen sich im Zusammenhang mit strahlentherapeutischen Maßnahmen beim Blasen-Karzinom und bei gynäkologischen Malignomen erhalten.

Wertvoll ist die schnelle und einfache Kontrollmöglichkeit, die im Gegensatz zum Urogramm beliebig wiederholbar und dann vergleichbar ist. Sie gibt ohne Strahlenbelastung dem Patienten und dem Arzt und Operateur Sicherheit für die weitere Behandlung. Wenn die Urosonographie integrierter Bestandteil der urologischen Diagnostik ist, können gerade im postoperativen Verlauf nach allen Stein- und plastischen Operationen Röntgenkontrollen auf ganz wenige Indikationen beschränkt werden. Voraussetzung für eine solche vollkonsequente Bewertung der urosonographischen Befunde muß aber neben der Erfahrung in der Ultraschall-Diagnostik die Kenntnis der urologischen Verhältnisse und der möglichen pathologisch-anatomischen Substrate vom Operationsverfahren her sein.

11. Uro-Sonographie im Kindesalter

a) Allgemeines

Fast alle beschriebenen Indikationen zur uro-sonographischen Untersuchung erstrecken sich auch auf das Kindesalter. Es gibt jedoch in der Kinder-Urologie Besonderheiten, auf die im folgenden eingegangen werden soll.

Jeder Urologe und Kinder-Radiologe weiß, wieviel Aufwand und Mühe für ein aussagefähiges Urogramm im Säuglings- und manchmal auch Kindesalter erforderlich sind. Aus diesen Gründen und natürlich wegen der Strahlenbelastung wird die Indikation zum Urogramm im Säuglings- und Kleinkindalter mit Recht eher zurückhaltend gestellt.

Unter diesen Voraussetzungen stellt die uro-sonographische Untersuchung in diesem Alter ein besonders dankbares Verfahren dar. Es kann in Anwesenheit der Mutter ohne Injektionen oder sonstige „Belästigungen" durchgeführt werden. Das Säuglings- und Kinder-Nephrosonogramm gibt in einer großen Zahl von Fragestellungen hinreichend Antwort, wonach sich weitere Untersuchungen ohne Sicherheitsverlust erübrigen können.

Im Säuglingsalter ist nur selten eine leichte Sedierung zur Nephrosono-

graphie erforderlich. Es lassen sich regelmäßig beurteilbare Nephrosonogramme auch mit dem großen Schallkopf mit einer Wasservorlaufstrecke herstellen (Abb. 78). Für die Kindersonographie sind in der Regel real-time-Geräte zu bevorzugen. Ruhiges Liegen und Kooperation sind nämlich für die Compound-Scan-Untersuchung absolut erforderlich, aber gerade im Kindesalter nicht immer erreichbar.

b) Der Normalbefund

Die Nieren stehen in diesem Alter entwicklungsabhängig noch tiefer, so daß die Überlagerung der kranialen Anteile durch Rippen noch seltener ist. Leber und Milz sind im Verhältnis zur Niere eher etwas größer und können bei der Schallkopfapplikation von dorsal her bis zur Mitte der ventralen Nierenkontur reichen. Die oft nachweisbare etwas unregelmäßige Nierenkontur entspricht einer noch persistierenden Renkulierung der Niere, ein Zeichen ohne Krankheitswert. Im übrigen entsprechen die Beurteilungskriterien denen der Erwachsenen-Sonographie.

c) Fragestellungen

Man kann in der Regel zuverlässig zu folgenden Fragen Stellung nehmen (Abb. 79):

1. Sind beide Nieren angelegt?
2. Sind beide Nieren etwa regelrecht und gleich groß?
3. Liegt eine Fehlbildung vor?
4. Besteht eine Abflußbehinderung?

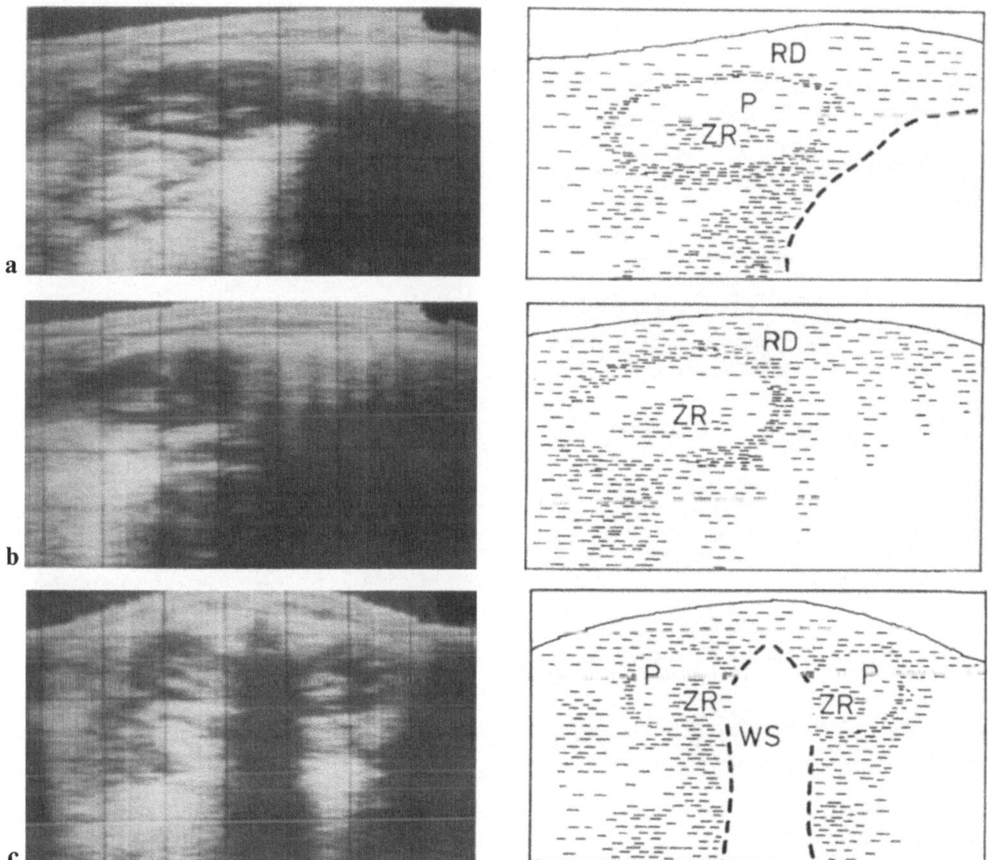

Abb. 78 a–c. 3 Monate alter weiblicher Säugling mit rezidivierenden Harnwegsinfekten. Aussage der Sonographie: Beide Nieren sind angelegt, beiderseits gleich groß, keine Stauung oder Abflußbehinderung. **a** Längsscan linke Niere, **b** Längsscan rechte Niere, **c** Querscan beider Nieren

5. Besteht Restharn bei Kindern jenseits des Kleinkindalters?

Die eindeutige Beantwortbarkeit dieser Fragen kann oft schon die Ursache rezidivierender Harnwegsinfekte mit klären helfen und manchmal auch den Grund für eine persistierende organisch bedingte Enuresis finden lassen. Auch bei niereninsuffizienten Kindern kann die Sonographie hinsichtlich der Genese oft einen konkreten Hinweis geben.

d) Vorgehen und Indikationen

Im Gegensatz zum Erwachsenenalter hat sich uns im Kindesalter die urosonographische vor jeder Röntgen-Untersuchung bewährt. Nach der Anamnese, der klinischen Untersuchung, der Urin- und gegebenenfalls Blut-Analyse folgt zunächst die Uro-Sonographie mit Nephrosonogramm und Restharnbestimmung (Abb. 79). Erst danach stellen wir mit gezielter Frage die Indikation zur Röntgenun-

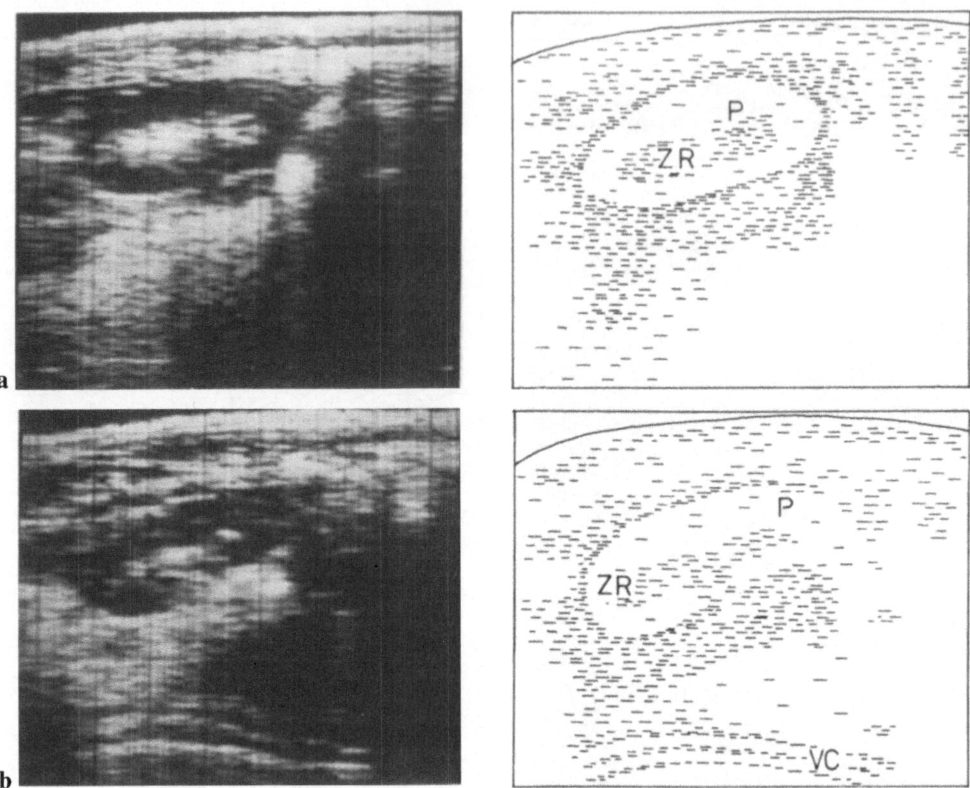

Abb. 79 a–e. Beispiel eines urosonographischen Normalbefundes eines 4jährigen Mädchens mit sicher nicht organisch bedingter Enuresis. **a** normale linke Niere im Längsscan, **b** normale rechte Niere im Längsscan mit der gut erkennbaren Leber, **c** beide Nieren im Querscan, **d** gefüllte Blase, **e** zusammengefallene Blase nach der Entleerung

tersuchung, d. h. in der Regel Urogramm und/oder Miktionszystourethrogramm.

1. Enuresis-Diagnostik. Diese Reihenfolge resultiert aus der Erfahrung, daß bei Kenntnis des uro-sonographischen Befundes oftmals Röntgenuntersuchungen unnötig werden. Ein gutes Beispiel dafür ist die Enuresis-Diagnostik: Bei unauffälliger Anamnese und klinischem Befund sowie mehrfach regelrechten Urinanalysen besteht dann u. E. keine Indikation

zur Urographie, wenn das Nephrosonogramm keinen Hinweis für irgendeine Pathologie erkennen läßt (Abb. 79). Welch andere Information könnte ein Urogramm unter diesen Voraussetzungen liefern?
Lassen sich alle aufgeführten Fragen 1–5 (s. S. 106) eindeutig beantworten, kann eine organische Enuresisursache ausgeschlossen werden.

2. Größenunterschiede der Nieren. Ein besonders wichtiges sonographisches Zeichen dagegen liegt im nachweis-

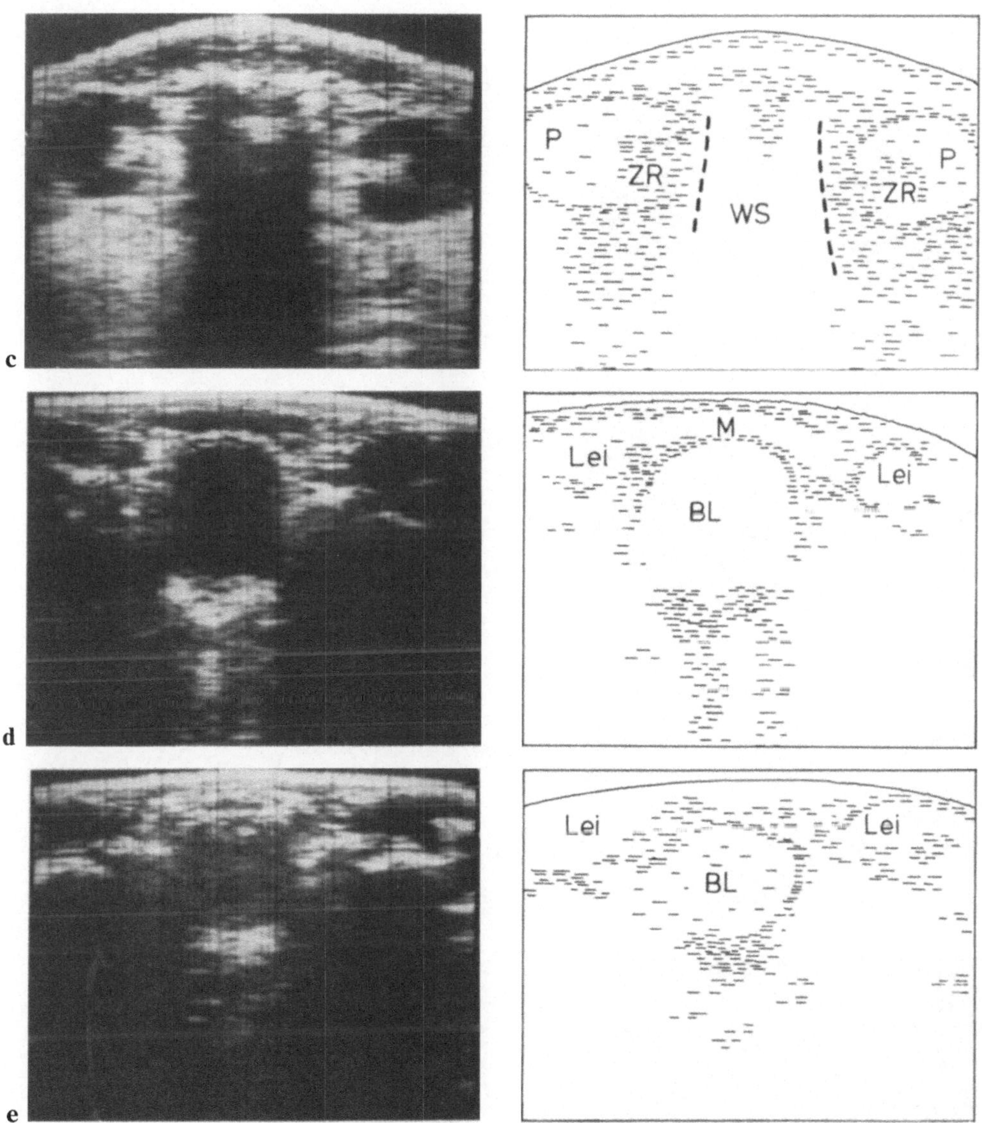

baren Größenunterschied zwischen beiden Nieren (Abb. 80).

Ein echodichteres Parenchym und ein unregelmäßiges ZRB können für eine vermehrte bindegewebige Induration dieser kleineren Niere als Entzündungsfolge sprechen. Bei solchem nephrosonographischen Befund kann man manchmal schon im folgenden MCU einen hochgradigen zysto-renalen Reflux als Ursache rezidivierender Harnwegsinfekte und damit ggf. der Enuresis und der stark behinderten Entwicklung der betroffenen Niere nachweisen.

In Verlaufskontrollen kann die Ent-

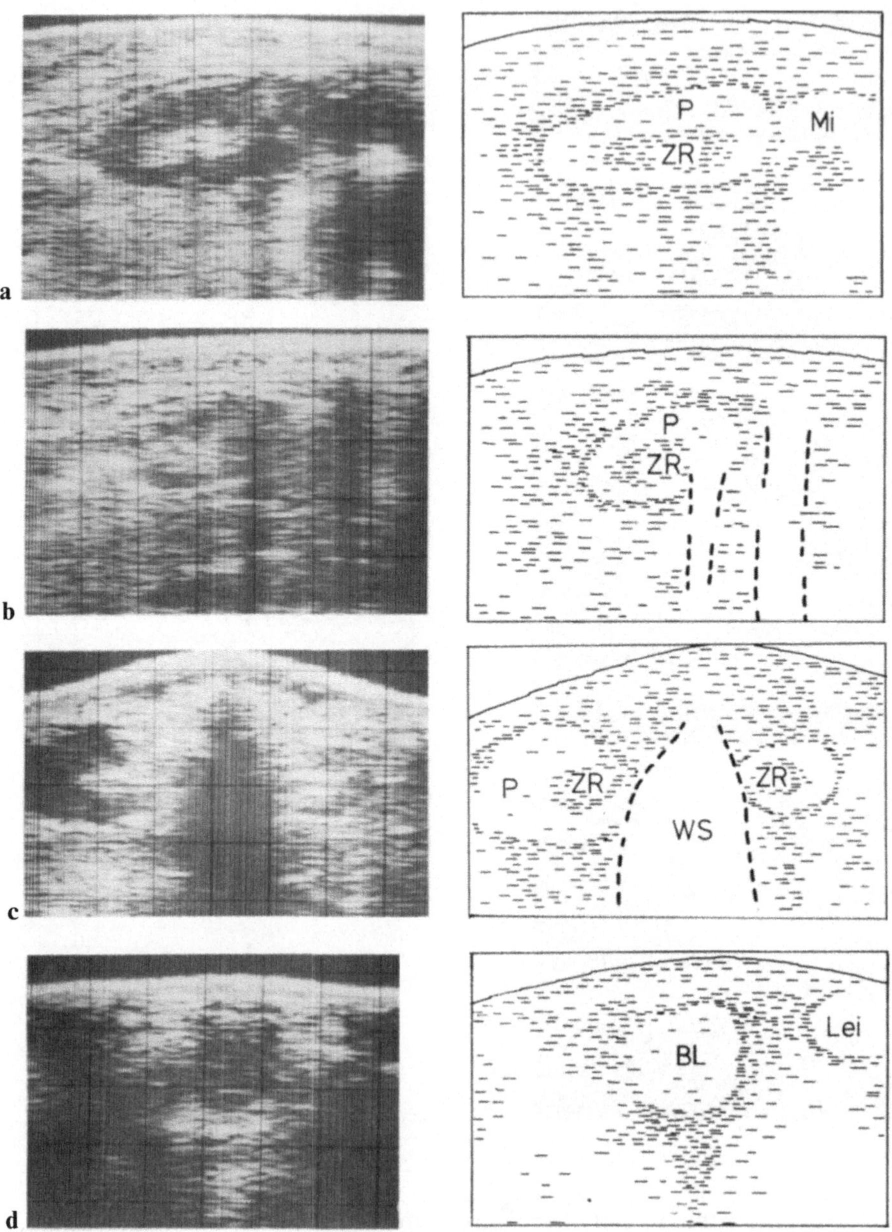

Abb. 80 a–d. Auffallender Größenunterschied zwischen der linken Niere **a** und der rechten Niere **b** im Längsscan und Querscan **c** nachweisbar bei einem 3jährigen enuretischen Mädchen. Unmittelbar nach der Entleerung ist die Blase nicht ganz leer **d**

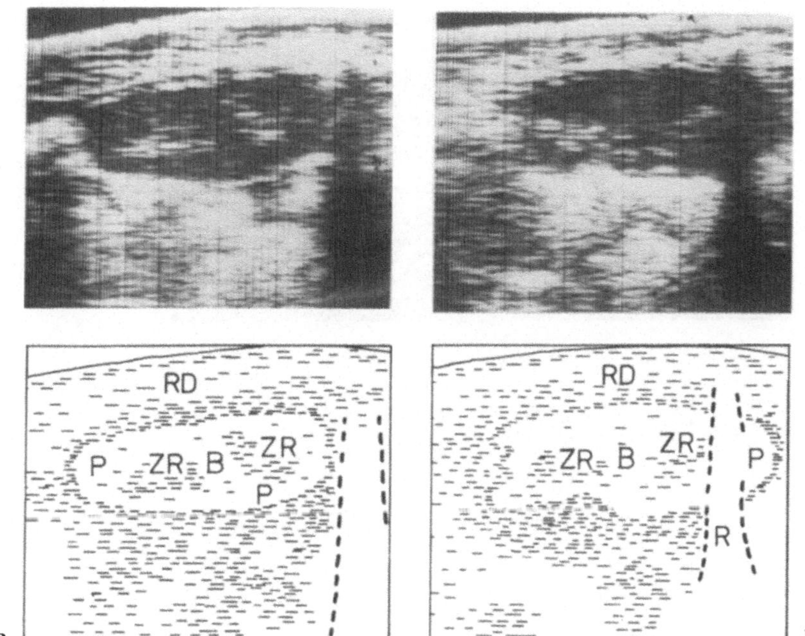

Abb. 81. a Beiderseitige Doppelanlagen, erkennbar an den unterteilten zentralen Reflexbändern. Da bei der rechten Niere **b** beide Hohlsystemanteile nicht ganz in einer Ebene liegen, ist die Dokumentation des eindeutigen Untersuchungsbefundes erschwert

wicklung einer Niere durch die sonographische Bestimmung des Volumens in Bezug auf das Körpergewicht recht zuverlässig verfolgt werden (WEITZEL 1977); es ist aber zu berücksichtigen, daß das Nierenvolumen keinen Parameter für die Funktion darstellt.

3. Normvarianten. Normvarianten – wie z. B. Doppelanlagen oder Dystopien – sind analog der Erwachsenensonographie schnell erkennbar; ebenso aber auch pathologische Befunde wie Harnabflußbehinderungen und Stauungen im Nierenbeckenkelchsystem (Abb. 81 und 82).
Die sonographischen Zeichen, nämlich das unterbrochene ZRB im

Längsscan bei Doppelanlagen und das gespreizte distendierte, ringförmige Reflexband bei Abflußbehinderungen entsprechen völlig denen der Erwachsenen-Sonographie. Über die Ursache von Stauungen des Nierenbeckenkelchsystems kann die Nephrosonographie natürlich nichts aussagen, insbesondere nicht, ob z. B. eine Harnleiterabgangsstenose durch einen kongenitalen Ring, eine Narbe oder z. B. durch ein aberrierendes Gefäßbündel bedingt ist.

4. Pathologische Doppelanlagen. Die zwar seltenen, aber dann um so wichtigeren röntgenologisch stummen Doppelanlagen, z. B. mit einem ektop mündenden Harnleiter, können

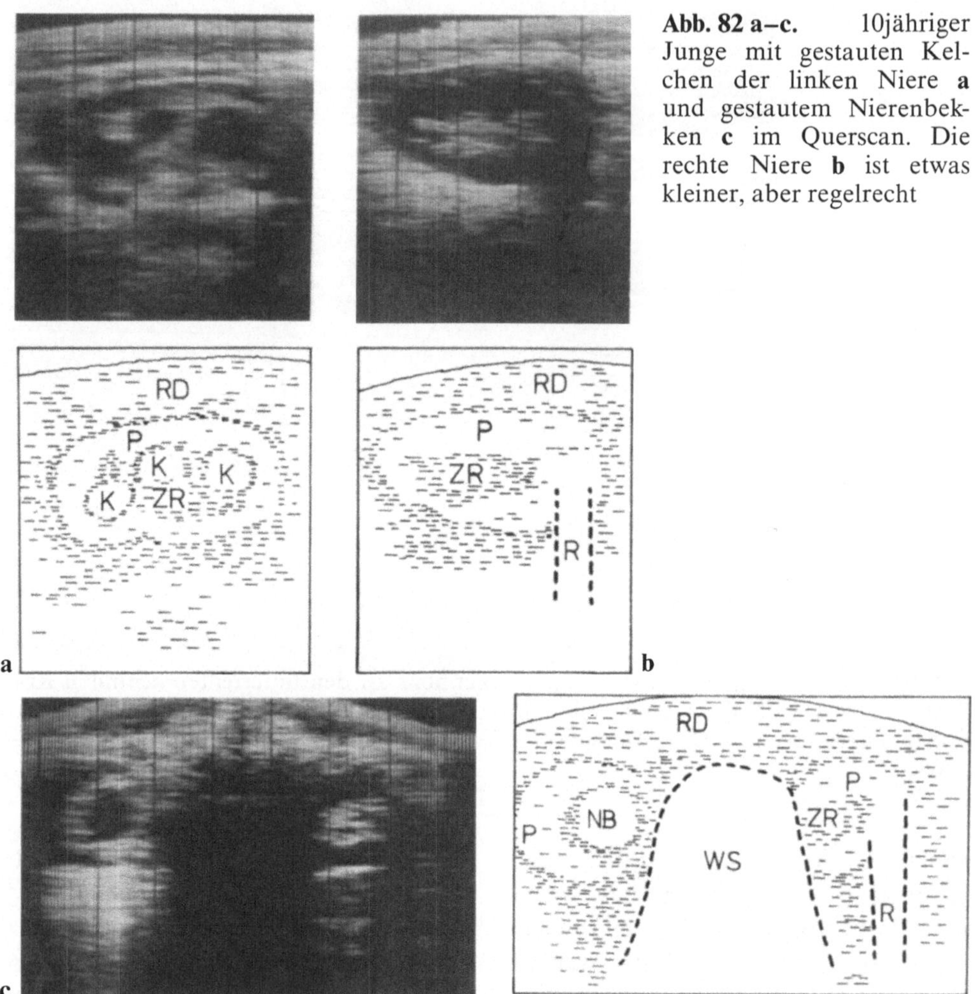

Abb. 82 a–c. 10jähriger Junge mit gestauten Kelchen der linken Niere **a** und gestautem Nierenbekken **c** im Querscan. Die rechte Niere **b** ist etwas kleiner, aber regelrecht

durchaus sonographisch erkannt (Abb. 83, 84) und gegebenenfalls mit Hilfe der antegraden Pyelographie auch endgültig gesichert werden.

5. Röntgenologisch stumme Nieren. Auf die röntgenologisch stumme Niere und die Diagnostik beim akuten und chronischen Nierenversagen wurde bereits im Kap. 4 hingewiesen. Abbildung 85 zeigt die Niere eines 11jährigen Jungen bei klinisch plötz-

lich dekompensierter Retention. Bei einem hohen Serum-Kreatinin gibt das Urogramm keine Information. Sonographisch kann nur die rechte Niere gefunden werden. Sie ist kleiner als dem Alter entsprechend und zeigt zahlreiche dichte Parenchymechos, möglicherweise als Ausdruck einer vermehrten bindegewebigen Induration, zumal im Zusammenhang mit dem unregelmäßigen ZRB. Im MCU klärt schließlich der Nachweis

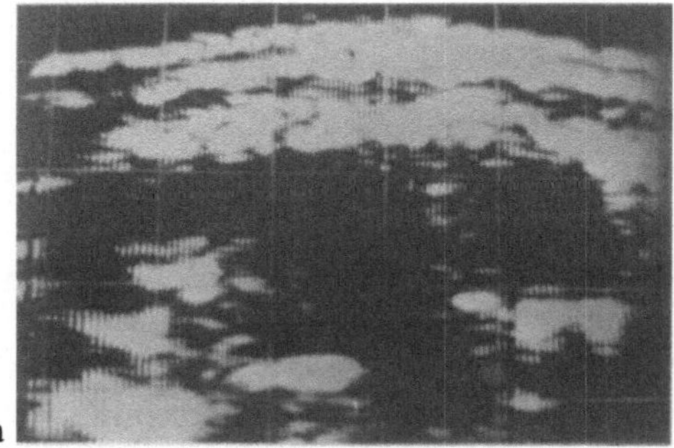
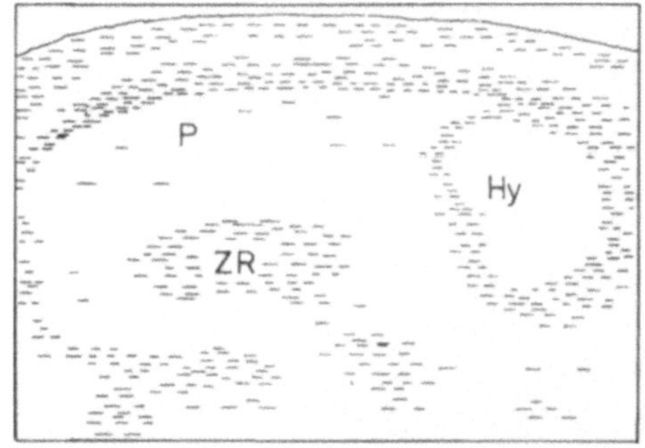

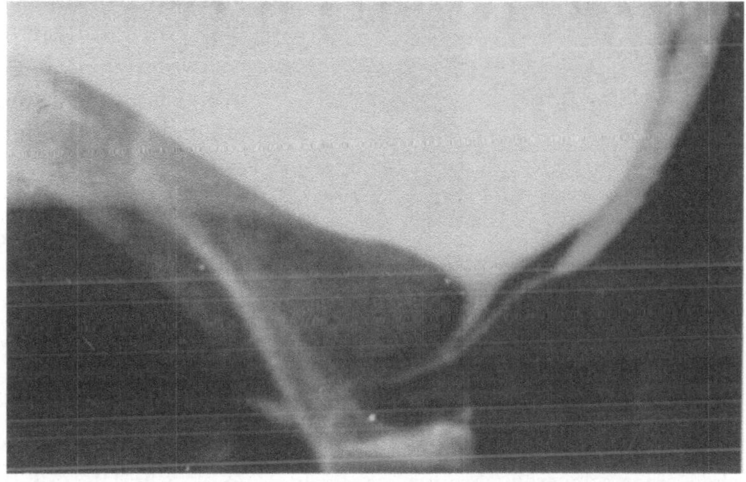

Abb. 83 a, b. 8jähriges Mädchen mit Enuresis. **a** Sonographisch fällt die abgegrenzte, rundliche echofreie Raumforderung am oberen Pol der rechten Niere auf. Der Verdacht der röntgenologisch stummen Doppelanlage läßt sich durch die retrograde Darstellung von Harnröhre und Harnleiteranteil **b** verifizieren

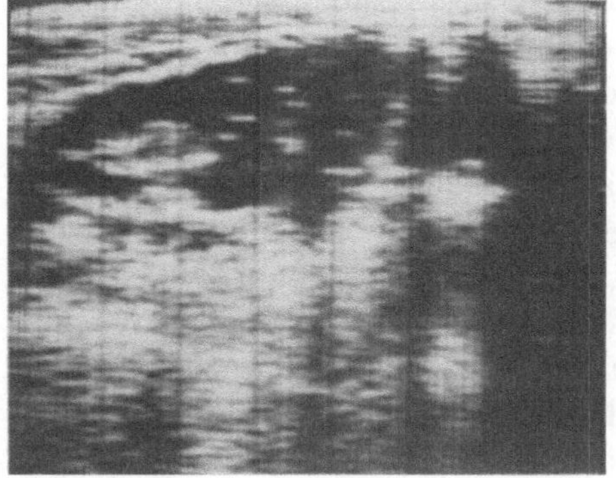

Abb. 84. 3jähriges Kind mit primärer Enuresis diurna et nocturna. Die linke Niere ist recht groß, wie bei Doppelanlage. Das ZRB des kranialen Anteils ist ungeregelt und verstreut im Gegensatz zum normalen ZRB des candalen Anteils. Es liegt das Bild einer Doppelanlage mit dysplastischem kranialen Anteil vor, wie z. B. beim ektop mündenden Harnleiter

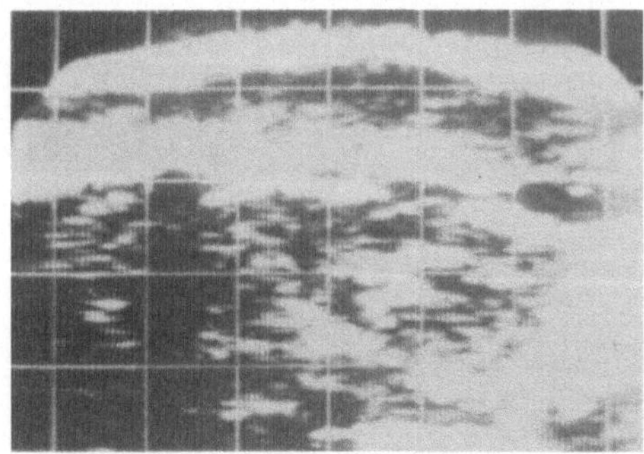

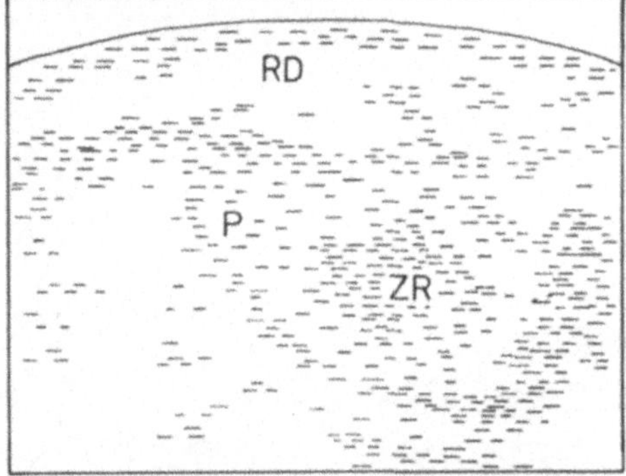

Abb. 85. 11jähriger Junge mit dekompensierter Niereninsuffizienz. Längsscan, li = cranial, re = caudal. Sonographisch liegt eine Einzelniere mit den typischen Zeichen einer schweren chronischen Pyelonephritis vor, erkennbar an dem schmalen Parenchymsaum mit dichtem Echomuster als Folge vermehrter bindegewebiger Induration und dem unregelmäßigen atypischen zentralen Reflexband

eines massiven Refluxes in diese Einzelniere die Ursache für die langsam zunehmende Retention und die schließliche Dekompensation auf.

Anders dagegen konnte im Gegensatz zu zahlreichen Voruntersuchungen, wie Urogramm, Nephrotomogramm, Szintigramm und Isotopennephrogramm bei einem 4 Wochen alten niereninsuffizienten Säugling die als gesichert geltende Aplasie einer rechten Niere sonographisch

nicht bestätigt werden. Vielmehr lag eine größere, aber zystisch umgewandelte Niere vor, die im Operationspräparat als multizystische Degeneration mit teilweise atretischem Ureter bestätigt wurde (Abb. 86 a, b, c, d).

6. Raumforderungen. Nicht anders als beim Erwachsenen sind auch im Kindesalter Raumforderungen der Niere und des Retroperitoneums darstellbar. Am häufigsten ergibt sich diese Notwendigkeit bei stumpfen Bauch- und Flankentraumen mit der Frage einer Nieren- oder Milzruptur und entsprechendem Blutaustritt (s. Kap. 7).

Der evtl. Nachweis unnatürlicher Größenzunahme der Niere im Verlauf von kindlichen Leukosen kann den Verdacht auf leukämische Infiltrate aufkommen lassen und sich im Verlauf bestätigen. Dieser Hinweis würde gegebenenfalls das Therapiekonzept ändern. Auch kann es wichtig sein, paraaortale, retroperitoneale Lymphknotenkonglomerate und die Änderung der Milzgröße einfach, und im Verlauf beliebig oft wiederholbar, objektivieren zu können.

Solide Nierentumoren sind, abgesehen von noch selteneren Ausnahmen, fast auf den ebenfalls seltenen Wilmstumor beschränkt. Mit der möglichen Differenzierung „flüssig oder solide" und der Abgrenzbarkeit jeder palpablen Masse im Abdomen oder Retroperitoneum eines Säuglings oder Kindes können sich aus den uro-sonographischen Befunden wichtige Hinweise für das weitere diagnostische und therapeutische Vorgehen ergeben.

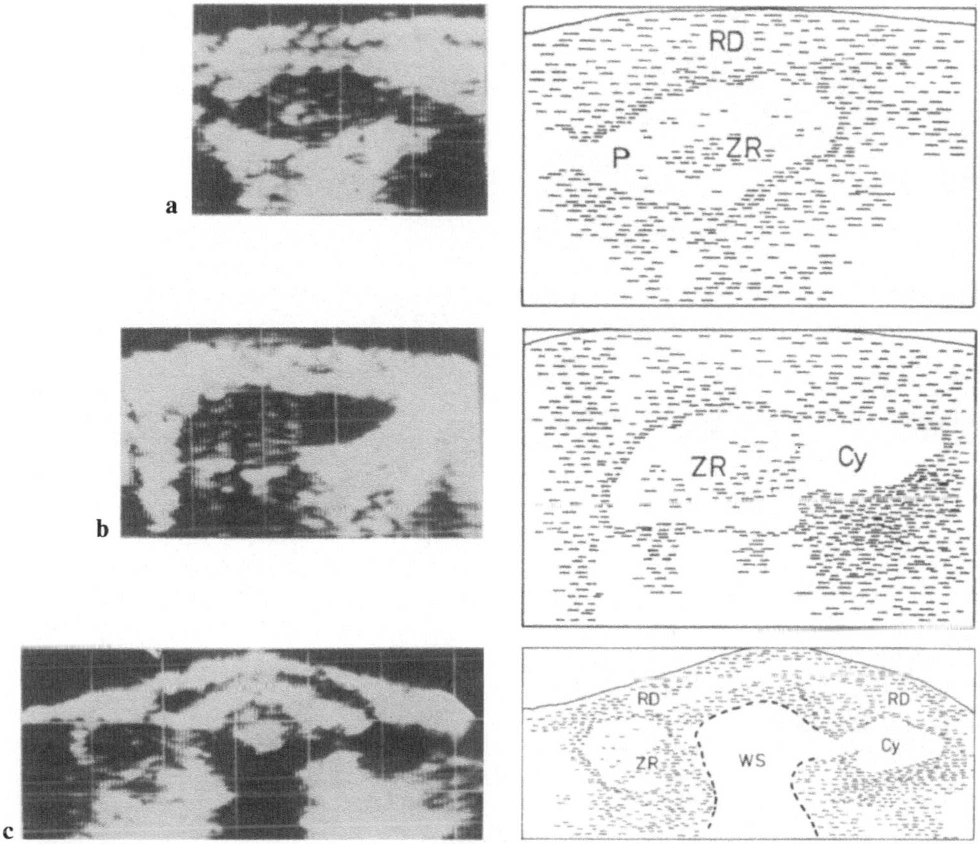

Abb. 86 a–d. 4 Wochen alter niereninsuffizienter männlicher Säugling. Sonographisch sind im Gegensatz zu den Vermutungen aller Voruntersuchungen beide Nieren **a** und **b** angelegt. Dabei fällt eine zystische Veränderung der rechten Niere auf **b**, auch im Querscan nachweisbar **c**. Dieser sonographische Befund wird intraoperativ bestätigt: Es liegt ein multizystisch verändertes Nierenblastem mit teilweise atretischem Ureter vor **d**

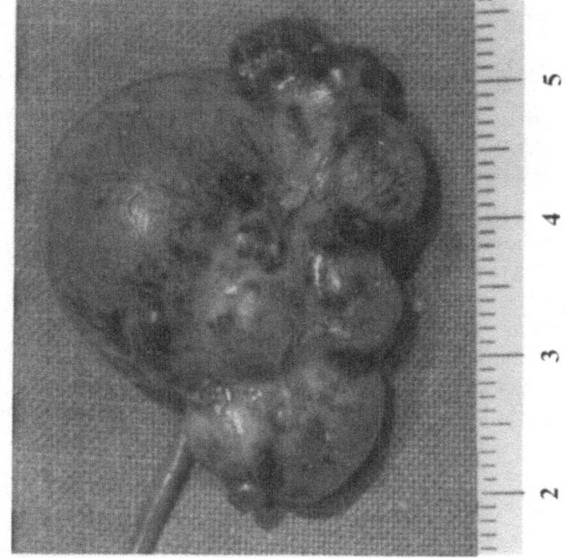

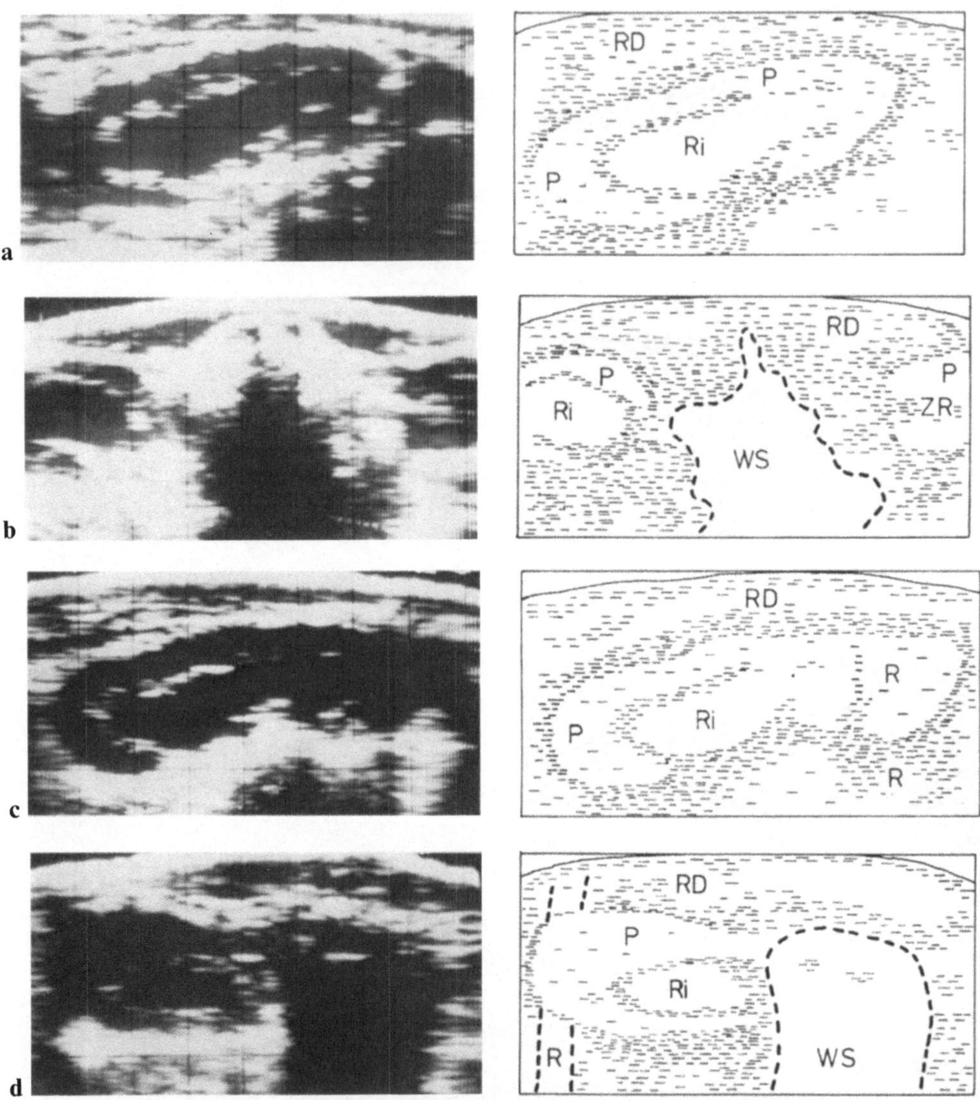

Abb. 87 a–f. 9jähriger Junge. Zustand nach operierter Harnleiterabgangsstenose mit erheblicher Dilatation des linken Nierenbeckenkelchsystems. **a** Zustand 14 Tage nach der Operation nach Entfernung der Nephrostomie. **b** Dilatation auch im Querscan ausgeprägt. Zum Vergleich die rechte normale Niere. **c** 4 Wochen nach der Operation: Ringfigur längs und quer **d** schon erheblich kleiner bei jetzt breiterem Parenchymmantel. **e** 3 Monate post operationem: Deutlich erkennbare Abnahme der Spreizung. Im Querscan ist der Vergleich zwischen **b** und **f** eindrucksvoll. Insgesamt normaler Verlauf in Anbetracht der starken präoperativen Dilatation des Nierenbeckenkelchsystems

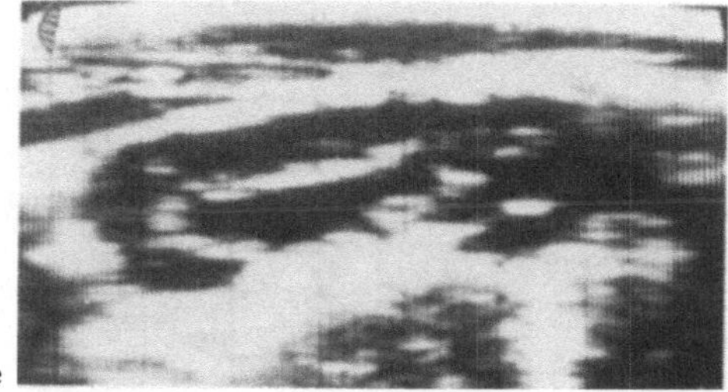
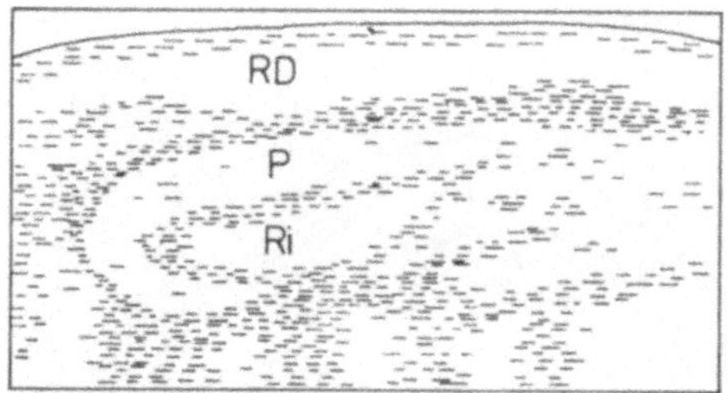

e

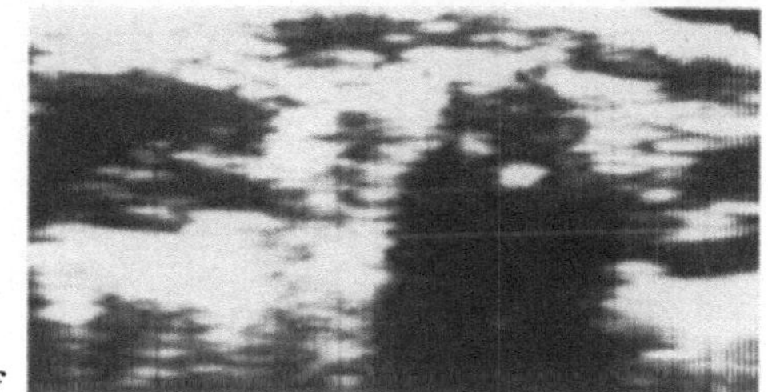
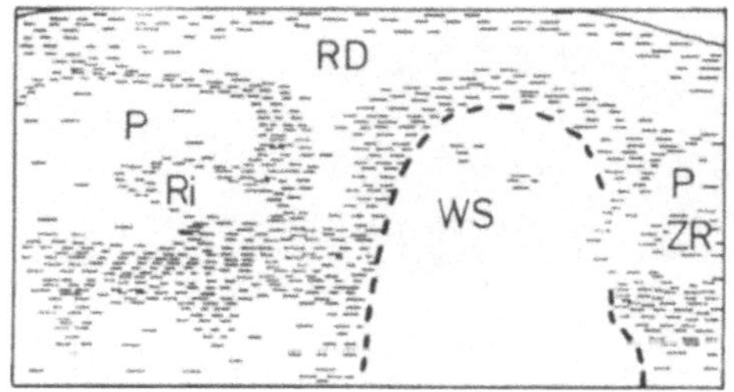

f

Der Wert der Sonographie liegt auch für diese Indikation in der schnellen Information bei Unabhängigkeit von der Nierenfunktion. Das Wissen um die kinderurologisch in Frage kommenden Möglichkeiten stellt für die Interpretation der Sonographiebefunde eine unerläßliche Notwendigkeit dar.

7. Postoperative Verlaufskontrollen. Im Verlauf nach Operationen an den ableitenden Harnwegen hat die Sonographie, gerade auch bei Kindern, die Urographie auf wenige Ausnahmen beschränkt. Die Rückbildung oder Persistenz der Hypotonie und gegebenenfalls Abflußbehinderung kann anhand des ringförmig gespreizten Reflexbandes im Längs- und Querschnitt kurzfristig und sehr exakt verfolgt werden, ebenso wie die Rückbildung des durch die Anschoppung vergrößerten Nierenvolumens (Abb. 87).

Es gibt keine vergleichbaren Zahlen über die frühere Häufigkeit von Urogrammen oder sog. Ablaufbildern im Zustand nach Harnleiterabgangsplastiken oder nach Operationen nach Gregoir, Leadbetter, Cohen oder Bischoff beim Reflux (Abb. 88); heute dagegen stellt ein solches Kontroll-Urogramm eine Ausnahme dar. Nur durch den röntgenologisch gesicherten Abfluß des Kontrastmittelurins aus dem Hohlsystem waren vordem bei Fieberaffektionen nach plastischen Harnwegs-Operationen im langfristigen Verlauf Kinder und besonders Eltern und Ärzte beruhigt und sicher, daß nicht evtl. doch eine neuerliche Operation zur Beseitigung einer narbigen mechanischen Enge notwendig werden würde. Das gleiche galt für persistierende Infekte und besonders, aus zahlreichen Anlässen, bei Harnableitungen in den Darm.
Im Vergleich mit dem uro-sonographischen Vorbefund kann bei dieser

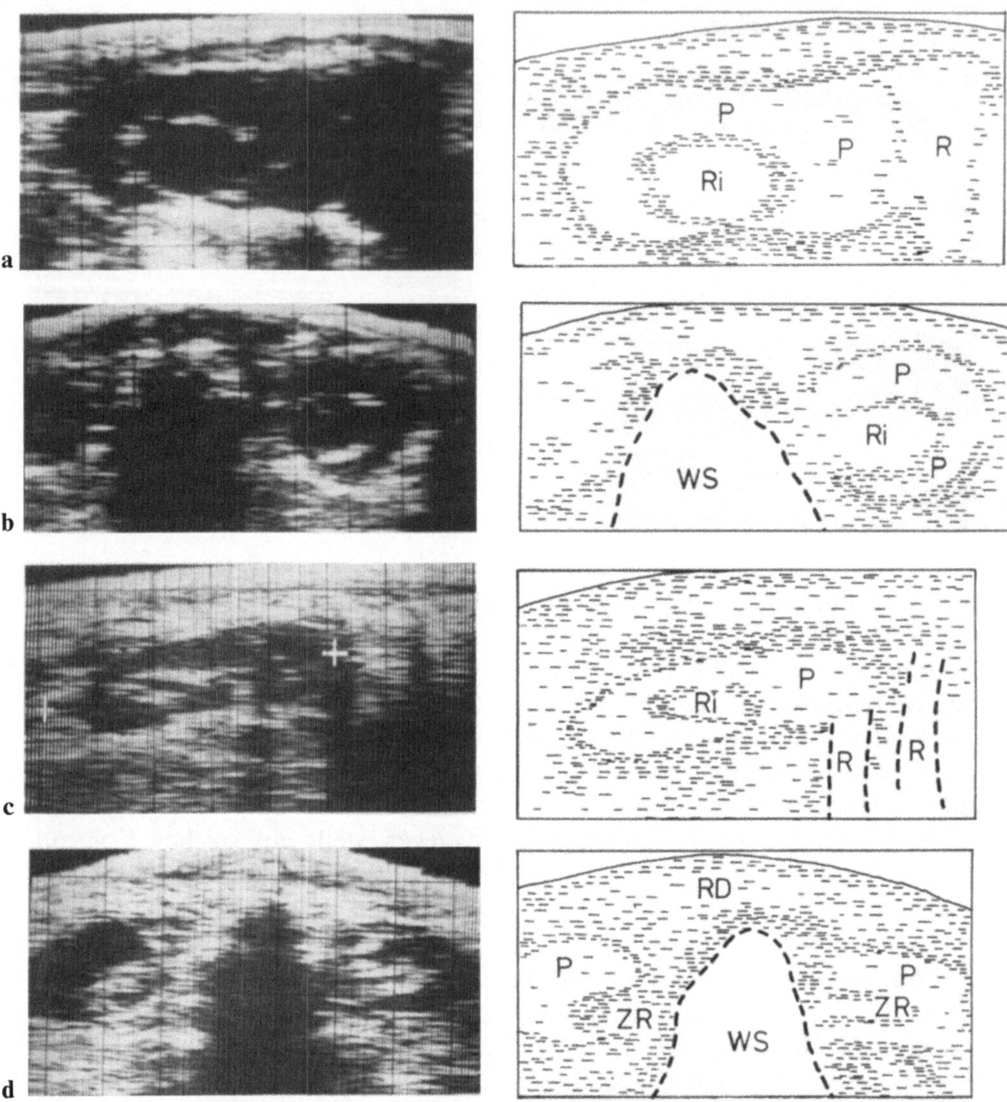

Abb. 88 a–d 7jähriges Mädchen, Zustand nach Leadbetter-Politano-Operation am 12. Tag postoperativ nach der Splintentfernung. Erhebliche Ringfigur in der rechten Niere im Längsscan **a** und Querscan **b** erkennbar. **c** 7jähriger Junge. Zustand 8 Wochen nach Leadbetter-Politano-Operation. Keine Spreizung des ZRB im Längs- und Querscan mehr **d**

Indikation jederzeit im Nephrosonogramm kontrolliert werden, ob die Spreizung des ZRB geringer oder stärker geworden oder aber unverändert geblieben ist.

Obwohl sich ja nach all den aufgeführten Operationen nur ganz selten die Notwendigkeit zum operativen oder instrumentellen Eingreifen ergibt, ist die durch die Nephrosonographie so einfach und schnell zu erhaltende Sicherheit, ohne jede Belastung und Schädigung für das Kind, besonders wertvoll.

e) Blasen-Sonographie

Ebenfalls schnell und einfach kann man sonographisch Restharn bei Kindern nachweisen, also ohne Katheterung. Nach der Formel größte Breite × größte Länge × größte Tiefe der Blasenfigur × Faktor 0,523 konnte WEITZEL (1977) im Vergleich mit der dann ausgeschiedenen Menge eine recht gute Korrelation nachweisen (Abb. 79).

Urologisch ist dabei weniger die absolute Menge, als vielmehr die Tendenz wichtig. Diese ist z. B. bei der medikamentösen Behandlung neurogener Blasenentleerungsstörungen, z. B. mit einem alpha-Rezeptorenblocker gut im Verlauf zu erkennen. Das heißt, man kann den Effekt der Medikation und aller anderen Maßnahmen objektivieren, ohne das Kind auch nur einmal kathetern zu müssen. Diese Möglichkeit ist natürlich nur dann sinnvoll, wenn nicht die Entleerung der neurogen gestörten Blase sowieso durch Selbst-Einmalkatheterung erfolgt.

Noch wichtiger, weil viel häufiger, erscheint uns der Nachweis von Restharn im Rahmen der Enuresis-Diagnostik sowie der kausalen Klärung rezidivierender Harnwegsinfekte. Dabei ist häufig zu beobachten, daß Kinder unmittelbar nach der normalen Miktion noch Restharn in unterschiedlicher Menge in der Blase zurückbehalten. Auf nochmalige Aufforderung ist dann die zweite Miktion meistens vollständig und die Blase leer (Abb. 89). Daraus lassen sich folgende Rückschlüsse ziehen:

1. Diese Kinder entleeren ihre Blase gewohnheitsmäßig nicht restharnfrei. Es ist denkbar und wir konnten es vielfach nachweisen, daß durch die Aufforderung zur „schnellen" Entleerung, z. B. vor der Schule, vor einer Abfahrt, vor dem Schlafengehen, eine unvollständige Entleerung geradezu anerzogen wird. Restharn aber bahnt Infekte und verursacht Irritation des Auslaßbereiches. Auf diese Art können rezidivierende Infekte und Enuresis bedingt sein und unterhalten werden. Die Therapie braucht dann nur darin zu bestehen, den Kindern stets genügend Zeit für die regelmäßige und vollständige Blasenentleerung zu lassen. Wir haben mehrfach solche Behandlungserfolge nur durch diese verbesserte Miktionshygiene gesehen, besonders auch nach vorheriger langfristiger, ja immer nur symptomatischer medikamentöser Behandlung.

2. Die Blase kann wegen einer subvesikalen Abflußbehinderung nicht

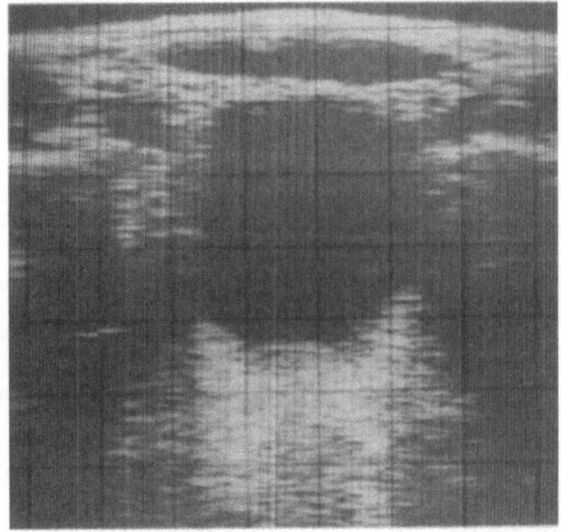

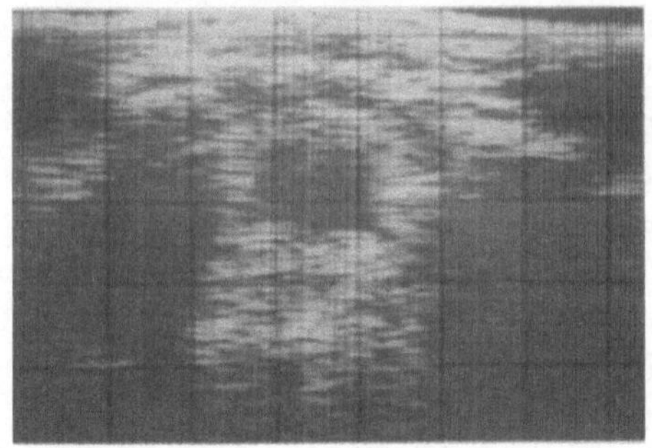

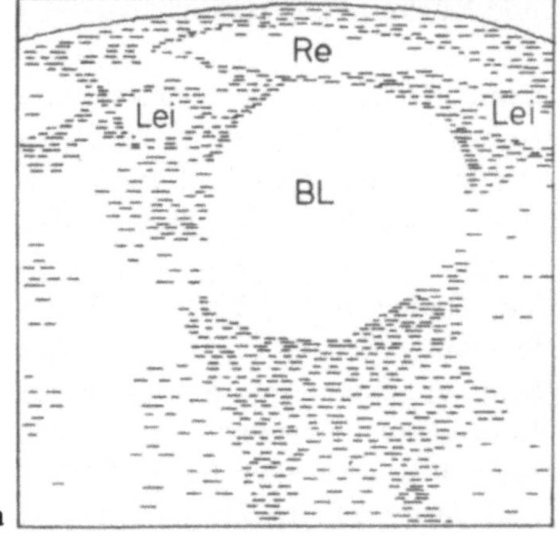

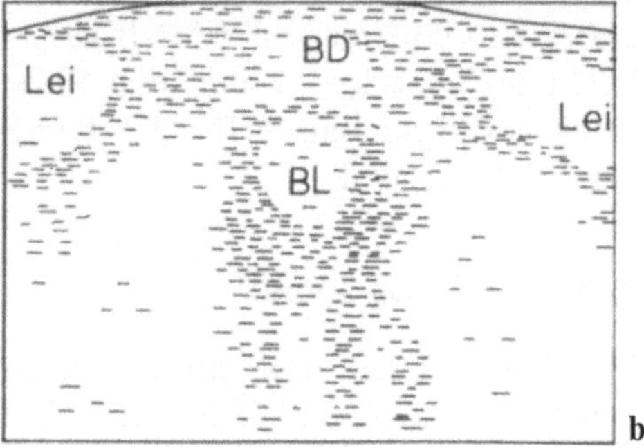

Abb. 89 a Unmittelbar nach einer „normalen" Blasenentleerung bei einem 10jährigen Jungen mit Enuresis. **b** Unmittelbar nach nochmaliger Aufforderung wird die Blase dann ganz leer (s. Text)

einzeitig vollständig entleert werden. Eine distale Harnröhrenstenose bei Mädchen und alle Arten von Klappen bei Jungen sind die häufigste Ursache. Die Kalibrierung und endoskopische Exploration sind dann die nächsten diagnostischen Maßnahmen.

3. Bei ausgeprägtem Reflux befindet sich kurz nach der Miktion der Pendelurin neuerlich in der Blase. Das MCU klärt den Verdacht.
4. Es liegt eine echte neurogen bedingte Blasenentleerungsstörung vor, wenn auch nach wiederholter Aufforderung die Blase nicht leer

wird. Die urodynamische Untersuchung ist dann indiziert, falls bei Kontrollen die gleiche Feststellung getroffen wird.

Diese Möglichkeiten sollen aufzeigen, daß der sonographische Restharnnachweis im Kindesalter einen konkreten Hinweis für zahlreiche urologische Erkrankungen geben kann. Schließlich soll erwähnt werden, daß die sonographische Darstellung der Blasenfigur die Blasenpunktion im Säuglings- und Kindesalter, falls angezeigt, noch sicherer und einfacher machen kann.

f) Bewertung

Abgesehen von der Möglichkeit, Dichtedifferenzen in Weichteilgeweben unabhängig von der Röntgen-Diagnostik sichtbar zu machen, ist für das Kind, noch mehr als für den Erwachsenen, die Unkompliziertheit der uro-sonographischen Untersuchung ohne jede Belästigung und Röntgenstrahlenbelastung ein wirklicher Vorteil und Fortschritt in der kinderurologischen Diagnostik.

12. Die Sonographie der Harnblase

a) Normalbefund

Als flüssigkeitsgefülltes Organ bietet sich die volle oder aufgefüllte Harnblase zur sonographischen Untersuchung an. Die Schallkopfapplikation erfolgt suprapubisch, wobei allerdings ein blasenhalsnaher Teil hinter der Symphyse gelegen und nicht immer einsehbar ist. Die normal-expansible Blase stellt sich als runde, glatt begrenzte Figur dar mit dem typischen Echoplusphänomen flüssigkeitsgefüllter Hohlräume (Abb. 90).
Aus den Abweichungen dieses Normalbefundes ergeben sich die Nachweise pathologischer Substrate.

b) Blasensteine

Am einfachsten sind Blasensteine an den typischen Steinkriterien erkennbar: Das sehr helle Steinecho mit dem dahinterliegenden Auslöschphänomen ist pathognomonisch für einen Stein (Abb. 91).
Ist die Blase durch den Stein nicht gar zu irritiert und kann etwas aufgefüllt werden, sind Steine regelmäßig gut erkennbar. Diesem zuverlässigen Steinnachweis kommt dann Bedeutung zu, wenn Anamnese, Klinik sowie Leeraufnahme einen Verdacht geben, aber eine Urethro-Zystoskopie nicht indiziert oder nicht möglich ist.

c) Blasentumore

Die Auffüllbarkeit der Blase ist auch wesentliche Voraussetzung zum sonographischen Nachweis von Blasentumoren. Mit den von uns überwiegend verwendeten real-time-Geräten ist ein exophytischer Blasentumor an der Aussparung der Flüssigkeitsfigur erkennbar (Abb. 92).
Es ist zwar bei unregelmäßigem Strukturmuster des Tumors und der Adhärenz an der Wand die Diagnose einer exophytisch wachsenden soliden Neubildung zu stellen; dennoch ist die Abgrenzung gegenüber einem älteren Blutgerinnsel nicht immer sicher. Die Art des Tumors und den genauen Grad seiner Eindringtiefe kann man mit real-time-Geräten nicht zuverlässig bestimmen.
Mit der Compound-Technik gibt es jedoch gerade hinsichtlich des stagings der Blasen-Karzinome beeindruckende Untersuchungsbefunde der Gruppe E. BARNETT, Frau P. MORLEY und J. S. Mc LAUGHLIN (1978). Sie konnten an einer Zahl von

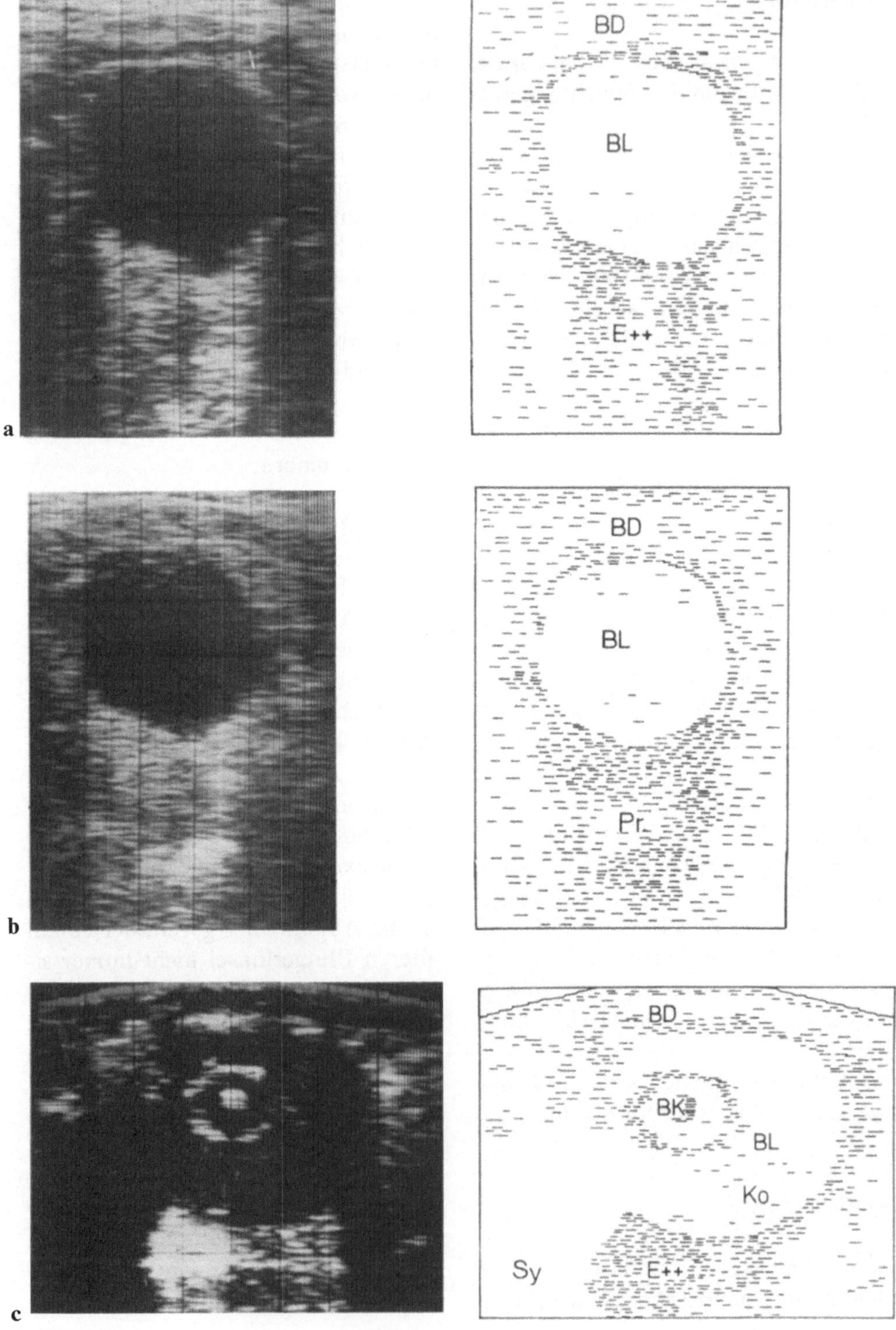
BD
BL
E++

BD
BL
Pr.

BD
BK
BL
Ko
Sy
E++

a
b
c

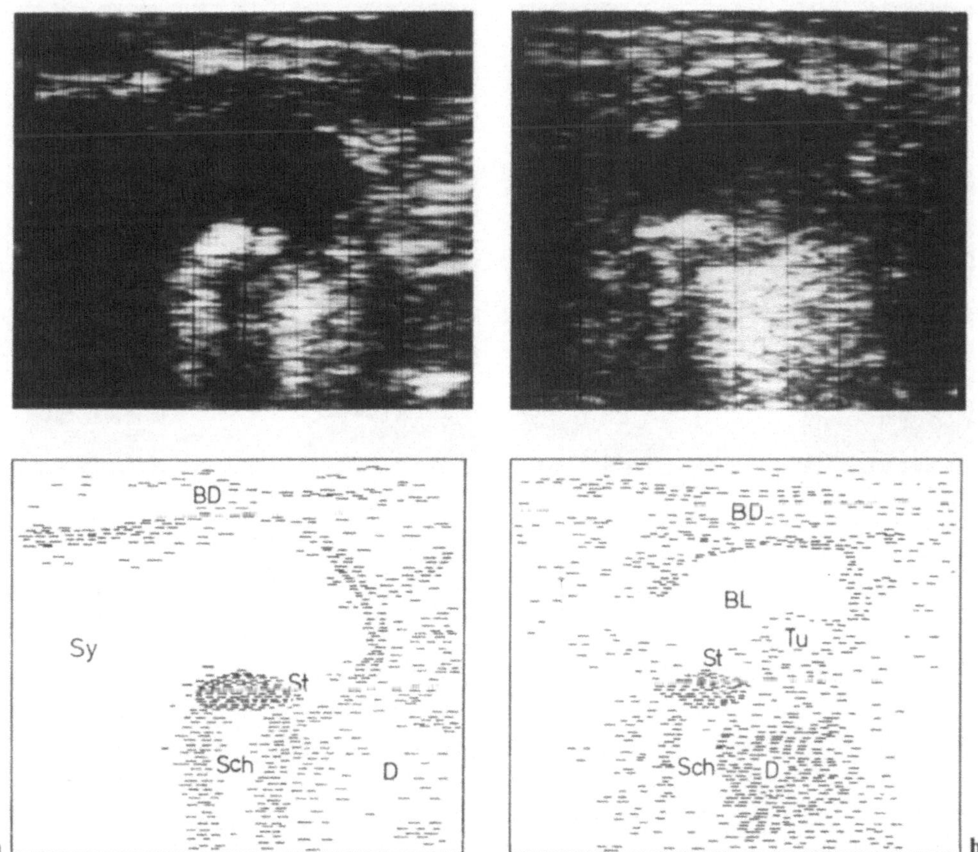

Abb. 91. a Das helle große Echo am Boden der Blase bewirkt eine dorsal davon gelegene Schallauslöschung. Die typischen Steinzeichen sind damit erfüllt. Links erkennt man die breite Schallauslöschung durch die Symphyse bedingt. **b** Blasenstein und kranio-ventral davon echoreicher Prozeß. Die erkennbare Adhärenz an der infiltrierten Blasenwand spricht eher für einen Tumor und gegen ein Blutgerinnsel

Abb. 90 a–c. Darstellung der gefüllten Harnblase mit suprapubischer Schallkopfapplikation **a**. Nach der Entleerung (**b**) – die Blase ist subjektiv leer – findet sich noch reichlich Restharn. Angedeutet erkennt man die angeschnittene Prostata unterhalb der Blase mit „schlitzartiger" Harnröhre im Zentrum **b. c** Aufgefüllte Blase mit einem liegenden Ballonkatheter. Die ganz flaue Echostruktur dorsal des Ballonkatheters entspricht einem Blutkoagel

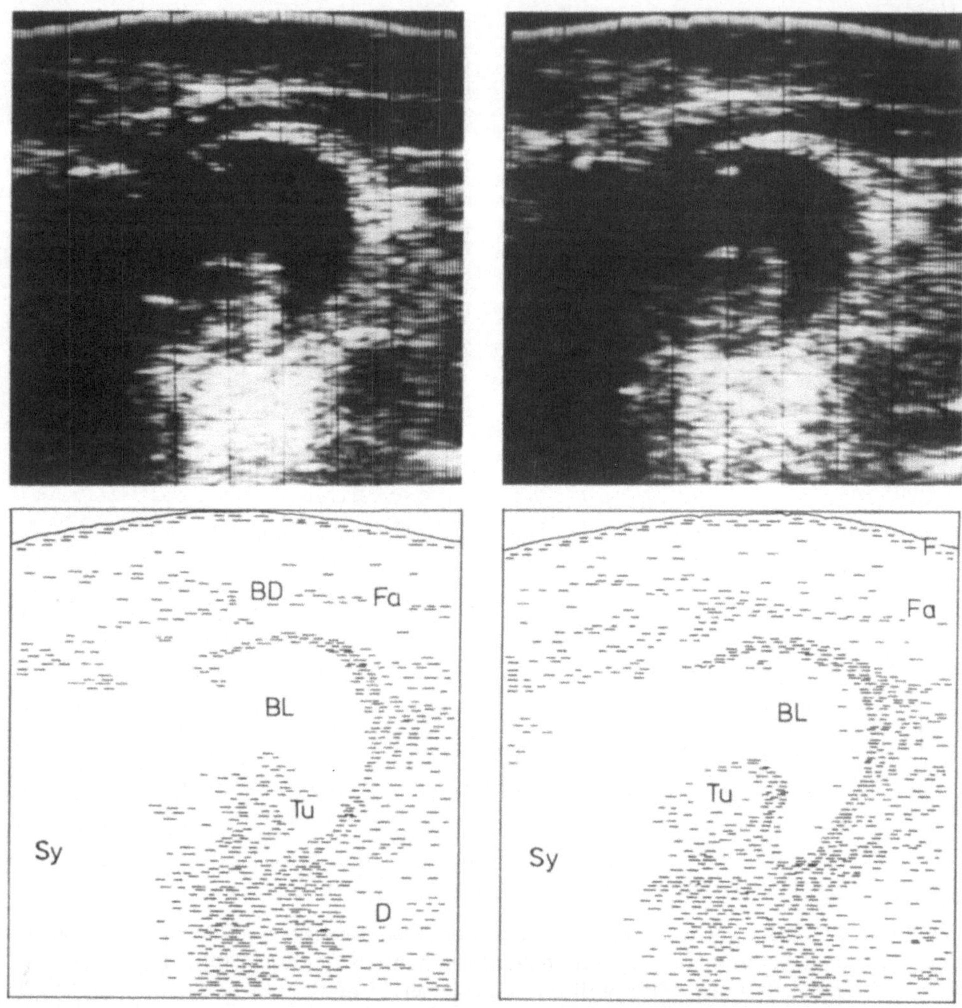

Abb. 92. Suprapubische Längsapplikation des Schallkopfes bei gefüllter Blase. Am Blasenboden findet man einen breitbasigen soliden aber nicht sicher infiltrierend wachsenden Blasentumor. Links die Schallauslöschung durch die Symphyse

231 Blasentumoren ein Stadium T1 in 55%, ein T2/T3A in 83% und ein Stadium T3B/T4 in 84% zuverlässig festlegen. Danach ist das sonographische staging sicherer als das Urogramm, die Zystoskopie, die Zystographie und die bimanuelle Narkose-Untersuchung und gegebenenfalls die Biopsie. Es liegt fast im Bereich der Möglichkeit der aufwendigen und für den Patienten unangenehmen selektiven Arteriographie mit peri- und endovesikaler Luftinsufflation (Mc LAUGHLIN 1975), eine Methode, die wohl nur selten durchgeführt wird. Dennoch hat sich das sonographische Tumor-staging noch nicht durchgesetzt. Neben besonderer Erfahrung

und optimaler apparativer Ausrüstung sind nicht zu dicke Bauchdecken und eine gut auffüllbare Blase Voraussetzungen. Blutgerinnsel und stärkere Trabekulierungen der Blasenwand sind die häufigsten Ursachen einer Fehlbeurteilung. Mit zunehmender und breitflächiger Infiltration nimmt die Expansibilität der Blase erheblich ab. Nicht eindeutig übersehbar ist der ventro-kaudale Anteil des Blasenhalses.

Trotz dieser Einschränkungen und den noch viel zu geringen allgemeinen Erfahrungen könnte die Sonographie auch für diese Fragestellung wertvoll werden, vielleicht auch mit Hilfe eines transurethralen Scanners (HOLM 1974), der ähnlich einem Zystoskop in die Blase eingeführt wird und im Bereich der interessierenden Region Schnittbilder der Blasenwand und Umgebung herstellt. Ein transurethraler Scanner ist jetzt verfügbar, jedoch stehen Erfahrungen aus. Ein solches staging, das ja über die Art des therapeutischen Vorgehens und die Prognose entscheidet, würde einen großen Fortschritt in der Diagnostik des Blasen-Karzinoms bringen können.

Für die Klinik hat die heutige Blasensonographie für die Karzinom-Diagnostik noch wenig Bedeutung und kann u. E. in keinem einzigen Fall irgend eine der konventionellen Untersuchungen, in der Regel Urogramm, Urethro-Zystoskopie, Doppelkontrast-Zystographie, bimanuelle Narkose-Untersuchung und natürlich Mapping-Histologie nach gegebenenfalls zweizeitiger Resektion, ersetzen.

d) Sonographische Restharnbestimmung

Einen wesentlichen Fortschritt dagegen bedeutet die Blasensonographie bereits jetzt für die verbesserte Sicherheit bei der Blasenpunktion zur diagnostischen Uringewinnung, besonders im Kindesalter (s. S. 120) und zur suprapubischen Harnableitung als Notfallmaßnahme, z. B. mit einem Cystofix-Set. Ebenso erübrigt sich die Katheterung der Blase zur Restharnbestimmung. Bei häufigen Restharnkontrollen, z. B. im Therapieverlauf neurogen gestörter Blasen oder bei der objektiven Stadieneinteilung des Blasenhalsadenoms und im Behandlungsverlauf ist diese einfache und schnelle Möglichkeit von praktischer Bedeutung (Abb. 90), selbst wenn die absolute Menge nicht ganz sicher quantifizierbar ist. Es sollte bei jeder uro-sonographischen Untersuchung der Restharn kontrolliert werden. Auf den Wert dieser Information, besonders im Kindesalter, ist dort hingewiesen (s. S. 119).

e) Der perivesikale Raum

Von ebenfalls praktischem Wert ist auch jetzt bereits die Exploration des perivesikalen Raumes, die bei gefüllter Blase erfolgt. Urologisch ist diese Untersuchung besonders dann indiziert, wenn im Urogramm die Blasenfigur von außen imprimiert oder verdrängt erscheint und eine extravesikale Raumforderung nachzuweisen oder auszuschließen ist (Abb. 93 u. 94). Es erstaunt, wie häufig bei entsprechender Suche Uterusveränderungen

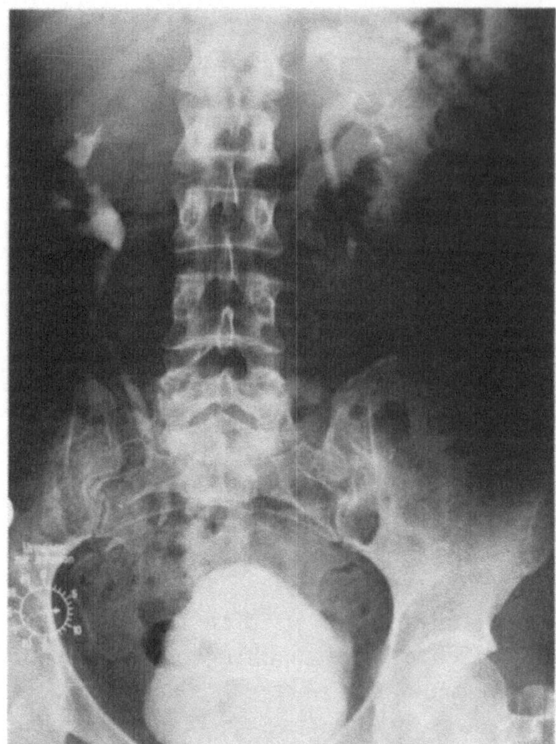

a

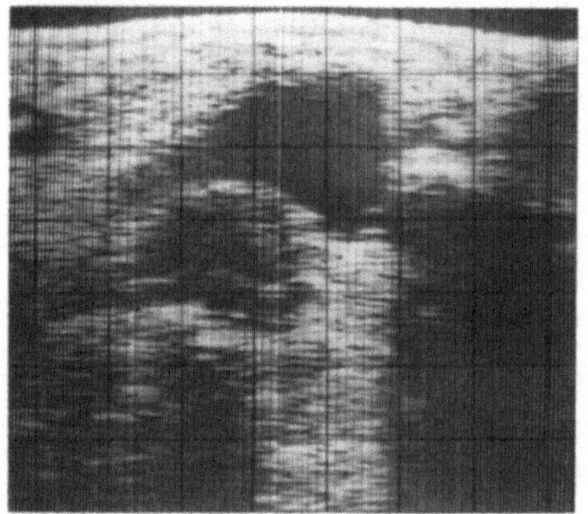

b

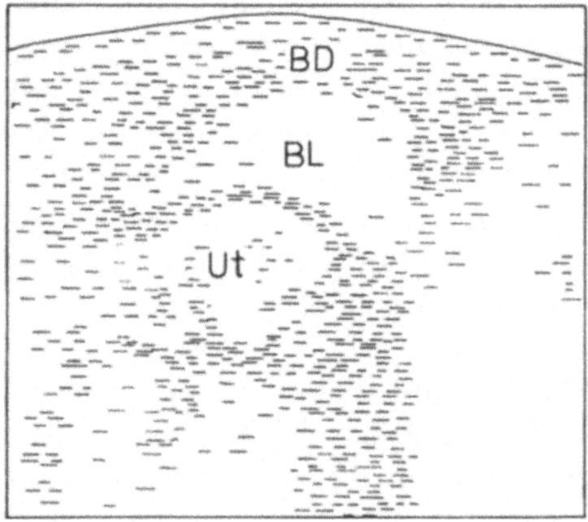

Abb. 93. a Im Urogramm fällt die Abflachung und leichte Unregelmäßigkeit der rechten Blasenwand auf. Die unmittelbar nachfolgende Blasensonographie (**b**) nach der Entleerung zeigt 1. Restharn in der Blase und 2. die typische Echofigur des Uterus, erkennbar an dem dichten Echorandwall und der aufgelockerten Binnenstruktur. Die Verdrängung der Blase durch den Uterus kann gut erkannt werden. Beachte den Echopluseffekt nur dorsal der teilgefüllten Blase

und Ovarialzysten, seltener auch Ovarialkarzinome vermutet werden können. Solche Befunde erfordern die weitere gynäkologische Abklärung.

Im postoperativen Verlauf nach Adenomektomien, radikalen Prostatekto-mien sowie allen Arten von Blasen-Operationen sind Wundsekretverhaltungen, Hämatome und Urinome als mögliche Ursache von Wundheilungsstörungen schnell und einfach zu objektivieren oder auszuschließen. Auffällig und bislang ja mit keiner

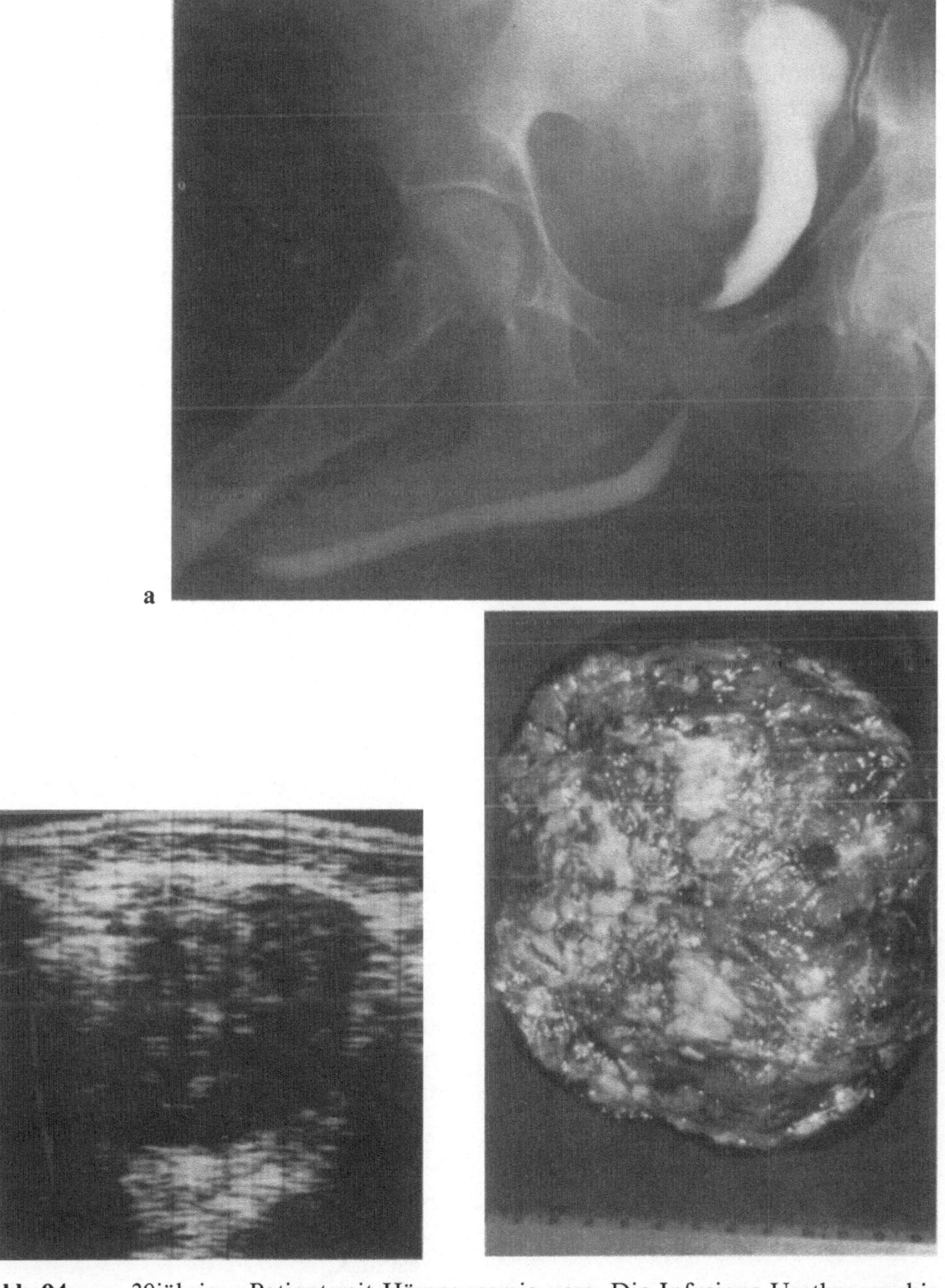

Abb. 94 a–c. 30jähriger Patient mit Hämospermia vera. Die Infusions-Urethrographie (a) zum Ausschluß u. a. tuberkulöser Kavernen zeigt einen nicht tastbaren großen, die Blase verdrängenden Prozeß rechts im kleinen Becken. Nach der unmittelbar anschließenden suprapubischen Sonographie (b) handelt es sich um eine solide, gut abgegrenzte rundliche Raumforderung, deren Größe in 3 Dimensionen exakt gemessen werden kann. Operationspräparat (c). Histologisch liegt überraschend ein Leiomyom vor

Methode erkennbar, können große Mengen thrombotischen Materials in der Sakralhöhle nach Rektumamputationen sein. Der manchmal nicht recht erklärbare Hb-Abfall ohne eigentliche chirurgische Blutung bei liegender Drainage hat hier seine schnell nachweisbare Ursache.

f) Bewertung

Insgesamt ergibt sich eine große Zahl von Indikationen für die sonographische Untersuchung der unteren Harnwege und des Beckens. Mit Hilfe der Klinik und einer exakten Fragestellung an die Sonographie können Befunde erhoben werden, die mit keiner anderen vergleichbar einfachen Untersuchung sonst zu erhalten sind. Dennoch wird der Erfahrene alle diese sonographischen Befunde eher vorsichtig als großzügig interpretieren, zumal im Beckenbereich liegende unterschiedlich gefüllte Darmschlingen nicht selten die Information erschweren und Fehldeutungen verursachen können. Nicht ganz sichere Befunde lassen sich dann meistens bei Kontrolluntersuchungen klären, ein weiterer Vorteil einer belastungsfreien Untersuchungsmethode.

13. Die Sonographie der Prostata

a) Verfahren und Indikationen

Mit der Sonographie steht erstmals eine Methode zur direkten Darstellung der Prostata zur Verfügung. Es ist grundsätzlich mit allen Geräten möglich, unter der gefüllten oder teilgefüllten Blase Schnittbilder der Prostata herzustellen (Abb. 95).

Die Prostatasonographie ist im Zusammenhang mit der Früherkennungsuntersuchung des Mannes von derzeit hoher Aktualität.

Wegen der besseren Handlichkeit eignen sich kleinere Schallköpfe ohne Wasservorlaufstrecke und Compound-Schallköpfe am besten für die suprapubische Darstellung der Prostata. Abgesehen von den günstigeren technischen Voraussetzungen, sind sie im Bedarfsfall auch leichter hinter den Symphysenoberrand zu applizieren.

Daneben aber bietet sich für eine unmittelbarere Darstellung der Prostata die transrektale Schallkopfapplikation an. In Japan (WATANABE et al. 1974, 1975) und USA (KING et al. 1973, RESNICK et al. 1977) gibt es seit 1972 einschlägige Erfahrungen mit dieser Untersuchungsvariante. Die gelegentlich angeführten 2 Todesfälle, die durch unsachgemäßes Einführen des Schallapplikators in das Rektum erfolgt sein sollen, sprechen primär nicht gegen das zwar subjektiv unangenehmere, aber die Prostata direkt erreichende Verfahren. All diese Untersuchungen erfordern neben Sorgfalt und Verantwortungsbewußtsein natürlich auch manuelles Geschick.

Es lassen sich in verschiedenen Höhen horizontale Schnittbilder der Prostata darstellen. Die Prostata erscheint als dreiecks- oder halbmondförmige Figur oder ist eher rund (Abb. 95) bei

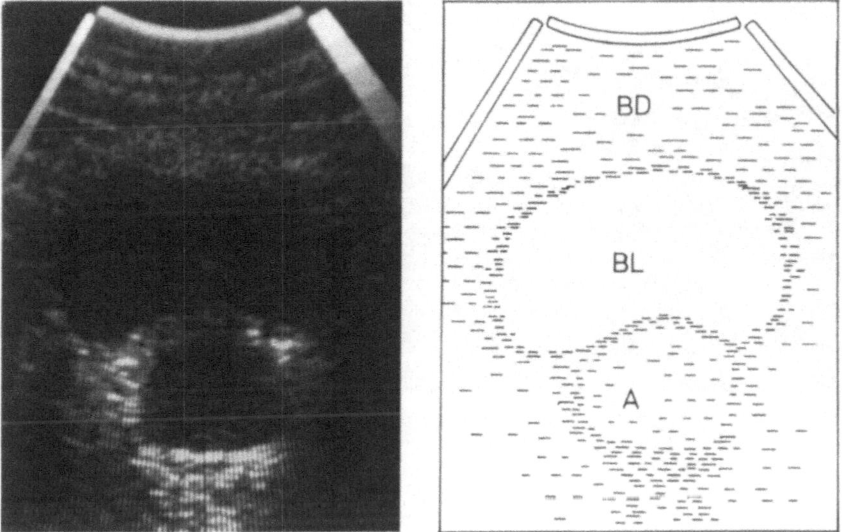

Abb. 95. Darstellung eines Prostata-Adenoms unter der teilgefüllten Blase mit einem Sektorscanner. Die rundliche symmetrisch hypertrophierte Prostata ist gut erkennbar. Keine Differenzierungsmöglichkeiten anhand des Binnenstrukturmusters

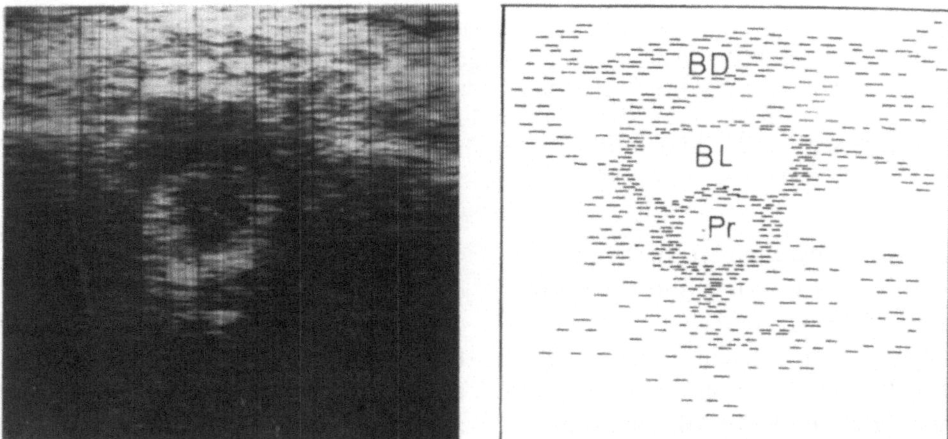

Abb. 96. Etwas Restharn in der Blase. Darunter wird der sehr dichte Echowall erkennbar, wie er sich typisch bei einer ausgeprägten Prostatakalkulose (zahllose kleine Prostatasteinchen in der Peripherie) darstellt. Möglicherweise sind die Steine Ausdruck einer langfristig asymptomatisch schwelenden Entzündung

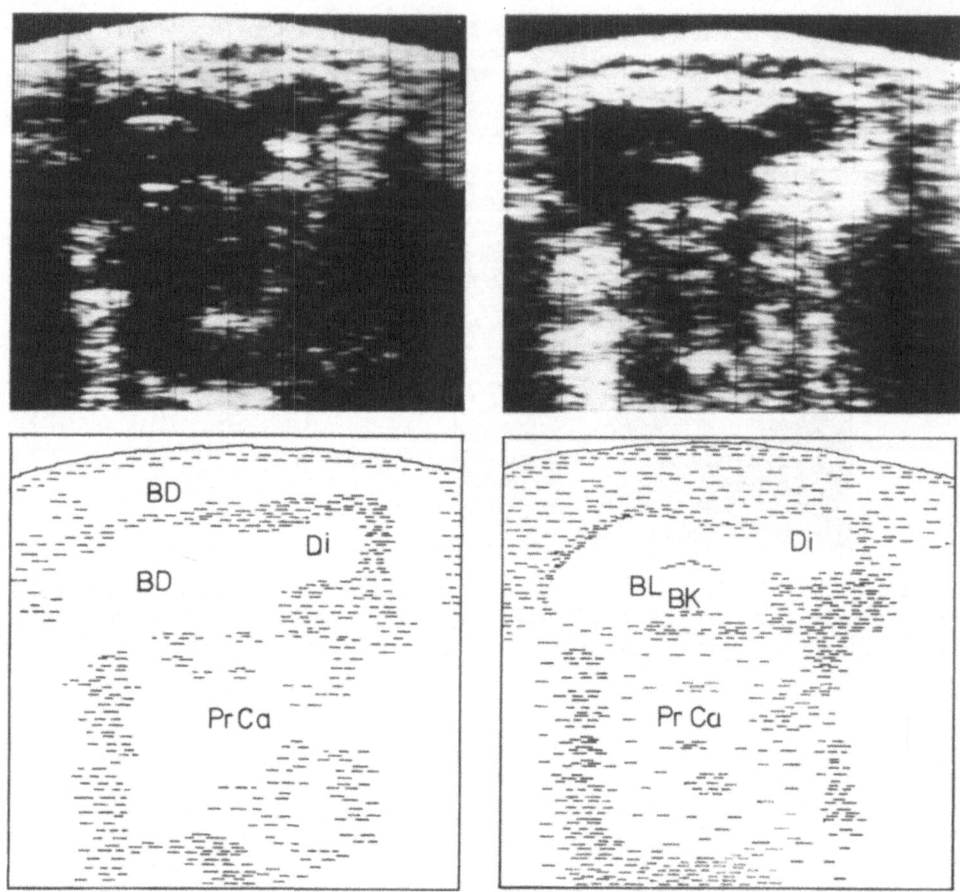

Abb. 97. Einstellung mit verschiedener Verstärkung bei dem gleichen Patienten. Die große, unter der Blase gelegene Figur zeigt typische Zeichen eines Prostata-Karzinoms: Ganz unregelmäßige Begrenzung, weit nach lateral hinausgehende Protuberation, besonders nach links. Stark unterschiedlich dichtes, unregeltes Binnenechostrukturmuster. In der Blase selbst ist ein Divertikel angeschnitten. Die Echofigur in der Blase wird durch einen Katheter bedingt

der symmetrischen Hypertrophie in anteriorer-posteriorer und superiorer-inferiorer Richtung.

Wegen der leicht variierbaren Schnitthöhe lassen sich auch die Samenblasen und der Blasenauslaßbereich einstellen; dies ist z. B. wichtig zur Beurteilung einer möglichen Karzinominfiltration.

Die Prostata-Sonographie erlaubt eine exakte Größenbestimmung und Abgrenzung des ganzen Organs und ergänzt so sinnvoll die rektale Palpation. Weiterhin kann das Ausmaß einer karzinomatösen Infiltration — auch über die Prostatakapsel hinaus — wesentlich exakter als mit allen anderen Verfahren bestimmt werden. Die differentialdiagnostische Hilfe, zwischen einem Blasenhalsadenom und

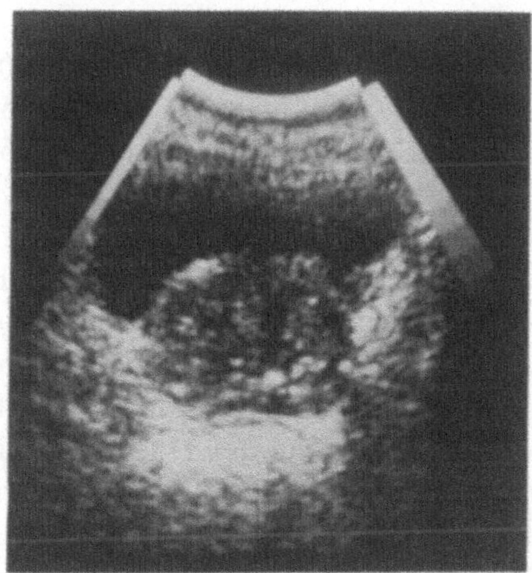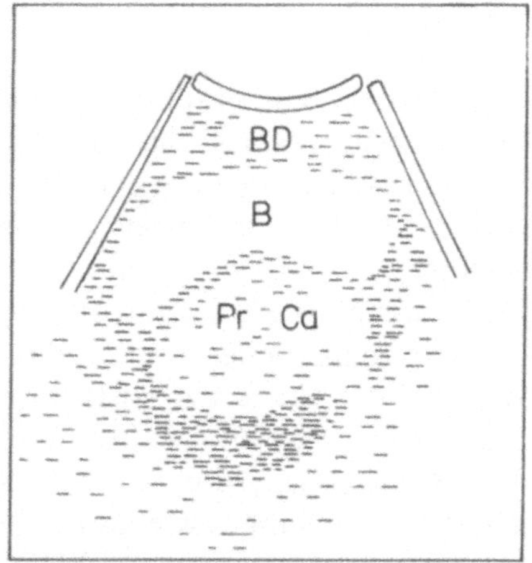

Abb. 98. Durch Orchiektomie und seit 3 Monaten östrogenbehandeltes, ehedem sehr weit fortgeschrittenes Prostata-Karzinom (T 3 b). Die Prostata zeigt fast eine normale Form bei regelmäßiger Begrenzung und einem nur wenig „entdifferenzierten" Binnenmuster. Solche Regressionen unter der Behandlung sind sonographisch gut verfolgbar

einem Prostatakarzinom zu unterscheiden, beschränkt sich noch auf typische Fälle:

Die regelmäßige Vergrößerung mit glattkonturierter Kapsel und Begrenzung sowie regelmäßig dichtem inneren Echostrukturmuster entspricht dem typischen Adenombild (Abb. 95). Eine asymmetrisch verformte, unregelmäßig konturierte Prostata mit unregelmäßig dichten, ungeregelt verteilten Echos entspricht typischerweise dem fortgeschrittenen Karzinom (Abb. 97).

Darstellbare einzelne lokale Echointensitätsunterschiede reichen nicht aus, um ein noch kleineres Karzinom von einem Adenom zu unterscheiden oder gar gegen eine chronisch entzündliche Induration (Abb. 96) oder granulomatöse Entzündung abzugrenzen. Auch lokale unregelmäßige Echoaussparungen innerhalb der Prostatafigur können Hinweis, aber keine sicheren Karzinomzeichen sein. Durch Messung von Intensitätsunterschieden innerhalb der Prostata und Belegen der einzelnen Intensitätsstufen mit bestimmten Farben – wie in der Nuklearmedizin – gelingt es Loch gut, Dichteunterschiede optisch darzustellen (v. Seelen 1979). Aber auch andere Bildauswerteverfahren und bildaufbereitende Operationen sind bisher noch nicht in der Lage, den großen Wert der Palpation und die Zytologie bzw. Biopsie zu ersetzen. Es ist sonographisch nach wie vor noch nicht möglich, den „isolierten Knoten" sicher zu identifizieren und seine Infiltrationstiefe genauer festzulegen. Um die therapeutisch schwerwiegenden Konsequenzen zu ziehen, die sich aus der Diagnose eines Prostatakarzinoms ergeben, ist die Aspirationszytologie und (oder) Biopsie weiterhin unerläßliche Voraussetzung.

b) Bewertung

Die Prostata-Sonographie ist noch kein Screening-Verfahren und kann für diese Indikation die rektale Palpation in keinem Fall ersetzen. Dennoch ist sie bereits heute eine wichtige Zusatzuntersuchung für die angegebenen Indikationen mit speziellem Wert bei der Frage der Ausdehnung eines Prozesses, seiner Infiltration in den Blasenboden, die Samenblasen und die Umgebung sowie für die Verlaufskontrolle nach nicht-strahlentherapeutischer Behandlung (Abb. 98). Nach einer Bestrahlungstherapie nämlich ist dieser Bereich für eine sonographische Aussage nicht mehr sicher zugänglich.

Nach den bisherigen Ergebnissen kann jedoch bei fortgesetztem Bemühen erwartet werden, daß die Sonographie gerade auch auf diesem Sektor noch mehr zu leisten vermag und auch für eine noch effektivere Früherkennung wertvoll werden kann.

14. Die Sonographie des Skrotalinhaltes

a) Der normale und pathologische Hoden im sonographischen Bild

Mit der Möglichkeit, weiche Gewebe in ihren Grenzen nicht-invasiv und ohne Belastung ionisierender Strahlen darstellen zu können, erscheint die Sonographie besonders gut geeignet für die Exploration des Skrotalinhaltes, zumal nachteilige biologische Effekte der verwendeten Schallener-

gien nicht bekannt sind (ROTT, 1975; KOHRI, 1977). Wegen seiner gut zugänglichen Lage im Skrotalfach kann mit Schallköpfen zwischen 2,5 MHz (KOHRI et al. 1977) und 5 MHz (NASER et al. 1979) eine Auflösung von 1 mm in axialer und 2 mm in lateraler Schallrichtung erreicht werden. Prinzipiell ist aber mit allen Geräten der Skrotalinhalt darstellbar (Abb. 99). Die Lagerung des Hodens erfolgt am besten auf einem Schwamm zwischen den Oberschenkeln des Patienten am Damm. Neuerdings wurde von NASER et al. (1979) eine Bleiplatte mit Ausschnitt zur Hodenlagerung beschrieben. Auf das Skrotum wird eine wassergefüllte Box mit Folienboden gebracht, durch den sich das Skrotum in die Box vorwölbt. Der Boxinhalt dient als Wasservorlauf. Dadurch wird die Auflösung verbessert und eine manuelle Kompression des Hodens vermieden. Besonders zur Verlaufskontrolle unter jeweils gleichen Bedingungen scheint diese Vorrichtung geeignet. Erfahrungen stehen aus.

Am günstigsten kann der Hoden in einer Hydrozele dargestellt werden (Abb. 99). Er ist im Querdurchmesser rund, im Längsscan oval. Er zeigt im Normalfall ein typisches aufgelockertes Strukturmuster bei regelmäßiger Begrenzung. Die Tunica albuginea setzt sich aber nicht als typische Kapsel gegen das Hodenparenchym ab. Das entscheidende Kriterium der sonographischen Beurteilung des Hodens ist somit das regelmäßige typische Echostrukturmuster.

Die exakte Darstellung des normalen Nebenhodens und Samenleiters ist

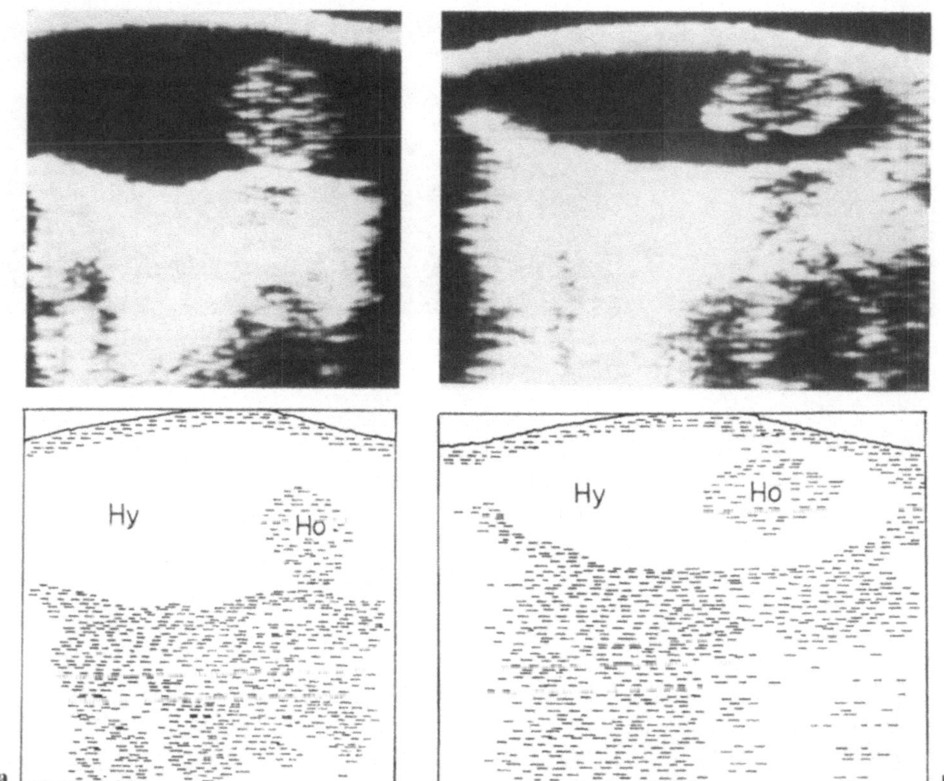

Abb. 99. a Querschnitt, **b** Längsschnitt durch einen normalen, sonographisch gut aufgelösten Hoden in einer Hydrozele. Die Tunica albuginea ist nicht als typische Kapsel darstellbar

oft schwierig oder klinisch unbefriedigend.

Für die Größenbestimmung und die Diagnostik einer Hydrozele, Varikozele oder Spermatozele ist eine sonographische Untersuchung wegen der eindeutigen klinischen Befunde entbehrlich, ebenso wie für eine akute Nebenhodenentzündung.

Die Differentialdiagnose einer Orchitis gegenüber einem Hodentumor stellt sich schon nach der Anamnese und der Klinik praktisch höchst selten. Dann jedoch ergeben sich sonographisch keine so sicher verwertbaren Unterschiede, daß bei auch nur geringstem Zweifel die operative Freilegung unterbleiben kann.

Der Hodentumor zeigt im Schallschnitt eine fast völlige Aufhebung des sonst homogenen Echomusters. Unregelmäßig dichte und ungeregelt verteilte Echokomplexe im Wechsel mit freien Zonen (Abb. 100) prägen das typische Bild.

b) Bewertung

Wir selbst haben eigene sonographische Erfahrung nur mit Hodenmani-

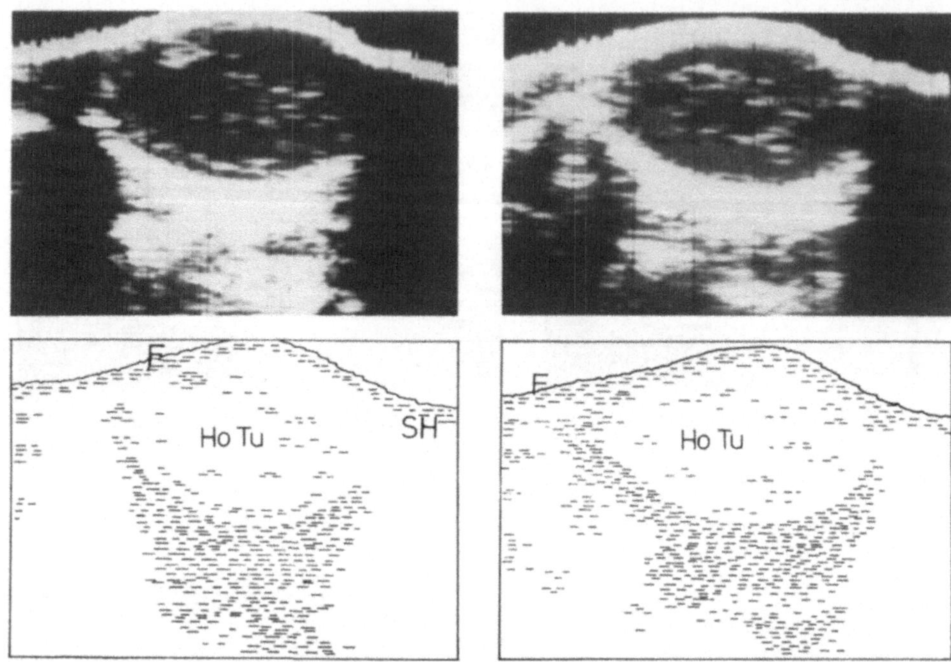

Abb. 100. Längsschnitte durch einen vergrößerten harten rechten Hoden eines 75jährigen Mannes. Aufgehobene Struktur bei erhaltener Form. Diagnose: Hodenmanifestation eines malignen Lymphoms

festationen von malignen Lymphomen.

Der geringste anamnestische und klinische Verdacht nämlich eines primären Hodenmalignoms veranlaßt uns zur schnellen operativen Freilegung wie bei einer Appendizitis. Wir vermeiden in solchen Fällen präoperativ – abgesehen von der Labordiagnostik mit Bestimmung des α-feto-proteins und des beta-HCG – jede weitere diagnostische Manipulation; denn keine schiene uns geeignet, ohne operative Freilegung und gegebenenfalls Schnellschnittuntersuchung, völlige Klärung und Sicherheit zu erreichen. Unter diesem Aspekt ist es einerlei, ob durch manuelle Kompression Tumorzellen exprimiert werden können oder nicht; allein der Sinn jeder weiteren, doch nicht klärenden Untersuchung erscheint uns dabei fragwürdig.

Gibt es dagegen weder anamnestisch, noch klinisch irgendeinen Anhalt für einen Hodentumor, kann der normale sonographische Befund zusätzlich ein objektives Kriterium des Normalbefundes sein. Einen von normalem Parenchym umgebenen Tumor, der sonographisch aufgedeckt worden wäre, haben wir nicht gesehen; ein solcher Befund ist auch in der Literatur nicht beschrieben. Wirklich wertvoll kann jedoch bei entsprechender Anamnese die sonographische Abklärung einer prall-elastischen Hydrozele sein, unter der sich als kausale Ursache ein Hodentumor maskieren kann. Bei dieser Fragestellung kann die Skrotal-Sonographie den entscheidenden Hinweis für die Notwendigkeit einer unmittelbaren Freilegung geben.

Zusammengefaßt ist die Skrotal-Sonographie eine einfache und schnelle Möglichkeit zur Darstellung des Inhaltes. Ein praktisch klinischer Wert aber kommt bis jetzt dieser Untersuchung nur in Einzelfällen bei gezielter Fragestellung zu.

15. Anhang:

Die Doppler-Sonographie des Skrotalinhaltes

Unabhängig von der Sonographie des Skrotalinhaltes stellt die Dopplersonographie für die oft schwierige Differentialdiagnose der akuten Epididymitis gegenüber der Hoden- bzw. Hydatidentorsion ein wichtiges diagnostisches Kriterium dar.

Die Doppler-Sonographie nützt den Dopplereffekt aus: Frequenzänderungen von Schallwellen in Abhängigkeit von der Bewegung des Senders bzw. Empfängers. Diese Art der Blutströmungsmessung wird schon lange in der Angiologie, Neurologie und Gefäßchirurgie genutzt.

Bei der Hodentorsion kommt es zufolge einer Drehung um die Längsachse des Samenstranges je nach Ausmaß zunächst zur venösen Stase und schließlich zum arteriellen Gefäßverschluß mit hämorrhagischer Infarzierung des Hodens. Sie betrifft

Säuglinge, Kleinkinder, Jugendliche und durchaus auch vereinzelnd Männer bis ins mittlere Alter. Die Samenstrangdrehung ist an bestimmte anatomische Vorbedingungen gebunden, wie z. B. ein langes Mesorchium und kräftige schleifenartige Fasern des Musculus cremaster. Die Torsion kann supra- oder intravaginal erfolgen, was aber klinisch nicht zu differenzieren ist. Die Hydatidentorsion ist davon ganz unabhängig, verursacht aber eine fast gleiche, wenn auch etwas blandere Symptomatik.

Die Symptomatik ist oft typisch: Akuter heftiger Schmerz im Skrotal- und Leistenbereich mit später nachfolgender Rötung und Schwellung der betroffenen Skrotalseite. In diesem Zustand muß differentialdiagnostisch die akute Epididymitis von der Samenstrang- und Hydatidentorsion möglichst unverzüglich abgegrenzt werden.

Neben den stets wichtigen anamnestischen Hinweisen, dem klinischen Befund und dem Urinsediment, kann die Doppler-Sonographie das entscheidende Kriterium für oder gegen eine sofortige operative Freilegung sein.

Liegt eine Torsion vor, hört man über den Lautsprecher und das Stethoskop (Abb. 101) keinerlei Geräusche, weder ein venöses Strömungsgeräusch noch ein arterielles pulssynchrones fauchendes Zischen.

Handelt es sich dagegen um eine Epididymitis oder auch Orchitis, sind die Geräusche zufolge der Entzündungshyperämie viel lauter als auf der gesunden kontralateralen Seite.

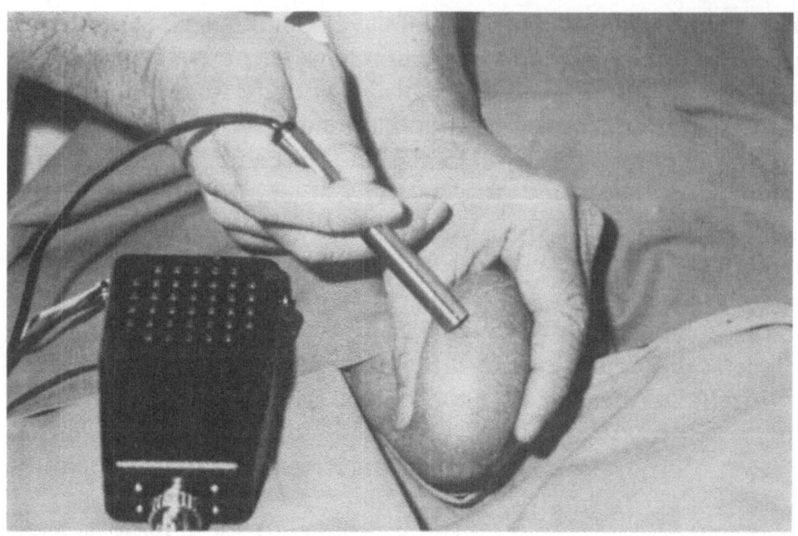

Abb. 101. Dopplersonograph in situ. Die Sonde setzt schräg auf. Die Gefäßgeräusche sind über den Lautsprecher direkt oder über ein Stethoskop zu hören

Bei einer Hydatidentorsion findet man im Vergleich zur normalen Seite kaum einen akustischen Unterschied.

Daraus ergeben sich für das therapeutische Vorgehen wichtige Konsequenzen:

Der Torsionsverdacht erfordert die sofortige operative Freilegung. Beim Nachweis einer akuten Epididymitis dagegen kann die Behandlung nur konservativ sein. Die früher oft erfolgte probatorische Freilegung wird heute die Ausnahme sein können. Die torquierte Hydatide muß ebenfalls abgetragen werden, aber nicht als Notmaßnahme zu jeder Zeit; sie kann geplant im Operationsprogramm erfolgen.

Bei schon längerer Symptomatik über 36–48 h verwischen sich allmählich die dopplersonographischen Unterschiede wegen einer meist auch bei der Torsion einsetzenden reaktiven Entzündung.

Vereinzelt ist über falsch-negative dopplersonographische Befunde berichtet worden (NASRALLOH et al. 1977). Wir selbst haben bei inzwischen 46 gesicherten Torsionen und zahlreichen katamnestisch eindeutigen Epididymitiden unter Berücksichtigung des Zeitfaktors keinen Fehlbefund gesehen (BODE 1979).

Im Gegensatz zu anderen technischen Verfahren für diese Indikation kann die dopplersonographische Information vom erstuntersuchenden Arzt sofort ohne Zeitverlust erhalten werden. Dennoch sollte bei nicht ganz eindeutigem Dopplerbefund die Diagnose klinisch gestellt werden und die Klärung operativ erfolgen.

IV. Schädigungsmöglichkeiten und Nebenwirkungen durch diagnostische Ultraschall-Anwendung

Solange Ultraschall-Diagnostik betrieben wird, beschäftigt Ärzte, Patienten und Industrie immer wieder die Frage möglicher Nebenwirkungen und Schädigungsmöglichkeiten, hervorgerufen durch Ultraschallwellen. Immer wieder waren und sind einzelne Arbeiten und Untersuchungsbefunde Veranlassung, dieser Frage sehr kritisch nachzugehen. Das ist besonders deswegen erforderlich, weil ja nicht vom Organismus ausgehende Aktivitäten lediglich registriert und gemessen werden, sondern weil bei der Ultraschall-Diagnostik physikalische Energie von außen auf den Organismus einwirkt. Diese trifft den Patienten, den untersuchenden Arzt und in der Schwangerschaft den Embryo bzw. Feten.

Mit der therapeutischen Ultraschall-Anwendung zur Wärmetherapie unter Ausnutzung der cutaneo-viszeralen Nervenversorgung sind unter Extrembedingungen thermische Gewebsschäden produzierbar (SUNDEN 1964). Allerdings benutzt die Ultraschall-Therapie Intensitäten, die um 3 Zehnerpotenzen über denen des diagnostischen Ultraschalls liegen (ROTT 1975). Bei Anwendung der handelsüblichen Schallköpfe mit Frequenzen um 3,5 MHz wirkt eine Energie von maximal $10\,\mathrm{mW/cm^2}$ auf den beschallten Organismus ein. Diese Intensität liegt weit unter der Grenze, die von der Amerikanischen Ultraschall-Gesellschaft (AJUM) mit $100\,\mathrm{mW/cm^2}$ festgelegt wurde, in völliger Kenntnis der besonderen Verantwortung bei noch fehlendem biologischen Maß für die Schädigungsgrenze eines Gewebes.

Einzeluntersuchungen an einem bestimmten Mäusestamm, der mit teratogenen Schäden reagierte (SHOJI et al. 1972) sowie mutagenen Schäden an Zellkulturen (MACINTOSH u. DAVEY 1972) hatten immer wieder großes Aufsehen erregt und eine besonders intensive humangenetische Forschung induziert. Zuletzt hatte 1979 eine amerikanische Arbeitsgruppe um Frau D. LIEBESKIND den Verlust der Kontaktinhibition von Zellen sowie Chromosomenaberrationen beobachtet. Die jeweiligen Untersuchungsbedingungen sind jedoch nicht auf die klinische Situation übertragbar, weder im Rahmen der Schwangerschaftsüberwachung und noch weniger im Rahmen urologischer oder internistischer Untersuchungen. So bestätigt ein von der WHO bestimmter Ausschuß, daß die Anwendung von Ultraschall für die Diagnostik keine Veränderungen hervorruft.

Die zahllosen gesunden Kinder nach Schwangerschaften mit mehreren Ultraschall-Untersuchungen sind der wesentliche Beweis dieser klaren Aussage. Die Fehlbildungsrate solcher Kinder und die nachfolgende Entwicklung im Verlauf der Kindheit ist nicht höher und nicht anders, als von Kindern nach Schwangerschaften ohne Ultraschall-Untersuchungen. Dennoch ist weiterhin kritische Aufmerksamkeit notwendig und erforderlich. Dem trägt in Europa ein Komitee für Sicherheitsfragen in der Ultraschall-Diagnostik Rechnung. Unabhängig von der bisher bewiesenen völligen Unschädlichkeit der Ultraschall-Diagnostik sollte auch zu dieser Untersuchung die Indikation immer überlegt, gezielt und nie schematisch gestellt werden.

V. Nachwort

Wie bei jeder anderen diagnostischen Methode sind auch bei der Ultraschall-Diagnostik Fehlbeurteilungen möglich, auf die innerhalb der Kapitel jeweils hingewiesen wurde. Diese Fehlbeurteilungen haben ihre Ursache nicht im Verfahren selbst, sondern meistens in einer Fehleinschätzung des Stellenwertes der Sonographie im diagnostischen Gesamtkonzept. Die zu isolierte Betrachtungsweise der sonographischen Schnittbilder gehört zu den häufigsten Ursachen auch urologischer Fehldiagnosen. Die Anamnese, die Vorbefunde, der klinische Untersuchungsbefund und in vielen Fällen die Laboranalyse und die urographische Diagnostik sind notwendig für die gezielte Fragestellung an die Sonographie. Die vermutete Diagnose kann dann sonographisch entweder bestätigt oder in Frage gestellt werden oder aber entscheidende Hinweise für eine weiterführende Diagnostik geben. Insofern handelt es sich um eine sofort durchführbare und sofort informierende ergänzende Untersuchung. Ihr weiterer Vorzug aber liegt darin, in vielen Fällen andere und fast immer aufwendigere Untersuchungen zu ersetzen, so z. B. die Renovasographie bei sonographisch eindeutigen Nierenzysten.

Eine weitere wichtige Ursache für Fehldiagnosen sind die Überschätzung der Sonographie und der eigenen Erfahrung. Mit zunehmender Erfahrung wird man seine Befunde sicherer, aber auch vorsichtiger und zurückhaltender interpretieren. Ein erfahrener Operateur, der die Komplikationen einer Operation kennt, wird zwar sicherer, aber auch vorsichtiger operieren, als ein wenig erfahrener, dessen erste 5 oder 10 Operationen der gleichen Art komplikationslos verlaufen sind.

Es gibt durchaus Patienten, bei denen eine beurteilungsfähige Darstellung der Niere unmöglich ist. Die häufigsten Gründe dafür sind Adipositas, schlechte Lagerungsmöglichkeit, hochliegende Nieren, tiefstehende Lungen bei Emphysempatienten, schlechte Atemverschieblichkeit und Exsikkose. In solchen Fällen, die in unserem Krankengut etwa 3% ausmachen, darf eine uro-sonographische Aussage nicht unter allen Umständen erzwungen werden. Die sonographische Diagnose Nierenaplasie zum Beispiel ist schwierig und nicht zuverlässig zu stellen.

Das Vertrautsein mit seiner Ausrüstung und die richtige Einschätzung ihrer Möglichkeiten bedeutet eine weitere Voraussetzung für eine erfolgreiche Diagnostik. Diese zusammen mit intensivem Bemühen um ein Abtasten der gesamten interessierenden Region in verschiedenen Ebenen ist für die Urologie wichtiger, als ein Gerät mit einer vielleicht geringfügig besseren Auflösung (Abb. 102).

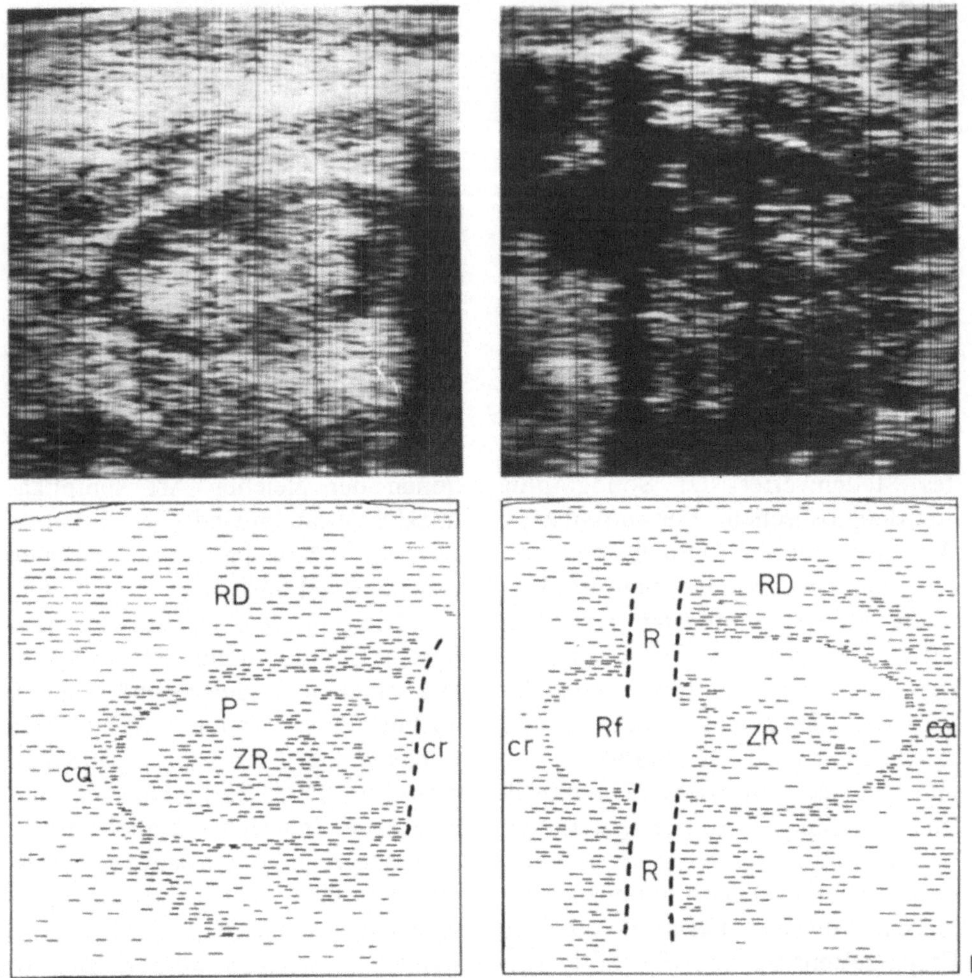

Abb. 102 a, b. Linke Niere des gleichen Patienten im Längsscan von 2 verschiedenen Personen untersucht. **a** Bei leichter Überstrahlung des zu hellen Bildes fällt lediglich der schmale Parenchymsaum der ansonsten normalen Niere bei dem adipösen Patienten auf. **b** Ein anderer Untersucher findet bei dem gleichen Patienten durch Veränderung der Schallkopfapplikation und Reduktion der Verstärkung eine doch recht große (3×4 cm messende) Raumforderung nach kranial-ventral entwickelt, wobei es sich am ehesten um eine zystische Veränderung handelt. Dieser Befund zeigt den Wert einer Änderung der Schallkopfapplikation, einer individuellen Geräteeinstellung und der Erfahrung des Untersuchers

Werden diese Einschränkungen und Voraussetzungen berücksichtigt, kann die Uro-Sonographie zusammgefaßt einen wesentlichen Beitrag bei folgenden wichtigen differential-diagnostischen Fragestellungen leisten:

1. Liegen morphologisch normale Nierenanlagen vor oder nicht?
2. Welcher Art sind Normvarianten und Anomalien der Nierenanlage?
3. Welche Ursachen liegen einer röntgenologisch stummen Niere zugrunde?
4. Liegt eine Stauungsniere vor? Gegebenenfalls mit weiterer Differenzierung der Ursache.
5. In welchem Zustand ist die Schwangerschaftsniere?
6. In welchem morphologischen Zustand ist die Transplantatniere und welche Veränderungen finden sich in ihrer Umgebung?
7. Welcher Art ist eine Aussparung im Nierenbeckenkelchsystem?
8. Welcher Art sind röntgenologisch vermutete Raumforderungen?
9. Liegen supra- oder pararenale Raumforderungen vor und welcher Art sind sie?
10. Hat ein Trauma u. a. auch eine Nierenbeteiligung mit möglichen Veränderungen im Retroperitonealraum verursacht?
11. Welche Veränderungen zeigen Niere, Nierenbeckenkelchsystem und der pararenale Raum im postoperativen Verlauf?
12. Finden sich sonographisch nachweisbare Veränderungen entlang der großen Gefäße, Aorta und Vena cava?
13. Welche morphologischen Abweichungen von der Norm zeigen Blase und Prostata? Besteht Restharn?
14. Ist eine Hydrozele symptomatisch oder aber durch eine Hodenaffektion bedingt?
15. Sichere Differential-Diagnose mit Hilfe der Doppler-Sonographie zu der Frage: Liegt eine Hodentorsion, eine Hydatidentorsion oder aber eine akute Epididymitis vor?
16. Im Rahmen der Kinder-Urologie verbessert und vereinfacht die Urosonographie die Diagnostik höchst sinnvoll.

Durch diese sonographischen Möglichkeiten müssen sich zwangsläufig eine Vielzahl von Änderungen im diagnostischen Vorgehen und bei Verlaufskontrollen ergeben. Das Ausmaß dieser verbessernden Änderungen wird vom Stellenwert abhängen, den man seiner uro-sonographischen Diagnostik zumessen kann. Dieser wird mit zunehmender Erfahrung größer werden.

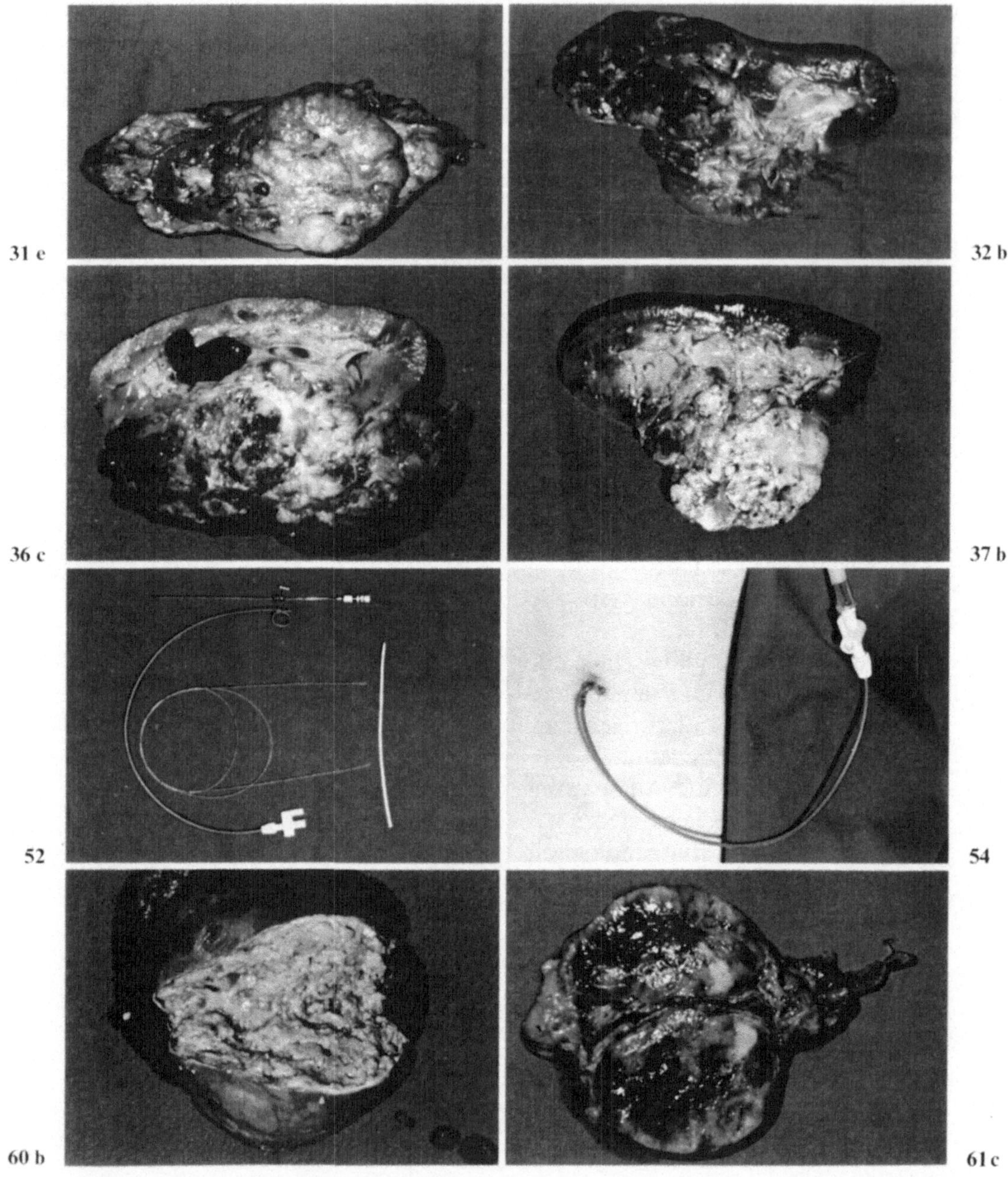

Legenden zu den obigen Abbildungen

Literatur

Alzen, G., Weitzel, D., Hahn, K.: Korrelative Beziehungen zwischen Nierenfunktion und sonographisch ermitteltem Nierenvolumen im Kindesalter. In: Ultraschalldiagnostik. Kratochwil, A., Reinold, E. (Hrsg.). Stuttgart: Thieme 1978

Ambrose, S. S., Lewis, E. L., O'Brien, D. P. III, Walton, K. N., Ross, J. E.: Unsuspected renal tumours associated with renal cysts. J. Urol. *117*, 704 (1977)

Argirovic, D.: Torsion du testicule chez les adultes. Schweiz. Rundschau Med. *65*, 15 (1976)

Babaian, R. J., Fried, F. A., Cole, A. T., Staab, E. V.: The role of ultrasonics in the evaluation of renal masses. J. Urol. *115*, 646 (1976)

Babcock, J. R. Jr., Shkolnik, A., Cook, W. A.: Ultrasound-guided percutaneous nephrostomy in pediatric patient. J. Urol. *121*, 327 (1979)

Bahlmann, J., Otto, P.: Perkutane Nierenbiopsie mit Ultraschall-Lokalisation. DMW *97*, 480 (1972)

Bartels, H., Albrecht, K. F.: Ultraschall-Diagnostik bei raumfordernden Prozessen der Niere. XVIIth Congress of the International Society of Urology, Johannesburg 1976 a

Bartels, H., Albrecht, K. F.: Ultraschalldiagnostik in der Urologie. Dtsch. Ärztebl. *73*, 2427 (1976 b)

Bartels, H.: Ultraschallgezielte perkutane antegrade Pyelographie und Nephrostomie. Ultraschall *1*, 41 (1980)

Bartels, H.: Differentialdiagnose raumfordernder Prozesse der Nieren (Vortrag). International Conference „Tumour Ultrasound", London 1977

Bearman, Sh., Sanders, C. R., Kook Sang Oh: B-scan ultrasound in the evaluation of pediatric abdominal masses. Radiology *108*, 111 (1973)

Bloom, J. N., Mathey, W. E., Arevalo, F. L., Guercia, L. R. M. del: B-mode ultrasound scanning in the diagnosis of renal leasons. Am. J. Surg. *129*, 636 (1979)

Bode, U., Bartels, H., Albrecht, K. F.: Die Dopplersonographie als entscheidende diagnostische Hilfe bei der Samenstrangtorsion. Dtsch. Ärztebl. *76*, 481 (1979)

Brannan, W., Miller, W., Crisler, M.: Coexistence of renal neoplasmas and renal cysts. South. Med. J. *55*, 749 (1962)

Breuil, W. te: Persönliche Mitteilung. 1. Seminar für Urologische Ultraschalldiagnostik, Göttingen 1979

Clarke, P. R., Hill, C. R.: Biological action of ultrasound in relation to the cell cycle. Exp. Cell. Res. *58*, 443 (1969)

Cook III, J. H., Lytton, B.: Intraoperative localisation of renal calculi during nephrolithotomy by ultrasound scanning. J. Urol. *117*, 543 (1977)

Corriere, J. U., Wallach, E. E., Murphy, J. J., Garcia, C. R.: Effect of anovulatory drugs on the human urinary tract and urinary tract infections. Obstet. Gynecol. *35*, 211 (1970)

Dean, A. L.: Treatment of solitary cyst of kidney by aspiration. Trans. Am. Ass. Genito-Urin-Surg. *32*, 91 (1939)

Dettmar, H.: Die Solitärzyste der Niere. Therapiewoche *26*, 2177 (1976)

Ehrmeier, J., Beitelrock, H.: Kombinierte sonographische und röntgenologische Nierendiagnostik mit Hilfe der sonographisch gezielten Feinnadelpunktion (Vortrag). 1. Kongreß der deutschsprachigen Gesellschaften für US-Diagnostik, Heidelberg 1976

Emmett, J. L., Stanley, M. D., Levine, R., Woolner, L. B.: Co-existence of renal cyst and tumour: Incidence in 1007 cases. Br. J. Urol. *35*, 403 (1963)

Engelking, R., Bittner, P.: Erfahrungen mit dem A-Bild-Verfahren bei der Ultraschall-Diagnostik. Helv. Chir. Acta *38*, 515 (1971)

Engelking, R., Bittner, P.: Die A-Echographie als sichere und einfache Methode zur Unterscheidung von Cysten und Tumoren. Helv. Chir. Acta *40*, 505 (1973)

Engelking, R., Bittner, P.: A-Mode ultrasound in the diagnosis of urological and surgical disease. GMM *II*, 155 (1972)

Engzell, U., Esposti, P. L., Rubio, C., Sigurdson, A., Zajicek, J.: Investigation on tumour spread in connection with aspiration biopsy. Acta Radiol. *10*, 385 (1971)

Fish, G. W.: Large solitary serous cysts of the kidney. J. Am. Med. Assoc. *112*, 514 (1939)

Freimanis, K. A., Asher, W. M.: Ultrasonic diagnosis in and about the kidney. J.A.M.A. *234*, 1253 (1975)

Fried, A. M., Mulcahy, J. J., Bhathena, D. B., Oliff, M.: Hydronephrosis with ureteral valve: Diagnosis by ultrasonography and antegrade pyelography. J. Urol. *120*, 754 (1978)

Goldberg, B. B.: Abdominal gray scale ultrasonography. New York, London, Sidney, Toronto: Wiley 1977

Goldberg, B. B., Ostrum, B. J., Isard, H. J.: Nephrosonography: ultrasound differentiation of renal masses. Radiology *90*, 1113 (1968)

Goldberg, B. B., Pollack, M. A.: Differentiation of renal masses using A-mode ultrasound. J. Urol. *105*, 765 (1971)

Harrison, N. W., Parks, C., Gherwood, T.: Ultrasound assessment of residual urine in children. Br. J. Urol. *47*, 805 (1976)

Hassler, D.: Physikalische und technische Grundlagen der Ultraschalldiagnostik. Therapiewoche *30*, 124 (1980)

Heckmann, R., Hartmann, H.: Ultraschallgeführte perkutane Nierenstanzbiopsie. Technik und Ergebnisse. In: Ultraschalldiagnostik in der Medizin. Hinselmann, M., Anliker, M., Meudt, R. (Hrsg.). Stuttgart, New York: Thieme 1980

Helmig, F. J., Elser, H.: Ultraschall in der Differential-Diagnose des Wilms-Tumors. Klin. Pädiatr. *187*, 278 (1975)

Heppler, A. B.: Solitary cysts of the kidney. Surg. Gynäcol. Obstet. *50*, 668 (1930)

Holder, Th. M., Stuber, J. L., Templeton, A. W.: Sonography as a diagnostic aid in the evaluation of abdominal masses in infants and children. J. Pediatr. Surg. *7*, 532 (1972)

Holm, H. H., Northered, A.: A transurethral ultrasonic scanner. J. Urol. *111*, 238 (1974)

Holm, H. H., Pedersen, J. F., Kristensen, J. K., Rasmussen, S. N., Hancke, S., Jensen, F.: Ultrasonically guided percutaneous puncture. Radiol. Clin. North Am. *13*, 493 (1975)

Holm, H. H., Kristensen, J. K., Rasmussen, St. N., Pedersen, J. F., Hancke, S.: Abdominal ultrasound. Baltimore, London, Tokio: Munksgaard, University Park Press 1976

Hünig, R.: Ultrasonic diagnosis in pediatrics today. Pediatr. Radiol. *4*, 108 (1976)

Hutschenreiter, G., Alken, P., Klippel, K. F.: Ultraschall-gesteuerte perkutane Nephrostomie. Urologe [A] *18*, 157 (1979)

Kazner, E., Kresse, H.: Physik und Technik der Ultraschalldiagnostik. Dtsch. Ärztebl. *33*, 2137 (1973)

Khorsand, D.: Carcinoma within solitary renal cysts. J. Urol. *93*, 440 (1965)

King, W. W., Wilkiemeyer, R. M., Boyce, W. H., McKinney, W. M.: Current status of prostatic echography. J.A.M.A. *226*, 444 (1973)

Kohri, K., Miyoshi, S., Nagahara, A.: Ultrasonic evaluation of scrotal swellings. Br. J. Urol. *49*, 327 (1977)

Kristensen, K. J.: Ultrasonically guided renal biopsy. Conference on Ultrasonically Guided Puncture, Herlev Hospital, University of Copenhagen, Denmark, Sept. 1978

Lang, E. K.: The differential diagnosis of renal cysts and tumours. Radiology *87*, 883 (1966)

Lang, E. K., Johnson, B., Chance, H. L., Enright, J. R., Fontenot, Reed, Trichel, B. E., Wood, M., Brown, R., St. Martin, E. C.: Assessment of avascular renal mass leasons. South. Med. J. *65*, 1 (1972)

Lee, T. G., Reed, T. A.: Ultrasonic diagnosis of the bladder as a symptomatic pelvis mass. J. Urol. *117*, 283 (1977)

Levy, J. M., Potter, W. M., Stegmann, C. J.: New catheter system for permanent percutaneous nephrostomy. J. Urol. *122*, 442 (1979)

Liebeskind, D., Bases, R., Elequin, F., Neubort, S., Leifer, R., Goldberg, R., Koenigsberg, M.: Diagnostic ultrasound: Effects on the DNA and growth patterns of animal cells. Radiology *131*, 177 (1979)

Link, D., Leff, R. G., Hidel, J., Drago, J. R.: The use of percutaneous nephrostomy in 42 patients. J. Urol. *122*, 9 (1979)

Loch, E. G., Wessels, G., Gaca, S., Schoch, E.: Klinische Ultraschalluntersuchungen der Prostata mit Datengeräten zur Erkennung von Tumorerkrankungen. In: Ultraschalldiagnostik. Kratochwil, A., Reinold, E. (Hrsg.). Stuttgart: Thieme 1978

Lutz, H.: Ultraschalldiagnostik (B-scan) in der Inneren Medizin. Berlin, Heidelberg, New York: Springer 1978

Lutz, H., Petzold, R., Strunz, U.: Ultraschalldiagnostik bei Kindern. ROEFO *124/4*, 413 (1974)

Lyons, E. A., Murphy, A. V., Arneil, G. C.: Sonar and its use in kidney disease in children. Arch. Dis. Child. *47*, 777 (1972)

Macintosh, J. J. C., Davey, D. A.: Br. J. Radiol. *45*, 320 (1972)

Marchant, D. J.: Effects of pregnancy and progestational agents on the urinary tract. Am. J. Obstet. Gynecol. *112*, 487 (1972)

McLaughlin, J. S., Morley, P., Deane, R. F., Barnett, E., Graham, A. G., Kyle, K. F.: Ultrasound in the staging of

bladder tumours. Br. J. Urol. *47*, 51 (1975)

Milleret, R., Liaras, H.: L'auscultation á l'aide des ultrasons dans les torsions du testicule. J. Chir. *107*, 35 (1974)

Mindel, J. H.: Percutaneous renal cyst puncture: Unusual results in 2 cases. J. Urol. *114*, 332 (1975)

Miskin, M., Buckspan, M., Bain, J.: Ultrasonographic examination of scrotal masses. J. Urol. *117*, 185 (1977)

Möhring, K., Madsen, P. O.: Renal cystography. Int. Urol. Nephrol. *3*, 359 (1971)

Morley, P.: Clinical staging of epithelial bladder tumours by echo-tomography. In: Ultrasonic in tumour-diagnosis. Hill, C. R., McCready, V. R., Cosgrove, D. O. (eds). London: Pitman Medical 1978

Naser, V., Ikinger, U., Kaick, G. van, Schweigler, M.: Echographie des Scrotums und der Testes mit Hilfe einer neuen Untersuchungstechnik. Urologe [A] *18*, 321 (1979)

Nasrallah, P. F., Manzone, D., King, L. R.: Falsely negative Doppler examinations in testicular torsion. J. Urol. *118*, 194 (1977)

Pollack, H. W., Goldberg, B. B., Bogash, M.: Changing concepts in the diagnosis and management of renal cysts. J. Urol. *111*, 326 (1974)

Ponhold, W., Czembirek, H., Fürst, K., Kopsa, H., Nowotny, Ch., Pils, P., Schmidt, P., Zazgornik, J.: Der Stellenwert des Ultraschallverfahrens bei Nierentransplantationen. In: Ultraschall-Diagnostik. Kratochwil, A., Reinold, E. (Hrsg.). Stuttgart: Thieme 1978

Rehm, R. A., Taylor, W. N.: Renal cyst associated with carcinoma. J. Urol. *86*, 307 (1961)

Resnick, M. J., Willard, J. W., Boyce, W. H.: Recent progress in ultrasonography of the bladder and prostate. J. Urol. *117*, 444 (1977)

Romeiser, R. S., Wallis, W. J., Valk, W. L.: B-scan-ultrasound in the evaluation of renal mass leasons. J. Urol. *112*, 8 (1974)

Rott, H. D.: Diagnostischer Ultraschall: Mutagene oder teratogene Nebenwirkungen? Diagnostik *8,* 566 (1975)

Sadlowski, R. W., Finney, R. P., Branch, W. T., Rosenthal, N. S., Sharpe, I. R.: New technique for percutaneous nephrostomy under ultrasound guidance. J. Urol. *121,* 559 (1979)

Saitoh, M., Watanabe, H., Ohe, H., Tanaka, S.: Ultrasonically guided puncture in urology. Conference on Ultrasonically Guided Puncture, Herlev Hospital, University of Copenhagen, Denmark, Sept. 1978

Sanders, R. G.: The place of diagnostic ultrasound in the examination of kidney not seen on excretory urography. J. Urol. *114,* 813 (1975)

Scherberich, J. E., Knappik, D., Kollath, J., Mondorf, W., Schoeppe, W.: Elimination von Nierenantigenen vor und nach parenteraler Gabe von Röntgenkontrastmitteln (Vortrag). 85. Kongreß der Deutschen Gesellschaft für innere Medizin, Wiesbaden 1979

Scherer, K., Mischke, W., Roters, M.: Ultraschalluntersuchungen von Nebennierentumoren. In: Ultraschalldiagnostik. Kratochwil, A., Reinold, E. (Hrsg.). Stuttgart: Thieme 1978

Schmoller, H. J., Menzel, Ch.: Das sonographische Erscheinungsbild der physiologischen Veränderungen am Nierenhohlsystem in der Gravidität. In: Ultraschalldiagnostik. Kratochwil, A., Reinold, E. (Hrsg.). Stuttgart: Thieme 1978

Schreeb, T. von, Arner, O., Skovsted, G., Wikstad, N.: Renal adenocarcinoma: Is there a risk of spreading tumour cells in diagnostic puncture? Scand. J. Urol. Nephrol. *1,* 270 (1967)

Schwab, H. H., Dettmar, W.: Ultraschallkontrolle auf Harnstauung nach Reflux-Operationen bei Kindern (Vortrag). 19. Tagung Vereinigung Norddeutscher Urologen, Braunlage 1977

Seelen, W. von, Gaca, A., Loch, E., Scheiding, W., Wessels, G.: Recognition of patterns in ultrasonic sectional pictures of prostate for tumour diagnosis (Vortrag). Ultrasonic Tissue Characterization II. Washington, D.C. 1979

Shoji, R., Momma, E., Shimizu, T., Matsuda, S.: 12th Annual Meeting of the Congenital Anomalies Research Association of Japan, Niigata 1972

Smith, H. E., Bennett, H.: The usefulness of ultrasound in the evaluation of renal masses in adults. J. Urol. *113,* 525 (1975)

Spigos, D., Capek, V., Jonasson, O.: Percutaneous biopsy of renal transplants using ultrasonographic guidance. J. Urol. *117,* 699 (1977)

Staehler, G., Gebauer, A., Mellin, H. E.: Sonographische Untersuchung bei Erkrankungen des Scrotalinhaltes. Urologe [A] *17,* 247 (1978)

Stuber, J. L., Leonidas, J. C., Holder, Th. M.: Abdominal ultrasonography in pediatrics. Am. J. Dis. Child. *129,* 1096 (1975)

Sunden, B.: Acta Obstet. Gynecol. Scand. *43,* Suppl. 6 (1964)

Viamonte Jr., M., Sheldon, Roen, Raskin, M. M., Lepage, J., Russel, E., Viamonte, M.: Why every renal mass is not always a surgical leason. The need for an orderly logical diagnostic approach. J. Urol. *114,* 190 (1975)

Watanabe, H., Igari, D., Tanahashi, Y., Harada, K., Saitoh, M.: Development and application of new equipment for transrectal ultrasonography. J. Clin. Ultrasound *2,* 91 (1974)

Watanabe, H., Igari, D., Tanahashi, Y., Harada, K., Saitoh, M.: Transrectal ultrasonotomography of the prostate. J. Urol. *114,* 734 (1975)

Weinstein, B. J., Skolnick, M. L.: Ultrasonically guided antegrade pyelography. J. Urol. *120,* 323 (1978)

Weiss, H., Weiss, A., Sommer, W., Rethel, R.: Der Wert der ultraschallgezielten Feinnadelbiopsie für die Diagnostik umschriebener Nierenprozesse. In: Kongreßband Ultraschalldiagnostik in der Medizin. Hinselmann, M., Anliker, M., Meudt, R. (Hrsg.). Stuttgart, New York: Thieme 1980

Weißbach, L.: Gefäßarme Nierentumoren. Urologe [A] *14*, 65 (1975)

Weitzel, D.: Zur Diagnose des Wilms-Tumors. DMW *99*, 658 (1974)

Weitzel, D.: Nierenvolumenbestimmung im Kindesalter: Normwerte und deren diagnostische Bedeutung. In: Ultraschalldiagnostik. Kratochwil, A., Reinold, E. (Hrsg.). Stuttgart: Thieme 1978

Weitzel, D., Blagojewic, S.: Zur Bedeutung sonographischer Restharnbestimmungen im Kindesalter. In: Ultraschalldiagnostik. Kratochwil, A., Reinold, E. (Hrsg.). Stuttgart: Thieme 1978

Weitzel, D., Bahlmann, J., Otto, O.: Die Wertigkeit der Sonographie für die Diagnostik von Cystennieren. Dtsch. Med. Wochenschr. *99*, 1587 (1974)

Weitzel, D., Tröger, J., Alzen, G., Hub, E.: Vergleiche zwischen sonographischen, radiologischen und anatomischen Nierenmessungen. In: Ultraschalldiagnostik. Kratochwil, A., Reinold, E. (Hrsg.). Stuttgart: Thieme 1978

Wells, P. N. T.: Ultrasonics in clinical diagnosis. Edinburgh: Churchill Livingstone 1977

Ziegler, M., Wedel, J. von, Ritz, E.: Cystische Nierenveränderungen. Act. Urol. *5*, 173 (1974)

Zollinger, H. U.: Spezielle pathologische Anatomie, Bd. III. Berlin, Heidelberg, New York: Springer 1966

Sachverzeichnis

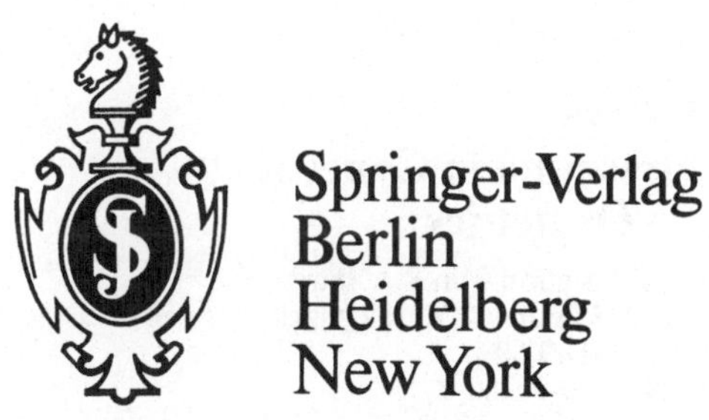
Springer-Verlag
Berlin
Heidelberg
New York

Grenzen der Dialysebehandlung

Herausgeber: E. Renner, E. Streicher
1980. 21 Abbildungen, 44 Tabellen. X, 114 Seiten
DM 34,–
ISBN 3-540-09887-9

H. W. Asbach, C. Herrmann-Schüssler, M. Lorenz
Urologie

Prae- und postoperative Behandlung und Pflege
Fortbildung
1980. 29 Abbildungen, 6 Tabellen. IX, 60 Seiten
(Fachschwester-Fachpfleger, Operative Medizin)
DM 32,–
Mengenpreis: ab 20 Exemplare 20% Nachlaß pro
Exemplar
ISBN 3-540-09835-6

G. Gahl, M. Kessel
Heimdialyse

Anleitung, Training, Behandlung
1977. 22 Abbildungen, 17 Tabellen. XII, 185 Seiten
(Kliniktaschenbücher)
DM 23,–
ISBN 3-540-08283-2

Nephrologie – Urologie

H. Loew, P. Mellin, H. Olbing
Bandherausgeber: H. Losse
1975. 28 Abbildungen, 55 Tabellen. XII, 170 Seiten
(TB. Allgemeinmedizin)
DM 28,–
ISBN 3-540-07337-X

Nierenbiopsie bei Kindern

Herausgeber: H. Olbing
Stellungnahme der Arbeitsgemeinschaft für pädia-
trische Nephrologie
1979. 35 Abbildungen, 37 Tabellen. VII, 108 Seiten
DM 26,80
ISBN 3-540-09651-5

S. N. Hassani
Ultrasonography of the Abdomen

With a contribution by R. Bard
1976. 215 figures. XVI, 127 pages
Cloth DM 53,–
ISBN 3-540-90166-3

S. N. Hassani
Ultrasound in Gynecology and Obstetrics

In collaboration with R. L. Bard
1978. 337 figures. XX, 182 pages
Cloth DM 49,60
ISBN 3-540-90260-0

H. Lutz
Ultraschalldiagnostik (B-scan) in der Inneren Medizin

Lehrbuch und Atlas
Unter Mitarbeit von R. Petzoldt, R. Ehler
Mit einem Geleitwort von L. Demling
1978. 182 Abbildungen, 10 Tabellen. X, 152 Seiten
Gebunden DM 78,–
ISBN 3-540-08189-5

H. Lutz
Ultrasonic (Real-Time) Diagnosis in Internal Medicine

182 figures, 10 tables. 152 pages
In preparation

H. Lutz, R. O. Meudt
Ultraschallfibel

1980. Etwa 180 Abbildungen. Etwa 280 Seiten
ISBN 3-540-10165-9
In Vorbereitung

R. O. Meudt, M. Hinselmann
Ultrasonoscopic (real time) Differential Diagnosis in Obstetrics and Gynecology

Echoskopische Differential-Diagnose in Geburtshilfe und Gynäkologie. Sémiologie échoscopique
en obstétrique et gynécologie. Semiologia ecoscó-
pica en obstetrica y gynecologia. Semiologia eco-
scopica in obstetricia e ginecologia
2nd, revised edition. 1978. 209 figures, 1 fold-out-
table. X, 145 pages
Cloth DM 98,–
ISBN 3-540-08839-3

H. Schams, J. Bretscher
Ultrasonographic Diagnosis in Obstetrics and Gynecology

Ultraschalldiagnose in Geburtshilfe und Gynäkologie. Echographie en obstétrique et gynécologie.
Diagnostico con ultrasonido en obstetricia y ginecologia. La diagnosi ecografica a ultrasuoni nell'
ostetricia e nella ginecologia
1975. 140 figures (with 185 separate illustrations).
V, 193 pages
Cloth DM 88,–
ISBN 3-540-07254-3

Springer-Verlag
Berlin Heidelberg New York

Abkürzungen

A	Arterie
Absc	Abszeß
Ag	Gefäßabgang
An	Aneurysma
Ar	Artefakt
B	Brücke (Parenchym)
BD	Bauchdecke
BK	Blasenkatheter
BL	Blase
ca	kaudal
cr	kranial
Cy	Zyste
Du	Duodenum
E+	Echo-plus-Phänomen
F	Folienecho des Applikators
Fa	Faszie
FK	Fettkapsel
Ga	Gallenblase
Ha	Haut
Hae	Hämatom
Hi	Hilus
HS	Hohlsystem
Hy	Hydronephrose
K	Kompression
K(e)	Kelch
Kn	Knochen (knochenbedingte Reflexauslöschung)
l	lateral
L(e)	Leber
Lei	Leiste (mit Gefäßen)
LK	Lymphknoten
m	medial
M(u)	Muskulatur
Mi	Milz
Mst	Metastase
N	Narbe (Resektionsfläche)
NB	Nierenbecken
NN	Nebenniere
P	Parenchym
Phae	Phäochromozytom
Pr	Prostata
Py	Pyonephrose
R	Rippenschatten
RD	Rückendecke
Re	Muskulus rektus
Rf	Raumforderung
Ri	Ringfigur (gestautes oder hypoton-dilatiertes Nierenbecken)
RS	Rückenschicht
S	Septe
Sa	Sack (durch Hydro- oder Pyonephrose)
Sch	Schlagschatten (Knochen- oder Stein-bedingt)
St	Stein oder Stauung
Sy	Symphyse
Tu	Tumor
Ut	Uterus
V	Venenlumen
v	ventral
WS	Wirbelsäule
ZB	Zentrales Reflexband
ZK	Zentraler Echokomplex
ZR	Zentral-Reflex (zentraler Echokomplex oder zentrales Reflexband)

Abkürzungen